Schüpbach / Dietmaier

Psychopharmaka in der Hausarztpraxis

Schüpbach / Dietmaier

Psychopharmaka in der Hausarztpraxis

Patienten erkennen, verstehen und erfolgreich behandeln

Daniel Schüpbach, Weinsberg
Otto Dietmaier, Aulendorf

Mit 18 Abbildungen und 78 Tabellen

WVG Wissenschaftliche Verlagsgesellschaft Stuttgart

Zuschriften an
lektorat@dav-medien.de

Anschriften der Autoren
Privat-Dozent Dr. med. Daniel Schüpbach
Facharzt für Psychiatrie und Psychotherapie, Chefarzt
Klinikum am Weissenhof
Zentrum für Psychiatrie
74198 Weinsberg

Dr. rer. nat. Otto Dietmaier
Fachapotheker für Klinische Pharmazie
Ltd. Pharmaziedirektor i.R.
88326 Aulendorf

Bibliografische Information der Deutschen Nationalbibliothek
Die Deutsche Nationalbibliothek verzeichnet diese Publikation in der Deutschen Nationalbibliografie; detaillierte bibliografische Daten sind im Internet unter http://dnb.d-nb.de abrufbar.

Für eine optimale Lesbarkeit wurde die männliche Form verwendet; sie steht für männlich, weiblich und divers.

ISBN 978-3-8047-3946-8 (Print)
ISBN 978-3-8047-4221-5 (E-Book, PDF)

Birkenwaldstraße 44, 70191 Stuttgart
www.wissenschaftliche-verlagsgesellschaft.de
Printed in Germany

Satz: abavo GmbH, Buchloe
Druck und Bindung: W. Kohlhammer Druckerei GmbH & Co. KG, Stuttgart
Umschlagabbildung: catshila/shutterstock
Umschlaggestaltung: deblik, Berlin

FSC www.fsc.org MIX Papier aus verantwortungsvollen Quellen FSC® C016267

Klimaneutral Druckprodukt ClimatePartner.com/12585-2011-1016

Vorwort

Hausärzte spielen in der Diagnostik und Therapie von Menschen mit psychischen Erkrankungen eine nachweislich zentrale Rolle. Sie sind oft die erste Anlaufstelle von Patienten mit psychischen Beschwerden/Symptomen und damit nicht nur Behandler, sondern auch Weichensteller.

Ein Fünftel der Bevölkerung erleidet mindestens einmal im Leben eine affektive Störung wie eine Depression oder eine bipolare Störung. Angsterkrankungen treten mit einer Häufigkeit von bis zu 30 % auf, Schizophrenien stellen alle an der Behandlung Beteiligten vor große Herausforderungen. Antidepressiva gehören zu den am häufigsten verordneten Medikamenten und die Verschreibungen dieser Gruppe haben sich in Deutschland in einem Zeitraum von ungefähr 20 Jahren mehr als vervierfacht.

Psychopharmaka zählen somit zu den meistverwendeten Arzneimitteln überhaupt. Im Arzneiverordnungsreport 2019 werden die wichtigsten Substanzen dieser Gruppe unter den Begriffen **Psychoanaleptika/Psycholeptika** mit annähernd 47 Millionen Verordnungen aufgeführt und gehören demnach zu den drei am häufigsten verordneten Medikamentengruppen in Deutschland.

Dies zeigt sich auch in den Verordnungszahlen von Psychopharmaka. Vergleicht man lt. Arzneiverordnungsreport 2019 die Arzneiverordnungen des Jahres 2018 von Psycholeptika/Psychoanaleptika in der gesetzlichen Krankenversicherung (in definierten Tagesdosen/DDD) für die Gruppen der Hausärzte und hausärztlich tätigen Internisten mit denen der Nervenärzte/Psychiater, so verordneten die Erstgenannten mit ca. 1,8 Milliarden Tagesdosen mehr Psychopharmaka als die Psychiater/Nervenärzte mit ca. 1,5 Milliarden. Mit anderen Worten: Hausärzte sind bei der Verschreibung von Psychopharmaka wichtige Ansprechpartner.

Vor diesem Hintergrund ist es umso erstaunlicher, dass Hausärzte nur auf sehr spärliche Literatur in Form von Fachbüchern zum Thema Psychopharmaka in der Hausarztpraxis zurückgreifen können.

Unser Buch **Psychopharmaka in der Hausarztpraxis** soll dazu beitragen, die Kompetenz der Hausärzte in psychopharmakologischen Fragestellungen zu stärken. Ein wichtiges Anliegen der Autoren ist es dabei, sowohl klinisch-medizinische als auch pharmakologische Aspekte der Psychopharmakologie gleichermaßen darzustellen. Besonderes Augenmerk wird auch auf die Schnittstellen zum Facharzt für Psychiatrie und Psychotherapie, zu Ärzten anderer Fachrichtungen sowie zu somatischen und psychiatrischen Krankenhäusern gerichtet. Gerade diese sind oftmals klinisch von großer Bedeutung, z. B. in der Zuweisungspraxis und im Rahmen psychiatrischer Notfälle.

Dieses Buch soll für den Hausarzt eine Stütze und ein Hinweisgeber für die leitliniengerechte Therapie mit Psychopharmaka sein. Ein besonderer Schwerpunkt liegt dabei auf der Notfallpsychiatrie in der Hausarztpraxis im Hinblick auf Depressionen, Psychosen, Angst- und Schlafstörungen. Für den Fall, dass einigen Fachkolleginnen und -kollegen die Inhalte des Buchs zu detailliert sind bzw. zu sehr ins fachärztliche psychiatrische hineinreichen, haben wir v. a. im klinisch-psychiatrischen Teil versucht, die zentrale Rolle des Hausarztes zu betonen und in den Erläuterungen zu adressieren. Für Anregungen zu Form und Inhalt bedanken wir uns herzlich bei Frau Dr. med. Melanie Baars, Fachärztin für Psychiatrie und Psychotherapie.

Wir danken der Wissenschaftlichen Verlagsgesellschaft, insbesondere Frau Marlene Bareiß und Frau Maren Mack, für die ausgezeichnete Unterstützung bei den Anliegen und der Zeitplanung der Autoren.

Mit **Psychopharmaka in der Hausarztpraxis** hegen wir die Hoffnung, dass dieses Buch zu einer nützlichen und auch für Notfallsituationen hilfreichen Stütze in der täglichen Praxis des Hausarztes wird.

Weinsberg/Aulendorf, im Herbst 2020

Daniel Schüpbach
Otto Dietmaier

Inhaltsverzeichnis

Faktenblätter

Faktenblätter zu psychiatrischen Notfällen/klinischen Fragestellungen

Abkürzungsverzeichnis

ACh	Acetylcholin
AGNP	Arbeitsgemeinschaft Neurologie Psychiatrie
AUC	area under the curve | Fläche unter der Konzentrations-Zeit-Kurve
α_1	α_1-adrenerger Rezeptor
CK	Kreatinkinase
CYP	Cytochrom P450
DSM-5	Diagnostic and Statistical Manual of Mental Disorders
EKG	Elektrokardiogramm
EPMS	extrapyramidalmotorisches System
FGA	Antipsychotika der 1. Generation
GAS	generalisierte Angststörung
GHB	γ-Hydroxybuttersäure
GnRH	Gonadotropin Releasing Hormone
H_1	Histamin
5-HT	Serotonin
ICD-10	Internationale Klassifikation psychischer Störungen
MAO	Monoaminoxidase
MCP	Metoclopramid
MNS	malignes neuroleptisches Syndrom
NA	Noradrenalin
NARI	Noradrenalin-Reuptake-Inhibitoren
NDRI	Noradrenalin-Dopamin-Reuptake-Inhibitoren
NICE	National Institute for Health and Care Excellence
NMDA	N-Methyl-D-Aspartat
NSMRI	nichtselektive-Monoamin-Reuptake-Inhibitoren
OTC	over the counter
PIF	Prolaktin-inhibierender Faktor
PTBS	Posttraumatische Belastungsstörung
QT-Zeit	Gesamtdauer der Kammererregung
QTc-Zeit	frequenzkorrigierte QT-Zeit
SCN	Nucleus suprachiasmaticus
SGA	Antipsychotika der 2. Generation
SNRI	Serotonin- und Noradrenalin-Reuptake-Inhibitoren
SRE	Serotonin-Reuptake-Enhancer
SSRI	selektive Serotonin-Reuptake-Inhibitoren
$t_{½}$	Eliminationshalbwertszeit
TdP	Torsades de Pointes
TDM	Therapeutisches Drugmonitoring
TSH	Thyreoidea-stimulierendes Hormon
UAW	unerwünschte Arzneimittelwirkung(en)
WFSBP	World Federation of Societies of Biological Psychiatry
ZNS	Zentralnervensystem

Einleitung

Die Prävalenz psychischer Erkrankungen ist sehr hoch, geschätzt sind in Deutschland ca. 28 % der Bevölkerung von einer psychischen Störung betroffen. Es besteht eine erhebliche Belastung für Patienten, Angehörige und die ganze Gesellschaft.

Die Therapie psychischer Störungen hat in den letzten Jahren durch die Etablierung diverser Leitlinien deutlich an Gewicht gewonnen. Mithilfe dieser nationalen und internationalen Behandlungsleitlinien stehen den Fachkreisen in der Regel valide Basisdaten und Empfehlungen für eine leitlinienkonforme Therapie zur Verfügung. In Deutschland sind es v. a. Behandlungsleitlinien der Deutschen Gesellschaft für Psychiatrie, Psychotherapie und Nervenheilkunde (DGPPN), in Österreich die Konsensus-Statements der Österreichischen Gesellschaft für Neuropsychopharmakologie und Biologische Psychiatrie (ÖGPB) und in der Schweiz Behandlungsempfehlungen der Schweizerischen Gesellschaft für Psychiatrie (SGPP) (Hinweise dazu finden sich in den Referenzlisten der jeweiligen Kapitel dieses Buchs).

Affektive Störungen können v. a. in unipolar depressive und bipolare Störungen unterteilt werden. Ungefähr 20 % der Bevölkerung erleiden mindestens einmal im Leben eine affektive Störung. Psychopharmakologisch stehen Antidepressiva zur Behandlung unipolarer Depressionen und Stimmungsstabilisatoren wie Lithium zur Therapie bipolarer Störungen zur Verfügung. Diese Medikamente sind wirksam und können die Patienten in puncto Stimmung und Antrieb stabilisieren. Sie wirken, korrekt angewendet, antisuizidal. Näheres dazu findet sich im **Buchteil Affektive Störungen**.

Etwa 0,5–1,0 % der Bevölkerung leidet an einer Störung aus dem **schizophrenen Formenkreis**. Die psychopharmakologische Behandlung mit Antipsychotika steht deutlich im Vordergrund. Es kommen sowohl Antipsychotika der ersten als auch der zweiten Generation in der Mono- oder Kombinationstherapie zum Einsatz. Die Präparate sind nachweislich wirksam und können den Verlauf der Erkrankung günstig beeinflussen. Allerdings weisen viele Antipsychotika neben motorischen Störungen auch kardiovaskuläre und metabolische UAW auf. Im **Buchteil Schizophrenien** wird darauf detailliert eingegangen.

Angststörungen sind die häufigsten psychischen Störungen und können sich mit einer Prävalenz von 14–29 % manifestieren. In Europa sind gemäß Studienergebnissen mehr als 60 (!) Millionen Menschen betroffen (Wittchen et al., 2011). Die psychopharmakologische Behandlung von Angststörungen umfasst u. a. Antidepressiva und Benzodiazepine sowie Calciumkanal-Modulatoren. Näheres dazu findet sich im **Buchteil Angststörungen**.

Schlafstörungen gehören zu den häufigsten Beschwerden, die von bis zu 20 % aller Patienten beim Hausarzt vorgebracht werden. In Deutschland sind ein bis zwei Millionen Menschen abhängig von Tranquilizern und Hypnotika, an erster Stelle v. a. Frauen und ältere Menschen. Heute versucht die moderne Schlafmedizin psychotherapeutische Methoden zur Verbesserung der Schlafqualität und der Schlafdauer einzusetzen. Als medikamentöse Strategien werden vorrangig sog. Z-Substanzen, teilweise auch noch Benzodiazepine, eingesetzt; zusätzlich kommen auch Antidepressiva und niederpotente Antipsychotika der ersten Generation zum Einsatz. Im **Buchteil Schlafstörungen** findet der Leser die entsprechenden Informationen.

Zusammenfassend kann konstatiert werden, dass die Psychopharmakotherapie einen hohen Stellenwert, oftmals sogar den wichtigsten, in der Behandlung psychischer Störungen besitzt. Dabei weist sie im Vergleich zur medikamentösen Therapie somatischer Krankheiten eine vergleichbar gute Effektstärke auf. Antidepressiva gehören zu den am häufigsten verordneten Medikamenten. Die Verordnungszahlen dieser Psychopharmakagruppe haben sich in Deutschland in einem Zeitraum von ungefähr 20 Jahren mehr als vervierfacht.

Dennoch gibt es Meinungen, dass der Ruf der Psychopharmakotherapie, im Gegensatz zur Psychotherapie, nicht der beste ist. Welche Gründe könnten zu einer kritischen Haltung in der Bevölkerung geführt haben?

Vor dem Einsatz von Psychopharmaka sind, wie in anderen medizinischen Fachrichtungen auch, eine möglichst genaue Diagnose und medizinische Abklärungen/Kontrollen notwendig. Leider ist dies bei Anwendung dieser Substanzgruppe nicht immer der Fall. So sind u. a. der Missbrauch von Schlafmitteln und anderen Psychopharmaka in der Drogenszene, der missbräuchliche Einsatz von Psychostimulanzien zur Leistungssteigerung v. a. bei Studierenden, die Einnahme von Antidepressiva als vermeintliche Glücksbringer oder Abhängigkeiten von Benzodiazepinen nur einige Aspekte, die im Zusammenhang mit Psychopharmaka abschreckend wirken können. Oftmals wird auch die Sorge/Angst vorgebracht, dass die Substanzen abhängig machen bzw. die Persönlichkeit verändern würden. Hausärzte sind fast täglich mit derartigen Phänomenen konfrontiert und können durch eine entsprechende Beratung dazu beitragen, die Adhärenz des Patienten zu seiner Psychopharmakotherapie zu stärken.

Fakt ist, dass Psychopharmaka bei korrekter Diagnose, Indikation, Dosierung und Kontrolle entscheidend zur Linderung von Symptomen schwerer psychischer Leiden beitragen. Sie können Suizidalität abwenden und dem Patienten helfen, aus der Krise herauszufinden.

Heute gilt die Einbettung einer psychopharmakologischen Therapie in ein Behandlungskonzept, welches psychotherapeutische und soziotherapeutische Komponenten umfasst, als „State-of-the-Art". Dabei sollte die Therapie stets auf das Individuum zugeschnitten sein. Immer muss eine Nutzen-Risiko-Abwägung der Therapie bezüglich aller Begleiterkrankungen und bereits bestehender medikamentöser Therapien des Patienten erfolgen. Alle wichtigen therapeutischen Vorgehensweisen sollen gemeinsam mit dem Patienten im Sinne eines „Shared-Decision-Making" vereinbart werden.

Aktuell stehen auf dem Markt eine Reihe von wirksamen Substanzen gegen Psychosen, Depressionen, Angststörungen usw. zur Verfügung. Allerdings haben wir im Bereich der Psychopharmakotherapie auch großen Verbesserungsbedarf. Probleme wie häufige Non-Response, hohe Rezidivraten, Wirklatenzen und teilweise schwerwiegende Nebenwirkungen wie u. a. massive Gewichtszunahme oder metabolische Effekte warten auf eine Lösung.

Nicht unerwähnt bleiben soll, dass in den letzten Jahren einige bedenkliche Studienergebnisse veröffentlicht wurden, deren Bedeutung und Tragweite noch weitere Untersuchungen notwendig machen. So wurde eine Volumenminderung der grauen und weißen Hirnsubstanz bei Schizophrenen, die eine Antipsychotikatherapie erhielten, festgestellt. Inwieweit hier ein Zusammenhang mit der medikamentösen Therapie besteht, ist bis dato unklar, da Vergleichsgruppen von Schizophrenen, die überhaupt keine Antipsychotika bekommen hatten, nur schwer zu finden sind. Hier müssen weitere Untersuchungen abgewartet werden, bevor die Sachlage eindeutiger bewertet werden kann. Weiterhin wurde in verschiedenen Studien gezeigt, dass schizophrene Patienten eine deutlich geringere Lebenserwartung (10–20 Lebensjahre weniger) haben als Menschen ohne die Diagnose Schizophrenie (Mortality gap). Einer der Gründe könnte darin liegen, dass z. B. Patienten mit Schizophrenie nicht im gleichen Ausmaß vom medizinischen Fortschritt in der Medizin profitieren wie die Allgemeinbevölkerung. Erschwerend kommt hinzu, dass die Häufigkeit von u. a. arterieller Hypertonie, Diabetes mellitus und metabolischen Störungen bei Patienten mit Schizophrenie höher ist als in der Normalbevölkerung. In diesem Kontext könnte eine Therapie mit Antipsychotika, die ein metabolisches Nebenwirkungsprofil besitzen, einen zusätzlichen negativen Effekt haben.

Die Tatsache, dass Psychopharmaka schwere UAW verursachen können (z. B. Teratogenität bei Valproat) hat in enger Zusammenarbeit europäischer und internationaler Überwachungsbehörden dazu geführt, dass Fachinformationen relativ rasch überarbeitet und im Bedarfsfall auch Rote-Hand-Briefe schnell publiziert werden. Behandlungsleitlinien, Interaktionsprogramme, Websites, wie www.crediblemeds.org, die sich auf bestimmte UAW spezialisiert haben (z. B. für Substanzen, welche eine QTc-Verlängerung verursachen können) oder die sich mit Reproduktionstoxikologie befassen, können für eine möglichst nebenwirkungsarme Psychopharmakotherapie sinnvoll genutzt werden. Gerade in der sehr häufig komplexen Materie der Psychopharmakologie ist es essenziell, dass auch Hausärzte sich entsprechendes Fachwissen aneignen, um Patienten bei Fragen zur Psychopharmakotherapie beraten zu können. Hierzu soll dieses Buch einen Beitrag leisten.

Literatur

Fusar-Poli P, Smieskova R, Kempton MJ et al. Progressive brain changes in schizophrenia related to antipsychotic treatment? A meta-analysis of longitudinal MRI studies. Neuroscience and Biobehavioral Reviews 37: 1680–1691, 2014

Jacobi F, Höfler M, Strehle J et al. Psychische Störungen in der Allgemeinbevölkerung. Nervenarzt 85: 77–87, 2014

Leucht S et al. Putting the efficacy of psychiatric and general medicine medication into perspective: review of meta-analyses. British Journal of Psychiatry 200: 97–106, 2012

Moilanen J, Huhtaniska S, Haapea M et al. Brain morphometry of individuals with schizophrenia with and without antipsychotic medication – The Northern Finland Birth Cohort 1966 Study. European Psychiatry 30: 598–605, 2015

Saha S, Chant D, McGrath J. A systematic review of mortality in schizophrenia: is the differential mortality gap worsening over time? Archives of General Psychiatry 64: 1123–1131, 2007

Wittchen HU et al. The size and burden of mental disorders and other disorders of the brain in Europe 2010. European Neuropsychopharmacology 21: 655–679, 2011

Affektive Störungen

A

1 Epidemiologie, Ätiologie, Diagnose

Affektive Störungen stellen für das Gesundheitswesen eine außerordentlich ins Gewicht fallende Krankheitsgruppe dar. Dabei sind Hausärzte oftmals diejenigen Fachpersonen, welche zuerst von Betroffenen konsultiert werden. Vor allem zwei prominente Störungen sind klinisch relevant: Die **unipolaren Depressionen**, welche sich meist durch mehrmalige depressive Phasen manifestieren, und die **bipolaren affektiven Störungen**, welche sich ebenfalls durch lange Phasen der Depression und zusätzlich auftretende manische Episoden äußern. In diesem Kapitel werden unipolare Depressionen und bipolare affektive Störungen abschnittsweise zusammen behandelt. Dem Leser bietet sich dadurch die Möglichkeit, beide Formen der affektiven Störungen zu vergleichen.

Therapien der affektiven Störungen umfassen psychotherapeutische Verfahren und Psychopharmakotherapie, aber auch nichtpharmakologische Strategien wie Schlafentzug, Lichttherapie, repetitive transkranielle Magnetstimulation oder Elektrokonvulsionstherapie.

Neben den Depressionen und den bipolaren Störungen werden unter Affektstörungen zwei weitere klinisch relevante Zustandsbilder in der ICD-10 genannt:

Zyklothymie: Eine Störung mit anhaltender Stimmungsinstabilität, mit Phasen von leichten Depressionen und leicht gehobener Stimmung (F34.0).

Dysthymie: Eine langdauernde depressive Verstimmung, welche nicht ausgeprägt genug ist, um die Kriterien für eine depressive Störung nach ICD-10 zu erfüllen (F34.1).

Die folgende Tabelle (◻ Tab. 1.1) enthält Angaben zur **Epidemiologie** und **Ätiologie** der unipolaren Depressionen und der bipolaren affektiven Störungen.

■ **SCHLAGLICHT** Für ein schnelles Screening einer möglichen unipolaren Depression bietet sich der „Zwei-Fragen-Test" an (DEGAM Leitlinie S2e: Schutz vor Über- und Unterversorgung, 2018):

- Fühlten Sie sich im letzten Monat häufig niedergeschlagen, traurig bedrückt oder hoffnungslos?
- Hatten Sie im letzten Monat deutlich weniger Lust und Freude an Dingen, die Sie sonst gerne tun?

Werden beide Fragen verneint, kann eine schwere Depression mit hoher Wahrscheinlichkeit ausgeschlossen werden. Werden jedoch eine oder sogar beide Fragen bejaht, müssen zusätzliche Symptome erfragt werden: siehe unter „Zusatzsymptome" bei Depression in diesem Kapitel. Dazu muss auch nach vermehrtem oder verringertem Bewegungsdrang gefragt werden.

In der ICD-10 werden bei der **Depression** Haupt- und Zusatzsymptome unterschieden.

Hauptsymptome einer depressiven Episode nach ICD-10 sind:

- depressive, gedrückte Stimmung,
- Interessenverlust und Freudlosigkeit,
- Verminderung des Antriebs mit erhöhter Ermüdbarkeit (oft selbst nach kleinen Anstrengungen) und Aktivitätseinschränkung.

Zusatzsymptome:

- verminderte Konzentration und Aufmerksamkeit,
- vermindertes Selbstwertgefühl und Selbstvertrauen,
- Schuldgefühle und Gefühle von Wertlosigkeit,
- negative und pessimistische Zukunftsperspektiven,
- Suizidgedanken, erfolgte Selbstverletzung oder Suizidhandlungen,
- Schlafstörungen,
- verminderter Appetit.

Für die Diagnose einer Depression wird in der ICD-10 eine Mindestsymptomdauer von zwei Wochen bei gleichzeitigem Vorliegen von mindestens zwei der drei Hauptsymptome gefordert. Es werden folgende Schweregrade einer depressiven Episode unterschieden:

- leichte depressive Episode (F32.0), mindestens 2 Haupt- und 2 Zusatzsymptome,
- mittelgradige depressive Episode (F32.1), mindestens 2, besser 3 Hauptsymptome und mindestens 3, besser 4 Zusatzsymptome,
- schwere depressive Episode (F32.2/F32.3), alle 3 Hauptsymptome und mindestens 4 besser 5 Zusatzsymptome.

Bei der leichten und mittelgradigen depressiven Episode kann zusätzlich ein **somatisches Syndrom** diagnostiziert werden, d. h. es treten zusätzliche Symptome von beeinträchtigten Körperfunktionen auf:

- Interessenverlust oder Verlust der Freude an normalerweise angenehmen Aktivitäten,
- mangelnde Fähigkeit, auf eine freundliche Umgebung oder freudige Ereignisse emotional zu reagieren,
- frühmorgendliches Erwachen, zwei oder mehr Stunden vor der gewohnten Zeit,
- Morgentief,
- der objektive Befund einer psychomotorischen Hemmung oder Agitiertheit,
- deutlicher Appetitverlust,
- Gewichtsverlust, häufig mehr als 5 % des Körpergewichts im vergangenen Monat,
- deutlicher Libidoverlust.

Nach der ICD-10 müssen wenigstens vier dieser Symptome vorhanden sein, um ein somatisches Syndrom zu diagnostizieren (leichte depressive Störung mit somatischem

Tab. 1.1 Epidemiologie und Ätiologie der unipolaren Depressionen und der bipolaren affektiven Störungen

Unipolare Depressionen	Bipolare affektive Störungen
Epidemiologie	
■ Lebenszeit-Prävalenz von 13–26 %, ■ bei Frauen 1,5–3-mal häufiger als bei Männern, ■ Manifestation während der gesamten Lebensspanne, ■ bis zu 80 % mit Rezidiven, ■ gehäuft psychiatrische und somatische Komorbiditäten, ■ Depressionen gehäuft bei somatischen Leiden und umgekehrt, v. a. Herz-Kreislauferkrankungen, ■ Suizidrisiko: 30-mal so hoch wie in der Normalbevölkerung	■ Lebenszeit-Prävalenz von 4 %, ■ Frauen häufiger mit depressiven Symptomen i. R. der bipolaren Störung, ■ fast 100 % Wahrscheinlichkeit von Rezidiven, ■ gehäuft psychiatrische und somatische Komorbiditäten, im Mittel 10 Jahre vom Ausbruch der Erkrankung bis zur Diagnose, ■ hohes Suizidrisiko: Im Vergleich zu unipolaren Depressionen gleich bzw. zusätzlich erhöht
Ätiologie	
■ zahlreiche psychosoziale und biologische Faktoren sowie deren Interaktion, ■ Life-Events, ■ Monoamin-Hypothese (▶ Kap. 3.3), ■ genetisch mit ca. 50 %-igem Anteil	■ hoher genetischer Anteil von bis zu 80 %, ■ prädisponierende Faktoren: Depression im Jugendalter, Panikattacken mit frühem Beginn, generalisierte Angststörung, ADHS, Impulsivität, kriminelles Verhalten etc.

Syndrom: F32.01; mittelgradige depressive Störung mit somatischem Syndrom: F32.11). Ergänzend sollte bemerkt werden, dass sich eine Depression atypisch auch mit vermehrtem Schlafbedürfnis und Gewichtszunahme äußern kann.

Bei schweren depressiven Episoden können **psychotische Symptome** hinzukommen: Wahnhaftes Erleben, welches stimmungskongruent, also synthym ist (Schuldwahn, Verarmungswahn), Halluzinationen, depressiver Stupor: schwere depressive Episode mit psychotischen Symptomen (F32.3).

Bei Auftreten von mindestens zwei depressiven Episoden spricht man von rezidivierenden depressiven Störungen (F33). Diese können leicht (F33.0), mittelgradig (F33.1) oder schwer sein (ohne psychotische Symptome: F33.2; mit psychotischen Symptomen: F33.3).

Die **Diagnostik** der Depression ist häufig aus folgenden Gründen herausfordernd:

- potenziell besteht ein enger Zusammenhang mit somatischen Leiden, wie z. B. Herz-Kreislauf-Erkrankungen, Tumorerkrankungen → somatische Komorbiditäten,
- Suchtleiden, zum Beispiel Alkohol- oder Kokainmissbrauch, aber auch Persönlichkeitsstörungen u. v. m., können zu einem komplexeren Verlauf einer Depression führen → psychiatrische Komorbiditäten,

1

- Erkrankungen des ZNS wie Multiple Sklerose, Schlaganfall usw. können eine depressive Symptomatik hervorrufen,
- hormonelle Umstellungen (postpartal, peri- oder menopausal) können eine Depression auslösen,
- Pharmaka können Depressionen verursachen, wie z. B. Corticosteroide, Betablocker, Immunologika, antiretrovirale Substanzen u. v. m.,
- etwa ein Viertel aller therapieresistenten Depressionen (Angst, 2013) erweist sich im Verlauf als Depression im Rahmen einer bipolaren Störung, eine sogenannte bipolare Depression. Sorgfältiges Erfragen der Anamnese und Ausschluss von stattgefundenen manischen oder hypomanischen Episoden kann sich hier als hilfreich erweisen,
- eine abgeklungene Depression muss sorgfältig überwacht werden, denn das Risiko eines Rückfalls ist hoch.

Wenn eine **bipolare affektive Störung** diagnostiziert wird, bedeutet dies, dass der Patient sowohl depressive als auch manische oder hypomanische Episoden aufweist. Die Diagnose erfolgt im Durchschnitt zehn Jahre nach Krankheitsausbruch. Oftmals werden diese Patienten vorher als Depressive behandelt.

Gemäß ICD-10 wird der **Schweregrad der Manie** (manische Episode: F30) folgendermaßen unterteilt:

- Hypomanie – eine leichte Ausprägung der Manie (F30.0),
- Manie ohne psychotische Symptome (F30.1),
- Manie mit psychotischen Symptomen (F30.2).

Die Manie kann folgende Symptome umfassen:

- gehobene Stimmung bis zu fast unkontrollierbarer Erregung,
- vermehrter Antrieb mit Rededrang bis zur Logorrhoe; vermindertes Schlafbedürfnis,
- soziale Enthemmung,
- ausgeprägte Ablenkbarkeit,
- verminderte Aufmerksamkeit,
- Vorhandensein von Größenideen,
- Wahrnehmungsstörungen.

Singuläre Manien sind selten und meistens ergibt sich eher die Diagnose einer bipolaren affektiven Störung (F31):

- bipolare affektive Störung, gegenwärtig hypomanische Episode (F31.0),
- bipolare affektive Störung, gegenwärtig manische Episode ohne psychotische Symptome (F31.1),
- bipolare affektive Störung, gegenwärtig manische Episode mit psychotischen Symptomen (F31.2),
- bipolare affektive Störung, gegenwärtig leichte oder mittelgradige depressive Episode (F31.3),
- bipolare affektive Störung, gegenwärtig schwere depressive Episode ohne psychotische Symptome (F31.4),
- bipolare affektive Störung, gegenwärtig schwere depressive Episode mit psychotischen Symptomen (F31.5),
- bipolare affektive Störung, gegenwärtig gemischte Episode (F31.6).

Der Vollständigkeit halber hier erwähnt und ohne nähere Erläuterungen definiert das DSM-5, je nach Schweregrad und Ursache, folgende bipolare affektive Störungen: Bipolar-I-Störung, Bipolar-II-Störung, zyklothyme Störung, substanz-/medikamenteninduzierte bipolare Störung, bipolare Störungen aufgrund eines anderen medizinischen Krankheitsfaktors und weitere.

■ **MERKE** Eine Depression kann sich mit unterschiedlichen Symptomen manifestieren und betrifft etwa ein Fünftel der Bevölkerung. Die Vielfalt der Symptome erklärt, warum nach dem heutigen Stand des Wissens die Ätiologie als multifaktoriell angenommen wird. Depressive Störungen besitzen ein relativ hohes Rückfallrisiko. Noch höher ist das Rezidivrisiko bei bipolaren affektiven Störungen, welche während der überwiegenden Zeit depressive Phasen aufweisen. Oftmals kann es bis zu zehn Jahre dauern, bis die Diagnose gestellt werden kann.

1.1 Symptome und Behandlungsziele

1.1.1 Depressionen

Bei der **unipolaren Depression** stehen gedrückte Stimmung und ein verminderter Antrieb in sehr vielen Fällen im Vordergrund, oft mit einem Morgentief: Der Patient berichtet in der Sprechstunde über eine schlechte Stimmung und Antriebsmangel beim Aufwachen und in den Morgenstunden – im Tagesverlauf ergibt sich dann eine Besserung. Damit einhergehend findet sich oftmals eine quälende Grübelneigung. Schlafstörungen sind in diesen Fällen meistens vorhanden und zwar als verfrühtes Aufwachen, aber auch als Ein- und Durchschlafstörungen. Die Patienten teilen mit, sie seien bereits um 3 oder 4 Uhr morgens wach, könnten nicht wieder einschlafen, hätten quälende Gedanken und eine innere Unruhe. Dieses Erleben kann derart im Vordergrund stehen, dass normale alltägliche Aktivitäten wie Haushaltsführung, essen und sich pflegen nicht mehr möglich sind. Folglich muss der Kliniker sein Augenmerk auch auf den Allgemein- und Ernährungszustand des Patienten richten und nach einer Veränderung des Gewichts und dessen Umfang in der letzten Zeit fragen (▸ Kap. 1 „Diagnose“). In ○ Abb. 1.1 sind die Symptome einer unipolaren Depression nach ICD-10 dargestellt.

Eine unipolare Depression kann sich aber auch völlig anders äußern – zum Beispiel mit einer somatischen Symptomatik wie Schmerzen im Brustkorb. Beim Ausschluss einer somatischen Ursache muss dann an eine Depression gedacht werden.

Suizidalität ist bei unipolaren Depressionen regelmäßig aktiv und empathisch zu erfragen. Das Suizidrisiko tritt bei dieser Erkrankung bis zu 30-mal häufiger auf als in der Normalbevölkerung. Bei akuten depressiven Episoden haben mehr als zwei Drittel aller Patienten Suizidgedanken. Aus der klinischen Erfahrung erleben Patienten das Erfragen der Suizidalität unterschiedlich, viele fühlen sich aber entlastet, wenn sie darüber berichten können. **Der Hausarzt ist wegen seiner Schlüsselrolle im Medizinsystem von essenzieller Bedeutung bei der Versorgung suizidaler Patienten** (▸ Kap. 2, Faktenblatt ①).

Nach klinischer Erfahrung kann es vorkommen, dass sich Suizidalität in wechselnder Intensität manifestiert. Es ist wohl der Krankheit geschuldet, dass Suizidalität nicht etwas Konstantes ist, sondern eine dynamische Qualität aufweist – u. U. kann nach einer Phase

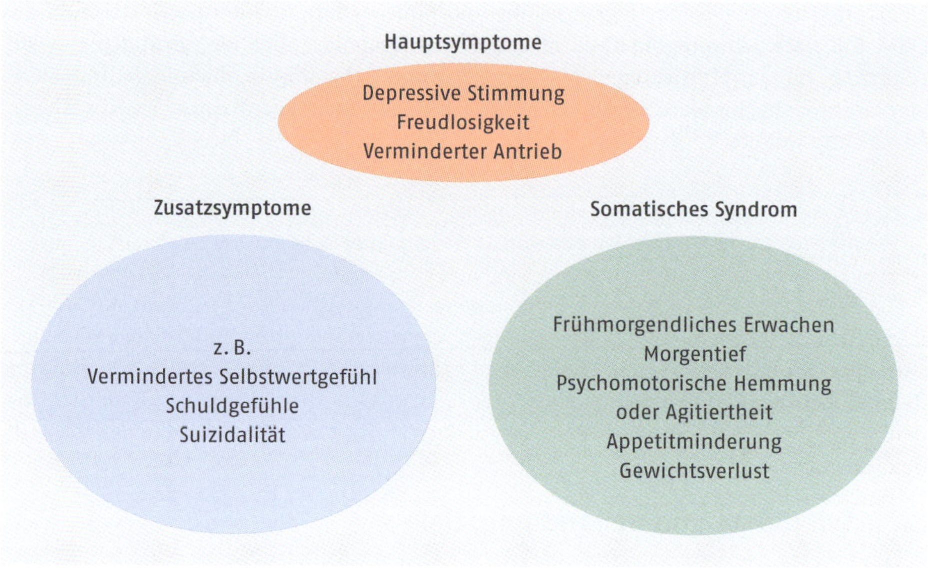

Abb. 1.1 Wesentliche Symptome einer unipolaren Depression nach ICD-10

der Zustandsbesserung oder überwunden geglaubter Depression Suizidalität akut auftreten und in einen vollendeten Suizid münden.

Die vorrangigen Behandlungsziele in der Therapie der unipolaren Depression sind:

- Stimmungsaufhellung,
- Verbesserung des Antriebs,
- Verminderung der Suizidalität,
- Verbesserung der kognitiven Leistungsfähigkeit, des psychosozialen Funktionsniveaus,
- Reduktion der Schlafstörungen,
- Verminderung des Rückfallrisikos.

1.1.2 Bipolare affektive Störungen

Bipolare affektive Störungen zeichnen sich neben der gehobenen (manischen) Stimmungslage durch überwiegend depressive Symptome aus. Dabei sind die Art und der Umfang der Depression meistens nicht von einer unipolaren depressiven Störung zu unterscheiden.

Im Zustand der **Manie oder Hypomanie** finden sich in vielen Fällen eine Antriebssteigerung, eine gehobene Stimmung und möglicherweise auch Hinweise auf psychotische Symptome. Diese Symptome müssen im Fall der Hypomanie einige Tage und im Fall der Manie nach ICD-10 mindestens eine Woche andauern. Oftmals finden sich ein vermindertes Schlafbedürfnis, Streitlustigkeit und übermäßige finanzielle Ausgaben. In vielen Fällen gehen nach und nach die sozialen Bindungen kaputt, Familien und Beziehungsnetze fallen auseinander.

Komplizierend können sogenannte gemischte Episoden im Rahmen einer bipolaren affektiven Störung auftreten. Bei dieser Form der bipolaren affektiven Störung kommen gleichzeitig Symptome einer Depression als auch einer Manie vor.

Das **Suizidrisiko** ist bei bipolaren affektiven Störungen im Vergleich zur Normalbevölkerung ebenfalls deutlich erhöht und, je nach Literatur, sogar noch höher als bei unipolaren Depressionen (◘ Tab. 1.1). Es gibt verschiedene Risikofaktoren:

- weibliches Geschlecht,
- junges Erkrankungsalter,
- Erstmanifestation mit depressiven Symptomen,
- depressive Symptome in aktueller oder kürzlicher Episode,
- Komorbidität(en),
- familiäre Belastung mit Suiziden.

Diese Risikofaktoren überschneiden sich teilweise mit denjenigen der unipolaren Depression. Aus klinischer Erfahrung sollte zudem auf vorhergehende Suizidversuche, insbesondere auf besonders schwere Suizidversuche (sich erschießen, erhängen, verbrennen, vor den Zug laufen, Einnahme von Säure oder Lauge usw.), geachtet werden und auch darauf, ob diese intensivpflichtig waren (◘ Tab. 1.2).

Eine besondere Stellung hat der erweiterte Suizid, also die Tötung meist von Verwandten mit anschließender Selbsttötung. Dieses zum Glück seltene und sehr tragische Ereignis kommt v. a. bei Depressionen vor.

Bei der bipolaren affektiven Störung ergeben sich die folgenden vorrangigen Behandlungsziele:

- Manie:
  - Normalisierung der Stimmung,
  - Normalisierung des Antriebs,
  - im Falle psychotischer Symptome: z. B. Reduktion der Größenideen,
  - Reduktion der Selbst- und Fremdgefährdung,
  - Therapie der komorbiden Störungen,
  - Verbesserung des psychosozialen Funktionsniveaus,
  - Verminderung des Rückfallrisikos,
- Depression analog zu ▸ Kap. 1.1.1.

1.1.3 Agitation

Wie bei Psychosen können Patienten mit affektiven Störungen zur Agitation neigen. Patienten mit bipolarer affektiver Störung können in einer manischen Episode sehr deutlich antriebsgesteigert und aggressiv sein. Es finden sich oft Reizbarkeit, Distanzlosigkeit, Enthemmung und Größenideen. Neben der Selbstgefährdung besteht auch das Risiko von Fremdgefährdung.

■ **MERKE** Die Behandlungsziele sowohl bei der unipolaren Depression als auch bei der bipolaren affektiven Störung sind in erster Linie die Normalisierung des Antriebs und der Stimmung. Akute Suizidalität und Fremdgefährdung v. a. bei bipolaren affektiven Störungen können vorkommen und erfordern eine sofortige Intervention.

1

1.2 Verläufe

Unipolare Depressionen: Sie können unterschiedliche Verläufe aufweisen: einmalig oder rezidivierend, mit oder ohne psychotische Symptome, leicht, mittelschwer oder schwer ausgeprägt bzw. kurze oder lange Episodendauer. Somatische und psychiatrische Komorbiditäten können den Verlauf der Erkrankung verkomplizieren. Wie in diesem Kapitel bereits erläutert, neigen Depressionen sehr häufig, in ca. ¾ der Fälle, zu Rückfällen. Dies ist zu beachten, wenn der Patient eine depressive Episode überwunden hat und sich in Remission befindet.

Prädiktoren eines günstigen Verlaufs sind z. B. fehlende familiäre Belastung, erstmalige Episode oder kein Substanzkonsum. Die Leitlinie der World Federation of Societies of Biological Psychiatry hat die Risikofaktoren eines ungünstigen Verlaufs systematisch zusammengefasst (◻ Tab. 1.2).

■ **MERKE** Suizidalität stellt bei Patienten mit Depression einen sehr wichtigen klinischen Aspekt der Erkrankung dar und ist bei der Erstuntersuchung wie auch im Verlauf regelmäßig zu erfragen, weil sie in jeder Phase einer Depression vorkommen kann.

In der klinischen Praxis sieht man immer wieder Patienten, die neben vielen Prädiktoren für einen ungünstigen Krankheitsverlauf, auch retrospektiv, Phasen aufweisen, in welchen sie über Jahre, manchmal über Jahrzehnte, keine depressiven Episoden haben. Es lohnt sich, diese Patienten danach zu fragen, welche Faktoren für eine stabile Phase verantwortlich gewesen sein könnten, um sie mit diesen Informationen im Falle einer

◻ **Tab. 1.2** Risikofaktoren für einen Rückfall der Depression

Kategorie	Risikofaktoren
Krankheitsverlauf	■ Drei oder mehr depressive Episoden, ■ Depression mit psychotischen Symptomen in der Anamnese, ■ Suizidversuche in der Anamnese, ■ hohe Rezidivrate, ■ vorherige Episode im vorangegangenen Jahr, ■ Rückfall nach Absetzen der Medikamente, ■ längere Episoden in der Anamnese
Soziodemographische Variablen	■ Erkrankungsbeginn vor dem 30. Lebensjahr
Symptome	■ Residualsymptome, ■ Dysthymie
Hereditäre Belastung	■ Depression bei Verwandten 1. Grades

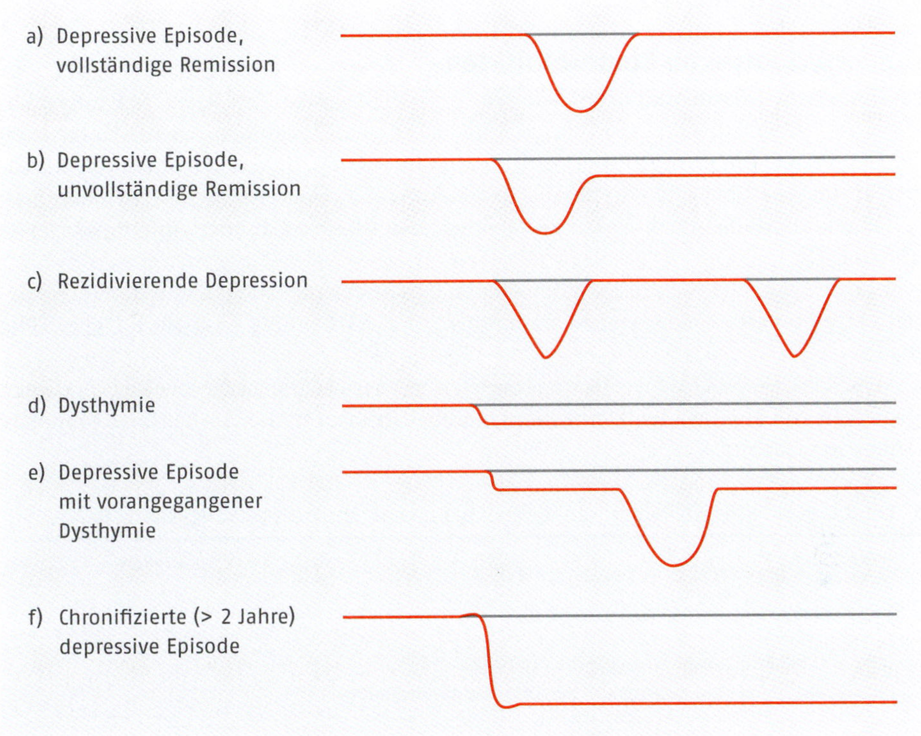

Abb. 1.2 Verläufe von unipolaren Depressionen. Nach DGPPN 2015

Zustandsverschlechterung auffangen zu können, bis die Patienten einer angemessenen ambulanten oder stationären Behandlung zugeführt wurden.

Eine grafische Darstellung verschiedener Verläufe, entnommen aus der S3-Leitlinie „Unipolare Depression", findet sich in Abb. 1.2.

Bipolare affektive Störungen: Sie können sich initial v. a. durch lange Phasen der Depression manifestieren.

Wie bei der unipolaren Depression sind somatische und psychiatrische Komorbiditäten häufig und verkomplizieren den Verlauf. Neben depressiven und manischen Episoden können bipolare affektive Störungen auch gemischte Episoden aufweisen. Es handelt sich um Episoden, die gleichzeitig depressive als auch manische Symptome aufweisen; sie sind prognostisch eher ungünstig.

Eine Besonderheit stellt das „Rapid Cycling" dar: Definitionsgemäß handelt es sich um mindestens vier Stimmungswechsel pro Jahr.

MERKE Sowohl unipolare Depressionen als auch bipolare affektive Störungen weisen ein hohes Rezidiv-Risiko auf. Die individuellen Krankheitsverläufe sind bei beiden Störungen unterschiedlich. Bis zu einem Viertel der ursprünglich als unipolare Depression diagnostizierten affektiven Störungen gehen nach langer Zeit in eine bipolare affektive Störung über. Viele dieser Depressionen gelten zuerst als „therapieresistent".

1.3 Komorbiditäten

1.3.1 Psychiatrische Komorbiditäten

Psychiatrische Komorbiditäten spielen für Krankheitsverläufe affektiver Störungen klinisch und prognostisch eine wichtige Rolle; sie stellen Risikofaktoren für Chronizität der Depression, ungünstige Prognose und erhöhte Suizidalität dar. Bei bipolaren affektiven Störungen ist bei fortschreitender Erkrankung mit einer erhöhten Wahrscheinlichkeit von komorbiden Suchtleiden zu rechnen, z. B. Missbrauch oder Abhängigkeit von Alkohol.

◘ Tab. 1.3 fasst die wichtigsten komorbiden psychischen Störungen und deren Häufigkeit bei unipolaren Depressionen zusammen (u. a. S3-Leitlinie Unipolare Depression, 2015).

Verschiedene psychische Störungen gehen wiederum mit einer deutlich erhöhten Häufigkeit von komorbiden Depressionen einher (◘ Tab. 1.4, u. a. S3-Leitlinie Unipolare Depression, 2015).

◘ **Tab. 1.3** Psychiatrische Komorbiditäten bei Depression und deren Häufigkeiten

Komorbidität	Häufigkeit
Angststörungen	50 %
Persönlichkeitsstörungen: v. a. ängstlich-vermeidende, selbstschädigende und zwanghafte Persönlichkeitsstörungen	41 %
Substanzmittelabusus in der Anamnese	33 %

◘ **Tab. 1.4** Psychische Störungen mit einer Häufung von Depressionen

Psychische Störung	Häufigkeit der komorbiden Depression
Essstörungen	43 %
Persönlichkeitsstörungen	35 %
Somatoforme Störungen	50 %[1]
Suchtleiden	30–60 %
Zwangsstörungen	60 %[1]

[1] Schätzwert aus der klinischen Erfahrung

1.3.2 Somatische Komorbiditäten

Somatische Komorbiditäten sind bei affektiven Störungen sehr häufig, insbesondere Herz-Kreislauferkrankungen, Erkrankungen der Atemwege wie Asthma, Krebsleiden und viele mehr. Andererseits kann eine Vielzahl von somatischen Erkrankungen wie beispielsweise Krebsleiden oder zerebrovaskuläre Erkrankungen (Hirnschlag) eine Depression mit auslösen. Die Koinzidenz von Depression und somatischen Erkrankungen bedingt, dass Patienten sorgfältig auf komorbide Störungen gescreent werden sollten und dass eine adäquate Therapie beide Aspekte umfasst. Die folgende Aufstellung beschränkt sich auf unipolare Depressionen (▸ Kap. 2.4). Bei bipolaren affektiven Störungen gibt es ebenfalls zahlreiche somatische Komorbiditäten.

Depression und somatische Erkrankungen

Depression und somatische Komorbiditäten

- Allergien,
- arteriosklerotische Herz-Kreislauferkrankungen,
- Asthma bronchiale,
- Diabetes mellitus,
- Infektionskrankheiten,
- kognitive Störungen/Demenz,
- Krebsleiden,
- Migräne,
- Ulcus pepticum.

Somatische Erkrankungen mit gehäuftem Auftreten von Depressionen

- Atemwegserkrankungen,
- Darmerkrankungen (chronisch),
- kardiale und vaskuläre Erkrankungen,
- neurologische Leiden, z. B. M. Parkinson,
- rheumatologische Erkrankungen,
- Tumorerkrankungen (v. a. Patientinnen mit Brustkrebs),
- Wirbelsäulenerkrankungen (chronisch),
- zerebrovaskuläre Erkrankungen (Schlaganfall), Demenz,
- sonstige somatische Erkrankungen.

MERKE Psychiatrische und somatische Komorbiditäten spielen bei den Krankheitsverläufen der unipolaren Depression und der bipolaren affektiven Störung eine wichtige Rolle.

1.4 Psychosoziale Aspekte

Psychosoziale Belange sind bei der Diagnose und Therapie der **unipolaren Depression** zu berücksichtigen:

- belastende Lebensereignisse wie Verlust, Trennung usw. kommen als Auslöser einer depressiven Episode in Frage oder sind mitverantwortlich für eine verzögerte Zustandsverbesserung,
- Patienten mit Depression sind u. U. nicht mehr in der Lage, ihr alltägliches Leben zu bewältigen,
- psychosoziale Faktoren können indes durchaus auch als Ressourcen fungieren: Eine intakte, auf Vertrauen basierende Beziehung des Patienten zum (Ehe-)Partner, vorhan-

1

dene und intakte Kontakte zu nahen Angehörigen, soziale Kontakte, der Hausarzt, erfolgreicher Berufsabschluss, Hobbys usw.

Bei der **bipolaren affektiven Störung** finden sich in den depressiven Phasen ähnliche zu berücksichtigende psychosoziale Aspekte wie bei der unipolaren Depression. Bei **manischen Episoden** ist die Situation anders:

- soziale Bindungen wie Ehe, Partnerschaft, Freundschaften und Kollegialität können in Mitleidenschaft gezogen oder gar zerstört werden,
- durch exzessives Geldausgeben entstehen Schulden,
- durch Steigerung der Libido nimmt das Risiko von Promiskuität und Geschlechtskrankheiten zu.

1.5 Sicht der Patienten und Angehörigen

Patienten mit unipolarer Depression fühlen sich oft von ihrem eigenen Erleben gefangen: Quälende Gedanken, Schuld- und Schamgefühle nehmen überhand, entweder mit schleichendem Beginn oder schlagartig. Sie zeigen im Denken eine typische Symptomatik, welche nach dem gleichnamigen Begründer der kognitiven Verhaltenstherapie als **Beck'sche Trias** oder kognitive Triade Eingang in den klinischen Kontext gefunden hat: Negativ bewertete Sicht zur eigenen Person, zur Umgebung und zu den Zukunftsaussichten (Beck, 1975).

Patienten mit manischer Episode im Rahmen einer bipolaren affektiven Störung können sich als leistungsfähig erleben, voller Lebensdrang und ausgefüllt mit Projekten, welche die Angehörigen als unrealistisch einstufen. Es kommt vielfach zu zwischenmenschlichen Konflikten und diese Patienten neigen zu vermehrter Agitation, in manchen Fällen gar zu Gewalt.

Sicht des Patienten

Beispiel eines Patienten mit **unipolarer Depression**: „Von einem Tag auf den anderen versank ich ins Grübeln, war körperlich blockiert. Eine quälende innere Unruhe befiel mich. Tagelang lag ich im Bett oder auf dem Sofa, unfähig, etwas Sinnvolles zu unternehmen. Der Schlaf war gestört: Durchschlafstörungen und v. a. frühmorgendliches Erwachen waren vorhanden. Ab vier Uhr morgens lag ich wach im Bett, nicht in der Lage, einen vernünftigen Gedanken zu fassen. Stattdessen plagten mich Erinnerungen an früher, als ich vor Jahren einen heftigen Streit mit meiner Ehefrau gehabt hatte. Ich machte mir deswegen große Vorwürfe, fühlte mich schuldig. Belastend kam hinzu, dass am Arbeitsplatz Restrukturierungen geplant waren und ich wegen meiner Position zwischen die Fronten kam. Die seit Jahren vorhandenen Rückenschmerzen wurden trotz Schmerzmittel schlimmer. Ich konnte nicht mehr als Vertriebsleiter arbeiten und wurde bis auf weiteres krankgeschrieben. Hoffnungslose und lebensmüde Gedanken befielen mich, ohne dass ich allerdings konkrete Suizidgedanken oder -pläne gehabt hätte."

Kommentar: Der Patient mit unipolarer Depression zeigt die typischen Zeichen einer schweren depressiven Störung: Mangelnder Antrieb, Freudlosigkeit, depressive Stimmung, dazu sehr viele zusätzliche Symptome. Er hat keine eindeutigen psychotischen Symptome, ist aber von einem Schulderleben gequält. Komorbid bestehen Lumbalgien, nach klinischer Erfahrung ein häufiges somatisches Leiden bei depressiv Erkrankten.

Sicht des Patienten

Beispiel eines Patienten mit einer **bipolaren affektiven Störung**: „Ich weiß nur noch, dass ich von der Polizei in einem fremden Garten gestellt und abgeholt wurde. Es gab eine Rangelei und da habe ich wohl einen Polizisten am Oberkörper mit einem Hieb verletzt. In Handschellen wurde ich auf den Polizeiposten gebracht und nachdem ein mir unbekannter Arzt mich untersucht hatte, wurde ich in eine psychiatrische Klinik gebracht. Ich fand das Ganze einen Skandal und völlig übertrieben. Mir geht es prima. Es ist doch normal, wenn man in einem Gartenhäuschen nach nützlichen Werkzeugen sucht, um für das geplante Entwicklungsprojekt eine Ausrüstung zu haben. Gegen die Polizisten, die auch noch frech und unverschämt waren, hatte ich mich doch nur zur Wehr gesetzt. Die Einweisung in die Klinik ist illegal und ich werde mit meinem Rechtsanwalt dafür sorgen, dass diese Polizisten ihres Amtes enthoben werden. Ich habe keine Krankheit, habe einfach von meinem Recht auf Freiheit und Selbstverteidigung Gebrauch gemacht."

Kommentar: Der Patient mit **bipolarer affektiver Störung** zeigt das Bild einer gereizten Manie mit Antriebssteigerung, gehobener Stimmung, psychotischem Erleben und mit Fremdgefährdung. Er ist nicht krankheitseinsichtig.

Bei beiden Patienten empfiehlt sich eine ärztliche Behandlung mit der entsprechenden Pharmakotherapie, präferenziell initial in einem stationären Rahmen. Vor allem der Patient mit bipolarer affektiver Störung muss notfallpsychiatrisch behandelt werden.

Sicht der Angehörigen

Angehörige eines unipolar depressiven Patienten können voller Sorge sein, kümmern sich u. U. liebevoll um ihn. Dies ist nach klinischen Erfahrungen bei erstmaligen Erkrankungen oder Erkrankungen nach wenigen Episoden zu beobachten. Intakte Partner- oder Familienverhältnisse finden sich oftmals vor. Bei chronisch Depressiven können Angehörige angesichts der Rückfälle resignieren, sich zurückziehen. Angesichts der vielen Anlaufstellen gibt es aber für Betroffene und Angehörige inzwischen zahlreiche Möglichkeiten, rasch kompetente Hilfe zu bekommen. Hausärzte und Psychiater spielen hier eine wichtige Rolle.

Bei bipolaren Patienten kann es im Rahmen einer depressiven Episode aus klinischer Erfahrung zu ähnlichen Verhaltensweisen kommen wie bei unipolar depressiven Patienten. Bei der manischen Episode kann das Beziehungsnetz auf die Probe gestellt werden. Wie in ▸Kap. 1.4 erwähnt, kann eine bipolare affektive Störung das soziale Netz nachhaltig stören, sodass es zu Trennung/Scheidung kommt oder das Helfer-System brennt wegen der Schwere der Erkrankung aus. Wenn Gewalttätigkeit vorhanden ist, ergeben sich u. U. auch polizeiliche Anzeigen und weitere juristische Folgen.

Kommentar: Unipolare Depressionen wirken sich unterschiedlich auf die Angehörigen aus, meist ergibt sich nicht die „Sprengwirkung“ wie bei der bipolaren affektiven Störung. Hausärztliche und psychiatrische Expertise können dazu beitragen, Belastungen der Angehörigen zu mildern. Zudem gibt es Angebote wie Selbsthilfegruppen oder auch Gruppen für Angehörige. Leider muss auch erwähnt werden, dass depressive Patienten möglicherweise mit chronischen belastenden sozialen Verhältnissen nicht zurecht kommen. Beispiele aus klinischer Erfahrung: Alkoholabhängiger Partner mit Neigung zu Gewalt, adoleszentes Kind mit psychischen Problemen, ausgeprägtes Mobbing am Arbeitsplatz usw.

Asylbewerber und Flüchtlinge kommen oft mit affektiven Zustandsbildern in die Hausarztpraxis und es lässt sich auch aufgrund kultureller Faktoren nicht immer die eindeutige ICD-10 Diagnose einer depressiven Episode vergeben. Stattdessen sind viele dieser Menschen traumatisiert, haben in ihrer Heimat Gewalt, Grausamkeiten, Not und Entbehrung an sich, nahen Angehörigen oder Anderen erlebt. Nach Literaturangaben leidet mindestens ein Viertel dieser Patienten an einer posttraumatischen Belastungsstörung (PTSD, ICD-10: F43.1) und zeigt neben den typischen Symptomen wie Flashbacks affektive Niedergeschlagenheit und eine Tendenz zu Agitation. Einer Traumatisierung kann sich eine Persönlichkeitsveränderung nach Extrembelastung (ICD-10: F60) anschließen. Es wäre angesichts der vielen medizinischen Herausforderungen in dieser Population vermessen, die zahlreichen Aspekte der hausärztlichen Betreuung von Flüchtlingen auf Depression und PTSD zu reduzieren. Jedoch halten wir es für wichtig, auf diese Patientengruppe hinzuweisen.

In diesem Zusammenhang verweisen wir auf die ICD-11, welche die komplexe posttraumatische Belastungsstörung als eigenständige Diagnose aufgenommen hat (Lotzin et al., 2019).

■ **MERKE** Unipolar Depressive erleben sich oft als innerlich unruhig und unfähig, sie fühlen sich diesem Zustand ausgeliefert. Suizidalität ist sehr häufig vorhanden und kann beispielsweise durch Schulderleben eine unheilvolle Dynamik entwickeln. Bei Flüchtlingen sind affektive Symptome vielmals nicht alleine auf eine depressive Episode zurückzuführen, sondern Ausdruck traumatischer Erfahrungen und auch einer tiefsitzenden Entwurzelung von der eigenen Kultur. Die posttraumatische Belastungsstörung ist nur eines von weiteren psychiatrischen Zustandsbildern bei dieser Patientengruppe.
Die Sichtweise von Patienten mit bipolarer affektiver Störung kann sich sehr stark von derjenigen der Angehörigen unterscheiden. Konflikte, Trennungen/Scheidungen usw. können die Konsequenz sein. Andererseits kann das Helfer-System kollabieren.

1.6 Fallschilderung 1

Eine 22-jährige Frau mit bipolarer affektiver Störung wurde zum dritten Mal in die psychiatrische Klinik eingewiesen, nachdem sie manisch dekompensiert war. Sie hatte vor zwei Wochen ihre Medikation aus Quetiapin und Lithium abgesetzt. Sie litt unter einer Gewichtszunahme von 8 kg innerhalb von zwei Monaten und führte dies auf die Medikation zurück.

Am Aufnahmetag zeigte sie ein motorisch angetriebenes Zustandsbild. Sie war gereizt und im formalen Denken fand sich eine Logorrhoe. Sie beschimpfte den Stationsarzt und die Pflegemitarbeiter, lief in erhöhtem Tempo in der Abteilung auf und ab, war kaum zu bremsen. Sie bot sich männlichen Mitpatienten an, schlug in der Folge auf eine Krankenschwester ein, welche sie um sofortige Mäßigung gebeten hatte. Die Schwester wurde an den Armen verletzt. Die Patientin wurde isoliert und war bereit, die angebotene Akutmedikation aus 10 mg Haloperidol und 2,5 mg Lorazepam, welche sich bereits zu einem früheren Zeitpunkt bei ihr bewährt hatte, per os einzunehmen.

Kommentar: Diese Patientin wies eine floride **Manie** mit akuter Selbst- und Fremdgefährdung auf. Eine notfallmäßige Intervention war bei ihr indiziert. Statt Haloperidol wird nach aktuellen Behandlungsleitlinien ein Antipsychotikum der zweiten Generation vom Typ Risperidon oder Olanzapin empfohlen. Da aber Haloperidol nach Literatur eine starke antimanische Wirkung aufweist und das Risiko von EPMS bei Akutmedikation mit Haloperidol in etwa bei 5–10 % zu veranschlagen ist, kann die Gabe dieses Antipsychotikums der ersten Generation in diesem Fall gerechtfertigt werden.

■ **SCHLAGLICHT** Im **klinischen Alltag** der Notfallpsychiatrie haben sich Antipsychotika der zweiten Generation – entgegen den Empfehlungen der Behandlungsleitlinien – gegenüber denjenigen der ersten Generation noch nicht hinreichend etablieren können.

2 Therapie der affektiven Störungen

2.1 Allgemeines

Die Ausführungen zur Therapie der affektiven Störungen werden in diesem Kapitel von der Sichtweise des Klinikers bestimmt; deshalb ergeben sich manchmal Überschneidungen mit den Ausführungen im spezifischen pharmakologischen Teil in ▸ Kap. 3 und ▸ Kap. 4.

Für Depressionen wird nach heutigem Stand des Wissens vielfach die Kombination aus Pharmakotherapie und Psychotherapie als aussichtsreichste Therapieform angesehen. Eine Reihe nichtpharmakologischer Strategien wie z. B. Schlafentzug, Lichttherapie oder repetitive transkranielle Magnetstimulation (rTMS) haben sich zusätzlich etabliert.

Für eine erfolgreiche Therapie der Depressionen sind ein paar grundsätzliche Betrachtungen angebracht, welche auch die **zentrale Stellung des Hausarztes** in der Versorgung dieser Patienten unterstreichen:

- Die erhebliche Überschneidung zwischen Depression und somatischen Erkrankungen bedingt, dass eine sorgfältige diagnostische Abklärung bei jeder neu aufgetretenen Depression erforderlich ist. Insbesondere somatische und psychiatrische Komorbiditäten sind zu erfassen und bei der Therapie zu berücksichtigen.
- Als wichtige Schaltstelle in der ambulanten Versorgung ist der Hausarzt oft die erste Fachperson, die von Patienten mit depressiven Symptomen aufgesucht wird, um Hilfe und Rat zu erhalten. Der Hausarzt hat den Vorteil, dass er aufgrund seiner Tätigkeit viele psychosoziale Umstände des einzelnen Patienten kennt, die zu Depressionen führen können oder auch schützend wirken, wie schwierige Familienverhältnisse, Verlust, depressive Erkrankungen in der Familie versus den Wert der Familie als Ressource; Arbeitsplatzprobleme bei Umstrukturierungen (z. B. neuer Vorgesetzter wenige Jahre vor der Pensionierung), Versetzungen, Beförderungen, Mobbing am Arbeitsplatz oder anderswo vs. stützende und wertschätzende Mitarbeiter/Chefs.
- In der hausärztlichen Praxis präsentieren sich Patienten mit Depression oftmals mit typischen somatischen Zusatzkonstellationen, wie ausgeprägten Lumbalgien, Schmerzsyndrom, Diabetes mellitus, Herzkreislauf- und Atemwegserkrankungen.
- Eine wichtige Gruppe von Patienten mit Depression stellen Flüchtlinge dar. Einige dieser Menschen beherrschen die deutsche Sprache nur wenig oder gar nicht. Bei gesund-

heitlichen Problemen suchen sie oftmals zuerst den Hausarzt auf. Die vielfach traumatisierten Menschen kennen u. U. die kulturellen Gegebenheiten in Europa nur unzureichend, reagieren manchmal anders auf übliche Fragen nach Symptomen und Therapie. Sicherheit versus drohende Abschiebung sind, ohne dass sie zur Sprache kommen, ständig vorhandene Sorgen dieser Patienten. Die Betreuung von Flüchtlingen kann sich für einen Hausarzt als herausfordernd gestalten, weil neben medizinischen Parametern die eigene Haltung, kulturelle Verschiedenheiten, humanitäre und juristische Aspekte den therapeutischen Prozess mitbestimmen.

- Bei Vorliegen einer somatischen Erkrankung, wie z. B. Status nach Myokardinfarkt, ist mit einer erhöhten Auftretenswahrscheinlichkeit einer Depression zu rechnen.
- Wie bei den schizophrenen Psychosen ist es für den Hausarzt wichtig, zu erkennen, welchen Schweregrad die Depression aufweist und ob sich der Patient in einem akuten Zustand befindet. Eine sofortige Intervention ist in diesem Fall notwendig.
- Weiter zu berücksichtigende Punkte sind: Die Anzahl der depressiven Episoden, die unvollständige Remission mit Restsymptomen, die familiäre Belastung, die Erfahrung des Patienten mit einer bestimmten Therapieform, seine Einsicht. Insbesondere ist das Vorhandensein einer Komorbidität aus dem Suchtbereich ein komplizierender Faktor: Ohne adäquate Behandlung z. B. eines Missbrauchs von Kokain wird auch eine regelrecht durchgeführte antidepressive Psycho- und Pharmakotherapie nicht genügen.
- Für die Pharmakotherapie gilt, dass die Entscheidung für eine bestimmte medikamentöse Therapie am besten gemeinsam getroffen werden sollte: Shared-Decision-Making. Die Erfahrungen des Patienten wie auch die des Hausarztes sind dabei wichtig.
- Antidepressiva sind nach einer Meta-Analyse mit einer sehr großen Anzahl von Studien bei Erwachsenen mit Major Depression in jedem Fall wirksamer als Placebo (Cipriani et al., 2018).
- Bei leichten Formen einer Depression sollte auf eine Pharmakotherapie verzichtet werden bzw. allenfalls ein Phytopharmakon zum Einsatz kommen. Ein sogenanntes „Watchful waiting" wird empfohlen – d. h. der Therapeut beschränkt sich auf psychotherapeutisches Vorgehen, vielleicht mit kognitiver Verhaltenstherapie, und bestellt den Patienten regelmäßig ein, um dessen Zustand einzuschätzen.

In der Therapie der unipolaren **Depression** können einzelne Phasen voneinander abgegrenzt werden:

- **Notfalltherapie** dauert meist nicht länger als ein paar Stunden (▸ Kap. 2.2.1),
- **Akuttherapie** bedeutet die Therapie für die ersten vier bis sechs Wochen (▸ Kap. 2.2.2),
- **Erhaltungstherapie** erstreckt sich über die Zeit nach der Akuttherapie, ca. vier bis neun Monate (▸ Kap. 2.2.3),
- unter **Rezidivprophylaxe** versteht man die Therapie, welche zur Verhinderung eines Rückfalls notwendig ist (▸ Kap. 2.2.4),
- **Therapieresistenz** wird festgestellt, wenn trotz verschiedener antidepressiver Pharmakotherapien über eine längere Zeitdauer keine wesentliche Symptomverbesserung eingetreten ist (▸ Kap. 2.2.5).

Die Therapie der **bipolaren affektiven Störung** wird analog in verschiedene Phasen unterteilt, nämlich Notfall- und Akuttherapie, Erhaltungstherapie und Rezidivprophylaxe. Neben diesen Phasen spielt das klinische Erscheinungsbild eine wichtige Rolle: Manie, Depression oder gemischter Zustand, d.h. depressive und manische Symptome zusammen.

> ■ **MERKE** Die Kombination aus Pharmakotherapie und Psychotherapie ist bei unipolaren Depressionen nachweislich die wirksamste Therapie. Bei bipolaren affektiven Störungen spielt die pharmakotherapeutische Behandlung eine zentrale Rolle. Psychotherapeutische Verfahren sind indes auch von Nutzen.

2.2 Therapiephasen

2.2.1 Notfalltherapie

Ungefähr 42 % aller stationären Aufnahmen in psychiatrischen Kliniken sind Notfallaufnahmen. In den allgemeinen Notaufnahmen wird davon ausgegangen, dass 15 % der Patienten psychische Störungen aufweisen. Ursachen für die Zunahme psychiatrischer Notfälle könnten in der verkürzten Aufenthaltsdauer stationärer psychiatrischer Behandlungen liegen. Aber auch die akzentuierte Alterung der Bevölkerung erhöht das Risiko von altersbedingten psychiatrischen Notfällen. Steigende Stressbelastung, Alkohol und Drogenkonsum können als weitere Risikofaktoren betrachtet werden.

In Deutschland sterben pro Jahr ungefähr 10 000 Menschen durch einen Suizid und ca. 45 % davon konsultieren vorher einen Hausarzt. Suizidversuche sind ungefähr 10-mal so häufig wie vollendete Suizide, wobei Suizidversuche mehr durch Frauen, vollendete Suizide in etwa doppelt so häufig durch Männer ausgeführt werden. Männer tendieren dazu, gewalttätige Suizidmethoden (Erhängen, Erschießen) zu wählen.

Der Hausarzt nimmt bei psychiatrischen Notfällen eine zentrale Rolle ein. Dadurch, dass er oftmals Patienten über einen längeren Zeitraum behandelt, vielleicht dazu noch andere Familienangehörige, und die Patienten oft Vertrauen in die Expertise des Hausarztes haben, ist es naheliegend, dass sie sich bei psychischen Notfällen oder suizidalen Krisen an ihn wenden. Die Tabuisierung des Themas „Suizid" stellt ein Hindernis dar, welches vielleicht beim Hausarzt am ehesten überwunden werden kann.

In diesem Kapitel, aber auch im Kapitel Therapie der Schizophrenien (▸ Kap. 6), werden Diagnostik, Differenzialdiagnostik, Sofortmaßnahmen und Psychopharmakologie einzelner psychiatrischer Notfälle beschrieben. Die Schnittstelle zwischen Hausarzt/Notarzt und dem Facharzt für Psychiatrie bzw. der psychiatrischen Klinik gilt es hier zu beachten. Wie in anderen Bereichen der Psychopharmakologie kann die Grenze zwischen hausärztlicher Expertise und den weiterführenden Stellen nicht exakt gezogen werden. Aus diesem Grund sind die Sofortmaßnahmen und therapeutischen Schritte recht detailliert und praxisorientiert beschrieben, was dazu beitragen soll, sie in angepasstem Umfang anwenden zu können.

Psychiatrische Notfalltherapie der Depression

Beim Patienten mit unipolarer Depression unterscheiden wir folgende psychiatrische Notfälle:

- akute Suizidalität,
- Stupor,
- Serotonin-Syndrom,
- Absetz-Syndrom.

Akute Suizidalität

Akute Suizidalität kann in jeder Phase einer depressiven Erkrankung auftreten. Man nimmt heute an, dass 70 % aller Suizide in Deutschland auf depressive Erkrankungen zurückgehen (S3-Behandlungsleitlinie Depression der DGPPN). Mit anderen Worten: Akute Suizidalität tritt bei Depressiven leider häufig auf und stellt einen Notfall dar, siehe Faktenblatt ①. Der Hausarzt ist eine der ersten fachlichen Anlaufstellen für suizidale Patienten. Seine diesbezügliche Relevanz kann nicht überschätzt werden.

Praxisbeispiel einer akuten Suizidalität

Ein 48-jähriger Mitarbeiter der Stadtwerke und seine Ehefrau kommen aufgrund einer Krise in die Praxis zur Sprechstunde. Der Hausarzt behandelt den Patienten seit fünf Jahren wegen essenzieller Hypertonie, einem Lichen Ruber Planus und rezidivierenden mittelgradigen depressiven Episoden. Der Patient nimmt gegenwärtig p. o. 50 mg Metoprolol, 50 mg Sertralin und 40 mg Pantoprazol ein, dazu für den Lichen Ruber verschiedene, teilweise steroidhaltige Salben. Die Ehefrau des Patienten sprach vor zwei Wochen von Trennung, die beiden gemeinsamen Kinder sind 20 und 22 Jahre alt. Der Patient habe am gleichen Tag auf einer hohen und ungesicherten Brücke gestanden, in der festen Absicht, sich hinunter zu stürzen. In letzter Sekunde habe er aber abgebrochen und sei zu sich nach Hause gefahren. Unter Tränen habe er mit seiner bereits weggezogenen Frau telefoniert und von seinem Vorhaben berichtet. Er sei einverstanden gewesen, mit ihr zum langjährigen Hausarzt zu gehen.

Dort berichtet der Patient, eine große Dummheit begangen zu haben. Das sei jetzt aber vorüber. Wortwörtlich: „Alles nicht so schlimm, es geht schon wieder." Die besorgte Ehefrau schildert dagegen massive Selbsttötungsabsichten des Patienten, welche er mehrere Male kundgetan habe. Er habe die Absicht geäußert, sich zu erhängen, vor den Zug zu laufen oder von einer Brücke zu springen. Dies sei nicht nur seit der Trennung so, sondern dauere bereits zwei Monate lang an. Die bestehenden depressiven Stimmungsschwankungen seien durch erhöhten Alkoholkonsum von stellenweise bis zu einer Flasche Wein pro Abend verstärkt worden, hinzugekommen sei Impulsivität.

Fragen und Antworten zum diagnostischen und therapeutischen Vorgehen siehe Faktenblatt ①.

Klinisches Vorgehen: Auf genaueres Befragen berichtet der Patient von Hoffnungslosigkeit und massiven Selbstvorwürfen, wiederkehrenden Suizidideen und Handlungsdruck; er wird dabei zunehmend motorisch unruhig. Der Hausarzt verabreicht p. o. 2,5 mg Lorazepam als Schmelztablette und entschließt sich zur notfallmäßigen Einweisung in eine stationäre akutpsychiatrische Klinik auf freiwilliger Basis, da der Patient mit diesem Vorgehen einverstanden ist.

Kommentar: Dieser Patient wies akute Suizidalität mit Handlungsdruck auf. Mit der Ehegattin konnte eine genauere Abschätzung des Suizidrisikos vorgenommen werden. Als

Risikofaktoren kamen die Depression, der eben erst stattgefundene Suizidversuch, die Trennungssituation und der Alkoholmissbrauch in Frage. Die Gabe von Lorazepam und die notfallmäßige Einweisung in eine stationäre akutpsychiatrische Klinik waren indiziert. Nicht vorhanden war eine geringgradigere Ausprägung der Suizidalität, welche andere Maßnahmen erlaubt hätte (bei passiven Sterbewünschen z. B. zeitnahe Überweisung an den Facharzt für Psychiatrie und Psychotherapie oder zeitnahes Wiedereinbestellen des Patienten unter der Bedingung, dass er zu Hause im Kreis der Familie ist und verordnete Medikamente einnimmt). Alternativ hätte man statt oder zusätzlich zum Lorazepam 25–50 mg Quetiapin verabreichen können – die stimmungsaufhellende und beruhigende Wirkung dieses Antipsychotikums bewährt sich, nach klinischer Erfahrung, bei derartigen suizidalen Krisen. Patienten mit deutlich ausgeprägten Schuldideen oder psychotischen Symptomen profitieren von einer Akutgabe von Quetiapin (▸ Kap. 4.10). Beachte UAW von Quetiapin (▸ Kap. 7.5).

Esketamin-Nasenspray kann bei behandlungsresistenter Depression eine Option sein und es gibt erste empirische Hinweise darauf, dass diese Substanz günstig auf Suizidgedanken wirkt. Für eine abschließende Bewertung des Nutzens von Esketamin-Nasenspray als Akut-Intervention bei Suizidalität (d. h. Suizidgedanken und -handlungen) ist es jedoch noch zu früh. Probleme könnte die kurze Halbwertszeit von etwas mehr als eineinhalb Stunden bereiten, weil damit die Gefahr eines Rückfalls in potenziell kurzer Zeit besteht. Zudem sollte die Substanz nicht bei Patienten mit kardiovaskulären (insbesondere arterielle Hypertonie) und zerebrovaskulären Erkrankungen sowie Suchtleiden verabreicht werden (▸ Kap. 2.4).

■ **MERKE** Akute Suizidalität im Rahmen affektiver Störungen ist ein lebensbedrohlicher Zustand, der angesprochen und mit dezidierten Sofortmaßnahmen unverzüglich behandelt werden muss. Psychopharmakologisch erlangte Quetiapin wegen seiner stimmungsstabilisierenden und beruhigenden Wirkung eine Sonderstellung in der Therapie der akuten Depression/Suizidalität.

Affektiver Stupor

Ein affektiver Stupor stellt eine massive psychomotorische Hemmung im Rahmen einer schweren depressiven Episode mit psychotischen Symptomen nach ICD-10 (F32.3) dar. Es handelt sich um eine besondere Schwere der Erkrankung. Starrer Affekt, ausgeprägte Hemmung und Suizidalität sind die hauptsächlichen klinischen Symptome des affektiven Stupors, also die typische Trias: **Akinese, Mutismus** und **Negativismus.** Es handelt sich um einen Notfall. Nähere Details siehe Faktenblatt ⑦.

■ **MERKE** Ein stuporöses Zustandsbild kann unter anderem auf eine affektive Störung zurückzuführen sein. Zu beachten sind psychiatrische und somatische Differenzialdiagnosen. Die notfallmäßige Einweisung in eine somatische Klinik ist angezeigt. Nur bei gesicherter Diagnose einer depressiven (oder schizophrenen) Genese soll die Einweisung in eine psychiatrische Klinik vorgenommen werden.

Faktenblatt ①

Diagnostisches/therapeutisches Vorgehen bei akuter Suizidalität

Assessment

- **Aktuelle Anamnese:** Ort/Umstände des Suizidversuchs, kürzlicher Suizidversuch, Ankündigung eines Suizids, Abschiedsbrief, Vorbereitungshandlungen für einen Suizid, Fremdgefährdung in der Anamnese (Selbst- und Fremdgefährdung „nahe" beieinander).
- **Psychopathologischer Befund:** Depressive Verstimmung, ängstlich-agitiert, Gedankeneinengung, depressiver Wahn, Auswegs-/Hoffnungslosigkeit, keine Zukunftsvorstellungen, massives Scham-/Schulderleben, Überforderungsgefühle, sich aufdrängende Suizidgedanken, gewalttätige Selbsttötungsfantasien (Erhängen, Erschießen usw.), konkrete Suizidpläne, Phantasien eines erweiterten Suizids.

Risikogruppen

- Psychische Erkrankungen, aktuell oder in der Anamnese: Depression, Schizophrenie, Suchtleiden, Essstörungen, Persönlichkeitsstörungen,
- männliches Geschlecht, Menschen im höheren Alter,
- anamnestische Suizidversuche, schwerwiegende/intensivpflichtige Selbstverletzungen, Suizide in der Familie/Peer Group,
- schwere körperliche Erkrankung,
- Krisen: Partnerkonflikt, Familienprobleme, Verlust, Schul-/Berufsprobleme, soziale Isolation, finanzielle Probleme.

Grundsätzliches Vorgehen

Initialer Beziehungsaufbau zentral! → Ruhiges, wertneutrales und empathisches Gespräch, sich Raum und Zeit nehmen → direktes Ansprechen der suizidalen Gedanken→ die suizidalen Gedanken unbedingt ernst nehmen→ Ausprägung dieser Gedanken/Handlungsentwürfe → Fremdanamnese→ beruhigende Versicherung, dass Hilfe möglich ist → Ressourcen des Patienten ansprechen → Vermitteln von Hoffnung, Hilfe und Chancen auf Veränderung → bei unklarem Befund (Bagatellisierung des Patienten vs. ernsthafte Sorgen der Angehörigen oder „Ruhe vor dem Sturm") → akute Suizidalität.

Beurteilung der Suizidalität

- Grundsatzfrage: besteht akute Suizidalität?
- Bestehen Handlungsdruck, Risikofaktoren, Hoffnungslosigkeit/weitere Symptome?

Wenn auch nur eine Frage mit „ja" oder mit „vielleicht/unklar" beantwortet wird, muss von akuter Suizidalität ausgegangen werden.

Sofortmaßnahmen, Psychopharmakotherapie

- Bei akuter Suizidalität mit Handlungsdruck: Lorazepam 1–2,5 mg p. o. oder i. v. Alternativ zusätzlich oder als Monotherapie Quetiapin 25–50 mg p. o., v. a. bei deutlichen Schuldideen, psychotischen Symptomen,
- Versorgung von Verletzungen (Schnittwunden),
- die Sicherheit des Patienten hat oberste Priorität. Bei vorhandener akuter Suizidalität erfolgt die notfallmäßige Einweisung in eine Klinik mit kontinuierlicher Überwachungsmöglichkeit, u. U. Zwangseinweisung.

Serotonin-Syndrom

Beim Serotonin-Syndrom (auch zentrales Serotonin-Syndrom) handelt es sich um einen toxischen Zustand, der durch eine exzessive serotonerge Aktivität im Nervensystem entsteht. Ursächlich kommen u.a. Substanzen in Frage, die Serotonin erhöhen: Z.B. SSRI, SNRI, trizyklische Antidepressiva, MAO-Hemmer, Lithium, Johanniskraut, Tramadol, illegale Substanzen wie Kokain und Amphetamine. Aber auch iatrogene Faktoren: Schnelles Auf- und Abdosieren von serotonergen Substanzen, Kombination von MAO-Hemmern und SSRI/SNRI (**kontraindiziert**, **potenziell letal**), Tramadol und SSRI/SNRI, Kombination von mehreren proserotonergen Substanzen (◘ Tab. 3.16).

Das Faktenblatt ② gibt einen Überblick über Ursachen und klinisches Management dieses potenziell letalen Zustandsbildes.

▪ **MERKE** Das Serotonin-Syndrom manifestiert sich v.a. mit neuromuskulären Symptomen, initial treten häufig Unruhe, Agitiertheit und Schlafstörungen auf. Es gibt einen engen zeitlichen Zusammenhang mit der Einnahme proserotonerger Substanzen. Meist genügt ein Absetzen der Medikation.

Absetzsyndrom

Das abrupte oder zu schnelle Absetzen eines Antidepressivums kann zu verschiedenen pharmakologisch erklärbaren Symptomen führen. Das sog. Absetzsyndrom ist dabei ein häufiges klinisches Phänomen, weil Antidepressiva zu den am meisten verschriebenen Medikamenten gehören. Fast 1,5 Milliarden Tagesdosen wurden 2017 in Deutschland verordnet. Viele Patienten setzen diese Substanzen ab, ohne ihren Arzt zu informieren.

Das Absetzsyndrom kann sich in unterschiedlicher Intensität, meist mild, manifestieren. Die Symptome betreffen verschiedene Organsysteme, eine detaillierte Beschreibung findet sich in Henssler et al., 2019.

In schweren Fällen wurde v.a. von Schlafstörungen, Nervosität, Ängstlichkeit und von extrapyramidalmotorischen Symptomen (Akathisie und Parkinsonismus) berichtet; aber auch von dem Gefühl, Stromschläge zu erleiden. ◘ Tab. 2.1 listet substanzbezogen das Risiko für das Absetzsyndrom auf.

Empfohlen wird, nach einer mehrwöchigen Gabe von Antidepressiva, ein Ausschleichen über mehr als vier Wochen, außer bei Agomelatin und Fluoxetin. Zudem sollten die Patienten über das Absetzsyndrom aufgeklärt werden. Somit ist die Prävention sicherlich die wichtigste therapeutische Strategie. Allenfalls kann eine symptomatische Therapie mit Tranquilizer erfolgen, manchmal muss das Antidepressivum wieder angesetzt und dann wieder langsam abgesetzt werden.

▪ **MERKE** Das Absetzsyndrom bei Antidepressiva tritt mit einem milden Verlauf vermutlich recht häufig auf. Bei schweren Fällen sollte symptomatisch therapiert, das Antidepressivum gegebenenfalls wieder angesetzt und dann langsam ausgeschlichen werden.

Faktenblatt ②

Diagnostisches/therapeutisches Vorgehen beim Serotonin-Syndrom

Assessment

- **Aktuelle Anamnese:** Einnahme von serotonergen Substanzen (SSRI, SNRI, trizyklische Antidepressiva usw.), rasches Auf- und Abdosieren dieser Substanzen.
- **Psychopathologischer Befund:** psychomotorische Unruhe, Erregungszustand, delirante Symptome.
- **Körperstatus:** Fieber, neuromuskuläre Symptome (Hyperreflexie, Hyperrigidität, Myoklonus, Tremor), u. U. arterielle Hypertonie.

Risikogruppen

- Patienten mit proserotonergen Substanzen als Mono- oder Kombinationstherapie (◘ Tab. 3.16),
- Patienten mit MAO-Hemmern und Diätfehlern (z. B. Einnahme von Salami) oder zusätzliche Einnahme proserotonerger Medikamente (absolut kontraindiziert, hohe Letalität!).

Differenzialdiagnosen

Malignes neuroleptisches Syndrom, Delirium, Erregungszustand anderer Ätiologie, dystones Syndrom, Hitzschlag, Tetanus, Rabies, non-konvulsiver Status epilepticus, Intoxikationen (z. B. Kokain, Metamphetamin, Strychnin, u. v. m.).

Komplikationen

- Epileptische Anfälle, Herzrhythmusstörungen,
- Rhabdomyolyse, Niereninsuffizienz und -versagen, Verbrauchskoagulopathie, Ateminsuffizienz, Koma, Exitus Letalis.

Grundsätzliches Vorgehen

Anamnese, psychopathologischer und somatischer Befund, Temperatur, RR, SpO_2, EKG, i. v. Zugang, Kreatinkinase.

Sofortmaßnahmen, Psychopharmakotherapie

- Sofortiges Absetzen aller proserotonerger Substanzen,
- Lorazepam 1–2,5 mg p. o. oder 0,5–1 mg i. v., bei Bedarf wiederholen,
- Kreislaufüberwachung,
- bei Kreislaufdekompensation sofortige Verlegung in die Somatik mit intensivmedizinischer Behandlung (Therapie mit Cyproheptadin, Kühlung, Volumensubstitution).

Psychiatrische Notfalltherapie der bipolaren affektiven Störung

Beim Patienten mit einer bipolaren affektiven Störung unterscheiden wir, teilweise überschneidend zur unipolaren Depression, folgende psychiatrische Notfälle:

- akute Suizidalität,
- akuter Erregungszustand,
- Lithium-Intoxikation.

Tab. 2.1 Risiko eines Absetzsyndroms bei Antidepressiva, mod. nach Henssler et al., 2019

Risiko (Absetzsyndrom)	Antidepressiva
Kein	Agomelatin, Fluoxetin
Niedrig	Milnacipran
Mittelmäßig	Citalopram, Escitalopram, Sertralin, Duloxetin, Vortioxetin
Hoch	Paroxetin, trizyklische Antidepressiva, Venlafaxin
Sehr hoch	Tranylcypromin
Unklar	Bupropion, Mirtazapin

Akute Suizidalität

Siehe Faktenblatt ①.

Akuter Erregungszustand

Bei etwa 15–25 % aller psychiatrischen Notfälle sind psychomotorische Erregungszustände ursächlich beteiligt. Die oberste Priorität besteht in der Sicherheit des Helfers (siehe Faktenblatt ③). Dazu sollte alles vermieden werden, was die Agitation des Patienten steigern könnte. Eigene emotionale Reaktionen sollten kontrolliert und für den Patienten sensible Themen möglichst umgangen werden.

Praxisbeispiel eines akuten Erregungszustandes bei Manie

Der Hausarzt wird zu einem 34-jährigen Patienten mit bekannter bipolarer affektiver Störung gerufen. Er habe zuhause randaliert und schreie nun, völlig nackt, auf der Straße vor seinem Haus herum. Die Polizei ist inzwischen eingeschritten und hat den Mann zurück ins Haus gebracht, wo alle auf den Arzt warten. Die Dramatik der Situation ist allen Anwesenden ins Gesicht geschrieben.

Der Patient, mit einer Wolldecke behelfsmäßig zugedeckt und durch zwei Polizisten gehalten, reagiert mit einem lauten Wortschwall auf die Begrüßung durch den Hausarzt, bezeichnet ihn als Komplizen der Polizei. Er wird rasch ausfällig, bedrohlich und will zuschlagen. Die Medikamente habe er zuvor abgesetzt, er nehme nie wieder dieses Dreckszeug ein. Psychopathologisch imponieren eine massive Antriebssteigerung, formale Denkstörungen, affektiv ist der Patient nicht mehr erreichbar und manisch gereizt. Es besteht akute Fremdgefährdung. Eine Körperuntersuchung konnte nicht durchgeführt werden. Nach aktuellem Kenntnisstand gibt es keine Hinweise auf akut behandlungsbedürftige körperliche Erkrankungen.

Klinisches Vorgehen: Der Hausarzt konnte den Patienten nicht von einer p. o. Medikation überzeugen. Bei Gefahr im Verzug wurden 4 mg Lorazepam i. v. injiziert. Der Patient wurde gegen seinen Willen mit Krankenwagen und Polizei auf eine Akutstation der zuständigen psychiatrischen Klinik eingewiesen.

Kommentar: Dieser Patient wies einen akuten manischen Erregungszustand bei bipolarer affektiver Störung nach Absetzen der stimmungsstabilisierenden Medikation auf. Es bestand akute Fremdgefährdung; deshalb war erstens die Notfallmedikation mit Lorazepam (gegen den Willen des Patienten) und zweitens die sofortige Verlegung in eine Akutpsychiatrie indiziert.

Das Faktenblatt ③ fasst die wesentlichen diagnostischen und therapeutischen Schritte beim manischen Erregungszustand zusammen.

■ **MERKE** Der Erregungszustand bei dekompensierter Manie stellt eine Notfallsituation dar, welche die sofortige Einweisung in eine psychiatrische Klinik mit Akutstationen notwendig macht. Psychopharmakologisch sind Tranquilizer vom Typ Lorazepam und Antipsychotika wirksam.

Lithium-Intoxikation

Bei Patienten mit Lithium-Therapie ist der enge Dosisbereich und damit das Risiko der Überdosierung zu beachten. Todesfälle unter Lithium-Überdosierung sind offenbar sehr selten. Typische Symptome bei Lithium-Intoxikation sind: Ataxie, Schwindel, grobschlägiger Tremor, Dysarthrie, Übelkeit und Erbrechen, Diarrhoe, Nierenschädigung, Rigor, Hyperreflexie, Krampfanfälle, Bewusstseinstrübung, Koma, Exitus Letalis.

Psychopharmakologisch werden das Absetzen von Lithium, die sofortige Lithium-Serumspiegelkontrolle und die Überwachung im Akutkrankenhaus empfohlen. Prinzipiell richtet sich das weitere Vorgehen nach dem Schweregrad des klinischen Zustandsbildes.

Eine Hospitalisation (und Hämodialyse) ist nach Empfehlungen von Petzold et al. (2018) in folgenden Situationen indiziert: Jeder Patient mit einem Lithium-Spiegel von >4 mmol/l; bei >2,5 mmol/l und schwerer Intoxikationssymptomatik, Niereninsuffizienz oder Kontraindikation für forcierte Hydratation (Faktenblatt ⑤) und aufgrund einer Einzelfallentscheidung bei <2,5 mmol/l und mittel- bis schwergradiger Intoxikation (◘ Tab. 4.4 (Stadien der Lithium-Intoxikation) und ▸ Kap. 4.9 (Fallschilderung 5)).

■ **MERKE** Bei Intoxikation mit Lithium muss die Substanz sofort abgesetzt und eine Spiegelbestimmung vorgenommen werden. Das weitere klinische Vorgehen richtet sich nach dem Schweregrad der Symptomatik.

2.2.2 Akuttherapie

Akuttherapie der unipolaren Depression

In der **Akutphase einer Depression** sollten neben der Erfassung der Symptome und des Leidensdrucks auch psychiatrische und somatische Komorbiditäten des Patienten beachtet werden. Nach der WFSBP Behandlungsleitlinie (Bauer et al, 2013) kommen zahlreiche psychiatrische und somatische Komorbiditäten in Frage (◘ Tab. 1.3 bis ◘ Tab. 1.5).

Faktenblatt ③

Diagnostisches bzw. therapeutisches Vorgehen beim Erregungszustand im Rahmen einer akuten Manie

Assessment

- **Aktuelle Anamnese:** Absetzen der stimmungsstabilisierenden Medikation, positive Substanzanamnese, Medikamentenanamnese (Switch durch ein Antidepressivum, Manie durch z. B. Antibiotikum).
- **Psychopathologischer Befund:** Steigerung des Antriebs und der Psychomotorik, erhöhter Redefluss, laute, gereizte und u. U. beleidigende Sprache, Größenideen, Distanzlosigkeit, affektive Enthemmung, Reizbarkeit, Kontrollverlust, akute Selbst- und Fremdgefährdung, erhöhte Gewaltbereitschaft.
- **Körperstatus:** aus Sicherheitsgründen zu vermeiden, außer bei vitaler Indikation.

Risikogruppen

- Patienten mit bipolarer Störung bei Absetzen der Medikation,
- Substanzintoxikation.

Differenzialdiagnosen

Schizophrenie, Psychosen anderer Genese, Delirium, Demenz, Angst/Panik, Persönlichkeitsstörungen, Drogen- und Alkoholintoxikation, somatische Erkrankungen, UAW Medikamente, Kombination von Ursachen usw.

Komplikationen

Selbst- und Fremdgefährdung, Gefahr im Verzug, Krankheitsuneinsichtigkeit, Verletzung Dritter.

Grundsätzliches Vorgehen

- Auf persönliche Sicherheit achten: Fluchtmöglichkeit? Kann Hilfe gerufen werden? Gefährliche Gegenstände in der Nähe des Patienten? Allein vs. Unterstützung durch Polizei vor Ort?
- sicherer Abstand, Hände in der Nähe des eigenen Gesichts zur Abwehr eines Hiebes des Patienten,
- kein „Kampf ums letzte Wort." Kurzes Gespräch, deutlich artikulierte Sprache.

Sofortmaßnahmen, Psychopharmakotherapie

- Notfallmäßige Einweisung in eine psychiatrische Klinik, wenn nötig mit Unterstützung der Polizei und gegen den Willen des Patienten,
- bei gesicherter Diagnose Notfallmedikation:
  - p. o.: Lorazepam, 1–2 mg/max. 5 mg/d,
  - p. o.: Haloperidol, 5–10 mg/max. 20 mg/d, evtl. Kombination mit Lorazepam 1–2 mg,
  - p. o.: Olanzapin, 5–10 mg/max. 20 mg/d, evtl. Kombination mit Lorazepam 1–2 mg,
  - i. m.: Haloperidol, 10 mg/max. 20 mg/d, evtl. Kombination mit i. v. Lorazepam 2–4 mg,
  - i. v.: Lorazepam 2–4 mg,
  - i. v.: Diazepam 10 mg.

Tab. 2.2 Mögliche Entscheidungskriterien des Arztes für ein bestimmtes Antidepressivum

Wirkung	Unerwünschte Arzneimittelwirkung
■ Sedierend, ■ antriebssteigernd, ■ zuverlässig stimmungsaufhellend, ■ wirkt auf Depression und Angststörung, ■ einfache Eindosierung, ■ geringes Switch-Risiko (Depression → Manie), ■ kann gut kombiniert werden, ■ mehrere Darreichungsformen, ■ hat sich in früheren Krankheitsphasen des Patienten bewährt, ■ Erfahrung des Arztes/Patienten	■ Sicher bei Überdosierung, ■ meist geringfügige UAW, ■ keine schwerwiegenden UAW, ■ keine mittel- und langfristigen UAW auf den Metabolismus, ■ keine/geringe teratogene Wirkung, ■ Interaktionspotenzial abschätzbar, bekannt

MERKE Die Pharmakotherapie einer somatischen Erkrankung – wie z. B. Immunologika oder Antibiotika – kann affektive Störungen auslösen. Fortwährender Stress oder eine ungenügend behandelte somatische Erkrankung müssen berücksichtigt werden.

2

Bei mindestens mittelschwerer Depression wird ein Antidepressivum angewendet, welches beim Zustandsbild des Patienten voraussichtlich das günstigste Wirkungs-/Nebenwirkungsprofil aufweist. Der Kliniker wird sich, wie bei jeder psychiatrischen Störung, zuerst einen Eindruck verschaffen, ob **akute Gefährdungsaspekte** vorliegen.

Im Sinne des gemeinsamen Entscheidens oder Shared-Decision-Making ist es ratsam, zusammen mit dem Patienten die Wahl eines Antidepressivums vorzunehmen. Entscheidungskriterien sind in Tab. 2.2 zusammengefasst. Die Studienlage zur Wirkstärke ist uneinheitlich – man kann nach heutigem Wissensstand davon ausgehen, dass die Antidepressiva etwa gleich wirksam sind.

In erster Linie kommen heute Antidepressiva zum Zug, welche entweder reversible Serotonin- bzw. Serotonin- und Noradrenalin-Wiederaufnahmehemmer sind (SSRI bzw. SNRI). Alternativ werden auch Substanzen eingesetzt, die einen Einfluss auf Melatonin haben oder einen kombinierten Effekt aufweisen (▸ Kap. 3).

Bei etwa einem Drittel bis zur Hälfte der Patienten ist unter der initialen Therapie mit einem Antidepressivum klinisch keine eindeutige Verbesserung der depressiven Symptomatik zu erwarten, je nach Studien und Behandlungszeitraum. Man spricht von Non-Response (▸ Kap. 2.2.5).

Die wesentlichen psychopharmakologischen Strategien bei Vorliegen einer **Non-Response** sind wie folgt:

- **Erhöhung der Dosis** – bei ansprechender Verträglichkeit kann die Dosis eines Antidepressivums erhöht werden. Das klinische Zustandsbild ist zu überwachen, ergänzend sind Plasmaspiegelkontrollen sinnvoll.
- **Augmentieren** mit einem Pharmakon einer anderen Substanzklasse – die Kombination mit einem Antipsychotikum der zweiten Generation oder mit Lithium (bei vorhandener Adhärenz) hat sich klinisch bewährt. Achtung: Interaktionen und UAW auf das Herz-Kreislaufsystem beachten und kontrollieren.

- **Kombinieren** mit einem anderen Antidepressivum – bei klinischer Erfahrung können zwei Antidepressiva kombiniert werden. Achtung: Gefahr eines Serotonin-Syndroms.
- **Wechsel** des Antidepressivums, gleiche oder andere pharmakologische Klasse – wichtig: Langsames Aus- und Eindosieren, am besten über Wochen mit engmaschiger klinischer Supervision. Sollte ein MAO-Hemmer abgesetzt worden sein, muss zusätzlich eine mindestens 14-tägige Latenz eingehalten werden, bis ein anderes Antidepressivum mit serotonergem Wirkmechanismus eingesetzt werden kann. Bei Fluoxetin beträgt diese Latenzzeit fünf Wochen (▸ Kap. 2.3).

Spezielle Patientenpopulationen und Situationen

Bei **Kindern und Jugendlichen** ist bei akuten depressiven Zuständen mit der Gabe von Antidepressiva tendenziell Zurückhaltung angezeigt (▸ Kap. 3.5.9). Die Studienlage ist uneinheitlich und wird kontrovers diskutiert. Fluoxetin hat sich am ehesten bei dieser Altersgruppe bewährt und besitzt hierfür auch die Zulassung. Als Kliniker sollte man bei Jugendlichen/jungen Erwachsenen sorgfältig abwägen und im Zweifelsfall ein gemeinsames Vorgehen mit den Kinder- und Jugendpsychiatern erarbeiten. Bei Kindern/Jugendlichen muss bei einer medikamentösen Therapie das Einverständnis der Erziehungsberechtigten eingeholt werden.

Für **Menschen im höheren Alter** mit akuten depressiven Störungen gelten im Prinzip die gleichen Vorgaben wie bei Erwachsenen. Es gibt allerdings einige typische Aspekte zu beachten, die im klinischen Alltag eine Rolle spielen können:

- Die Anzahl der somatischen Komorbiditäten, vor allem Herz-Kreislauferkrankungen, ist höher als bei Erwachsenen jüngeren Alters. Das bedeutet, dass konsequente EKG-Untersuchungen notwendig sind, auch mit einem besonderen Augenmerk auf die Repolarisationszeiten (QTc-Intervall).
- Die Pharmakotherapie sollte in der Tendenz niedrigdosiert beginnen, und langsam unter klinischer Supervision bis zu einer wirksamen Dosis titriert werden.
- Antidepressiva mit stark anticholinerger Wirkung sollten zurückhaltend eingesetzt werden. Bei SSRI und SNRI auf Hyponatriämie achten (▸ Kap. 3.5.8).
- Kombinationstherapien sollten sorgfältig bezüglich Wirkungen und UAW abgewogen werden. Zum Beispiel kann die Hinzugabe eines Benzodiazepins zu einem Antidepressivum zu einer paradoxen Reaktion führen, Agitation und Verwirrung sind die Folgen. Siehe auch die sog. PRISCUS Liste (Internet: PRISCUS.NET).

Schwangere und stillende Frauen/postpartale Depression: siehe ▸ Kap. 3.7.

Akuttherapie der bipolaren affektiven Störung

Die Behandlungsleitlinien empfehlen für die Akuttherapie (die nicht mit der Notfalltherapie zu verwechseln ist) der bipolaren affektiven Störung fast durchweg die Gabe von Lithium, obwohl der Wirkungseintritt (zu) langsam ist. Dazu kommen atypische Antipsychotika oder Stimmungsstabilisierer vom Typ Valproat (Cave: Valproat ist teratogen, nur in streng geregelten Ausnahmefällen bei Frauen in gebärfähigem Alter!). Weniger in erster als eher in zweiter Linie werden Kombinationstherapien empfohlen, z. B. Lithium augmentiert mit Quetiapin. In der klinischen Realität wird es nach der Rückbildung der akuten manischen Symptome darum gehen, zusammen mit dem Patienten, den Angehörigen, dem Hausarzt und dem Psychiater eine längerfristige medikamentöse Therapie auszuwählen und anzusetzen. Selbstredend ist eine erfolgversprechende Therapie nicht auf die Abgabe eines oder mehrerer Medikamente beschränkt, sondern sollte in einen therapeutischen Rahmen gesetzt werden mit sozialen Aspekten, Psychotherapie und der Berücksichtigung somatischer Komorbiditäten.

Spezialfall Lithium: Nach unserer Einschätzung wird eine Lithium-Therapie meist in der psychiatrischen Klinik oder beim Facharzt für Psychiatrie und Psychotherapie begonnen und eingestellt. Uns sind aber auch Fälle bekannt, bei welchen die Lithium-Therapie primär durch den Hausarzt gemanagt wurde. Deshalb erfolgt hier eine etwas ausführlichere Darstellung zur Lithium-Therapie.

Vor einer möglichen Einstellung des Patienten auf Lithium sind zuerst einige Variablen zu klären, damit eine Therapie möglichst erfolgreich ist. Grundsätzlich sollte die Einstellung auf Lithium in einer interdisziplinären Zusammenarbeit zwischen dem Facharzt für Psychiatrie und Psychotherapie und dem Facharzt für Allgemeinmedizin oder Innere Medizin erfolgen. Die eindeutig stimmungsstabilisierenden und antisuizidalen Eigenschaften einer Lithium-Therapie müssen den Voraussetzungen und Nebenwirkungen einer derartigen Behandlung gegenübergestellt werden. Insbesondere die ausreichende Adhärenz ist eine wichtige Bedingung. Da bipolare affektive Störungen zu mehr als 50 % komorbide Persönlichkeitsstörungen, Substanzstörungen und weitere Störungen mit komplexer Adhärenz aufweisen, sind bei diesen Patienten Zurückhaltung und eine sorgfältige Evaluation der Adhärenz empfehlenswert. Das Risiko eines chronischen Nierenleidens bei Lithium-Therapie mit u. U. Dialyse-Pflicht ist im Vergleich zur Normalbevölkerung um das Zwei- bis Dreifache erhöht.

Die Faktenblätter ④ und ⑤ fassen wesentliche Eckpunkte der Lithium-Therapie, auch aus klinischer Erfahrung, zusammen. In ▸ Kap. 4 finden sich Angaben zu Lithium-Präparaten (◘ Tab. 4.1), Lithium-Intoxikation (◘ Tab. 4.4), UAW (▸ Kap. 4.5.1) und Interaktionen (◘ Tab. 4.5). Hinweise zu Lithium-Intoxikationen finden sich auch in Kapitel 2.2.1.

> ■ **MERKE** Die Neueinstellung auf Lithium kann den Verlauf einer bipolaren affektiven Erkrankung oder einer depressiven Störung deutlich stabilisieren, bedarf allerdings recht umfangreicher Abklärungen. Eine interdisziplinäre Zusammenarbeit zwischen dem Facharzt für Psychiatrie und Psychotherapie und dem Facharzt für Allgemeinmedizin oder Innere Medizin, und u. U. im Verlauf mit einem Facharzt für Nephrologie, wird empfohlen.

Die **„bipolare Depression"** sollte nach aktueller Studienlage anders therapiert werden als die unipolare Depression. Neben der depressiven Symptomatik sollte das klinische Augenmerk auf die Verhinderung eines Suizids gerichtet werden. Das Antipsychotikum der zweiten Generation Quetiapin hat eine herausgehobene Stellung und wird in mehreren Behandlungsleitlinien im ersten Rang empfohlen. Der Nutzen von Antidepressiva wird kontrovers diskutiert, die Wirkung bei der bipolaren Depression ist nicht sicher nachgewiesen. Wenn ein Antidepressivum verabreicht wird, sollte dieses nach Remission der depressiven Symptomatik abgesetzt werden. Der Stimmungsstabilisierer Lamotrigin wird in den Behandlungsleitlinien ebenfalls priorisiert. Hinzu kommen Lithium und Antipsychotika der zweiten Generation, in Mono- oder in Kombinationstherapie. Das

Risiko eines sogenannten **„Switch-Phänomens"** als Folge einer medikamentösen antidepressiven Therapie, also die klinische feststellbare Änderung von einem depressiven in einen manischen Zustand, wird unterschiedlich beurteilt. Nach Literatur ist dies bei trizyklischen Antidepressiva und SNRIs vom Typ Venlafaxin gegenüber anderen Antidepressiva erhöht.

Faktenblatt ④

Lithium: Indikation, Kontraindikation und Abklärungen

Indikation

Rezidivprophylaxe bei bipolar affektiven Störungen, schizoaffektiven Störungen, antimanische Therapie, Prophylaxe von Rezidiven schwerer Depressionen.

Kontraindikation

Absolute Kontraindikationen: Akutes Nierenversagen, akuter Myokardinfarkt.
Relative Kontraindikationen: Nierenfunktionseinschränkungen, Herzrhythmusstörungen Psoriasis, M. Addison, Myasthenia gravis, zerebelläre Erkrankungen, myeloische Leukämie, Schwangerschaft im 1. Trimenon, kochsalzarme Diät, Operation, Anästhesie, ausgeprägte Hyponatriämie, Lithiumhypersensitivitätssyndrom.
Zurückhaltung: Ungenügende Adhärenz durch psychiatrische Komorbiditäten, kognitive Defizite, fehlende soziale Unterstützung, Adipositas, Schilddrüsenerkrankungen, Wunsch nach Bergsteigen/Leistungssport, Saunagängen oder extensivem Sonnenbaden, Schwangerschaft.

Aufklärung/Befragung

Aufklärung über die Notwendigkeit einer Dauertherapie über Jahre/vereinzelt auch lebenslang, über Wirkungen und, v. a. die Niere betreffend, bei gebärfähigen Frauen Aufklärung über UAW in der Schwangerschaft.
Anamnese psychiatrischer und somatischer Erkrankungen, Medikamenten-Anamnese (Substanzen, auch rezeptfrei erhältliche Medikamente, UAW).

Untersuchungen

Vor Beginn der Lithium-Therapie: Körperliche Untersuchung, insbesondere Neurostatus, Körpergewicht/-größe, Halsumfang, EKG, arterieller Blutdruck, Puls, Labor: Kleines Blutbild, Na, K, Ca, Serumkreatinin, eGFR, Nüchtern-Glucose, HbA1c, TSH, Parathormon, bei Frauen im gebärfähigen Alter Schwangerschaftstest.
Während der Lithium-Therapie: Aktuelle Anamnese, psychopathologischer Befund, Überprüfung der Adhärenz, neue Komorbiditäten? Ist die Therapie mit Lithium suffizient? Muss die lange Wirklatenz des Lithiums mit einem Antipsychotikum der 2. Generation überbrückt werden? Werden andere Medikamente mit Interaktionspotenzial mit Lithium eingenommen (◘Tab. 4.5)? Körperliche Untersuchung, Gewicht, Halsumfang, Parathormon und EKG jährlich, übrige Untersuchungen ca. halbjährlich, je nach klinischer Verträglichkeit. Lithium-Spiegel in den ersten 4 Wochen wöchentlich, dann für 6 Monate monatlich, danach vierteljährlich, periodische Schwangerschaftstests bei Frauen im gebärfähigen Alter (◘Tab. 2.4).

Faktenblatt ⑤

Lithium: Dosierung, klinische Fragestellungen

Dosierung

- Empfohlen wird grundsätzlich eine retardierte Form von Lithium (z.B. Quilonum retard, Lithiofor),
- UAW wie feinschlägiger Tremor, Polyurie, Polydipsie und Übelkeit korrelieren mit dem Lithium-Spiegel,
- anzustreben ist ein stabiler Lithium-Spiegel,
- Aufdosierungsphase: 300–900 mg Lithium/Tag, Alter und Nierenfunktion berücksichtigen, langsames Aufdosieren, Lithium-Spiegelbestimmung nach ca. 1 Woche (12 h nach der letzten Gabe). Cave: Lithium-Spiegel bei Einmalgabe etwa um 0,2 mmol/l höher als bei zweimaliger Verabreichung,
- Erhaltungsphase: Lithium-Spiegel von 0,6–0,8 mmol/l (ein Lithium-Spiegel von 0,6 mmol/l sollte nicht unterschritten werden), antimanische Behandlung bis zu 1,2 mmol/l.

Klinische Problemstellungen

- Beginnende/manifeste Polydipsie: Kontrolle der Nierenwerte und niederschwelliger Beizug des Facharztes für Nephrologie. Cave: Diabetes insipidus,
- Fortführen der Lithium-Therapie trotz reduzierter renaler Clearance? Bei GFR-Werten unter 60 ml/min engmaschigere Kontrollen, bei jährlichem GFR-Abfall > 4 ml/min Hinzuziehen eines Nephrologen. Im interdisziplinären Austausch zwischen dem Psychiater, Hausarzt und Nephrologen Entscheidung, ob Lithium abgesetzt wird oder nicht,
- Cave: Gefahr der Lithium-Intoxikation bei Durchfall (▶ Kap. 2.2.1), z.B. im Rahmen eines Infekts,
- Unverträglichkeit oder Absetzen von Lithium. Cave: Anstieg der Suizidalität. Substitution mit z.B. Valproat/Quetiapin, schwierige Verläufe (klinische Erfahrung).

2

MERKE Bei der Akuttherapie der bipolaren Depression muss stets auf eine potenzielle Suizidalität geachtet werden. Die medikamentöse antidepressive Therapie kann mit einem Sedativum oder mit einem Antipsychotikum der zweiten Generation augmentiert werden.

2.2.3 Erhaltungstherapie

Bei der **unipolaren Depression** sollte nach der Akutphase mit Remission der Symptomatik die Erhaltungstherapie folgen, welche eine Dauer von etwa vier bis neun Monaten aufweist, u.U. auch länger. Danach kann die antidepressive Medikation langsam ausgeschlichen werden, wenn keine Indikation für eine Dauertherapie/Rezidivprophylaxe besteht. In der Erhaltungstherapie werden in der Regel die Medikation und die Dosis der Akutphase beibehalten. Nach Ablauf dieses Zeitfensters und sofern der Patient keinen Rückfall erlitten hat, kann in der Folge die antidepressive Medikation langsam ausgeschlichen werden. Dies ist dringend zu empfehlen, damit sich kein **Absetzsyndrom** (▶ Kap. 2.2.1) entwickeln kann.

Bei der **bipolaren Störung** wird der Begriff der Erhaltungstherapie für etwa den gleichen Zeitraum verwendet wie bei der unipolaren Depression, also vier bis neun Monate.

Analog zur unipolaren Depression soll die Therapie der Akutphase in der Erhaltungsphase fortgesetzt werden, nach Möglichkeit mit gleicher Medikation und gleicher Dosis.

■ **MERKE** Die Erhaltungstherapie der unipolaren Depression schließt sich an die Akutphase an und dauert in der Regel vier bis neun Monate. Art und Dosis der Medikation sollten beibehalten werden. Nach Abschluss wird ein langsames Ausschleichen der antidepressiven Medikation empfohlen.

2.2.4 Rezidivprophylaxe

Bei der **unipolaren Depression** ist nach aktueller Datenlage die Kombination aus Pharmako- und Psychotherapie die effizienteste Methode, was Symptomverbesserung und Rückfallrisiko betrifft. Laut Behandlungsleitlinien weist die Dauertherapie mit einem Antidepressivum gegenüber Placebo bezüglich Rückfallwahrscheinlichkeit Vorteile auf. Die Dauer der antidepressiven Medikation sollte vom Schweregrad der Depression, dem bisherigen Verlauf mit der Anzahl von Rückfällen, Komorbiditäten und den Prädiktoren für einen guten oder komplexeren Verlauf abhängig gemacht werden. Die Erfahrungen des Therapeuten und des Patienten, allenfalls dessen Umfeld, können weitere relevante Faktoren sein. Die bei der Erhaltungstherapie bewährte Medikation sollte beibehalten werden, nach dem Grundsatz: „Was vorher nützte, wird sich wahrscheinlich auch in Zukunft bewähren." Bei Patienten mit erhöhtem Rückfallrisiko (◘ Tab. 1.2) wird eine Empfehlung für zwei bis fünf Jahre ausgesprochen. Bei suizidgefährdeten Patienten wird der Einsatz von Lithium empfohlen.

Bei der **bipolaren affektiven Störung** stellt die Rezidivprophylaxe die entscheidende Behandlungsphase dar, um eine längerfristige Stabilisierung zu erreichen. Die Dauer einer solchen Therapie sollte langfristig, über Jahre, ausgelegt sein. Lithium wird bei den Behandlungsleitlinien durchgehend im ersten Rang favorisiert. Den bereits beschriebenen fundamental wichtigen Eigenschaften von Lithium (stimmungsstabilisierend, antisuizidal, als Rückfallprophylaxe) stehen langfristig unerwünschte Arzneimittelwirkungen gegenüber (v. a. chronische Niereninsuffizienz mit u. U. Dialysepflicht). Eine Neueinstellung auf Lithium ist also weit entfernt davon, eine triviale ärztliche Entscheidung zu sein. Stimmungsstabilisatoren vom Typ Valproat oder Carbamazepin werden nachrangig ebenso empfohlen wie Antipsychotika der zweiten Generation. Hinzu kommen Kombinationstherapien. Wie in ▸Kap. 2.2.2 bereits erwähnt, darf Valproat bei Frauen im gebärfähigen Alter nur unter strengen Auflagen und bei verlässlicher Antikonzeption verordnet werden. Valproat weist ein deutlich erhöhtes teratogenes Risiko auf (schriftliche Aufklärung) (▸Kap. 4.7).

■ **MERKE** Eine Rezidivprophylaxe muss sich am depressiven Patienten und an seinen individuellen Voraussetzungen orientieren, welche die Risiken für einen Rückfall erhöhen oder vermindern können. Suizidalität sollte dabei stets im Fokus der diagnostischen und therapeutischen Bestrebungen stehen. Bei Patienten mit bipolarer Störung ist die Rückfallwahrscheinlichkeit sehr hoch und die Pharmakotherapie sollte nach Möglichkeit immer eine Rezidivprophylaxe für einen längerfristigen/jahrelangen Zeitabschnitt umfassen.

2.2.5 Therapieresistenz

Nach Angaben der deutschen Behandlungsleitlinie Depression (DGPPN, 2015) spricht etwa ein Drittel aller Patienten mit **unipolarer Depression** nicht auf die medikamentöse antidepressive Therapie an. Die österreichische Behandlungsleitlinie Depression unterscheidet folgende Begrifflichkeiten:

- unzureichendes Ansprechen: Ungenügendes Ansprechen auf eine Therapieoption,
- Therapieresistenz als ungenügendes Ansprechen auf zwei Therapieoptionen mit unterschiedlichem Wirkmechanismus,
- Therapierefraktär: Ungenügendes Ansprechen auf mehrere Therapieoptionen,
- chronische Depression als Depression, welche mehr als zwei Jahre dauert.

Klinisch beachtenswert ist, dass sich etwa ein Viertel bis ein Drittel der therapieresistenten Depressionen als bipolare affektive Störung entpuppt.

Bei Vorliegen einer therapieresistenten Depression sind folgende Faktoren zu berücksichtigen:

- Dosierung,
- Plasmaspiegel und damit Adhärenz,
- pharmakokinetische und/oder pharmakodynamische Interaktionen,
- Diagnose,
- Komorbiditäten,
- bisheriger Krankheitsverlauf und Ansprechen auf Therapien,
- psychosoziale Belastungsfaktoren,
- sekundärer Krankheitsgewinn.

Vorgehen bei Therapieresistenz aus fachärztlicher Sicht (in Anlehnung an die DGPPN Behandlungsleitlinie Depression ▸ Kap. 2.3):

- Wenn keine oder eine ungenügende Wirkung des Antidepressivums vorhanden ist, sollten nach 4–6 Wochen Dauer die Adhärenz oder andere Gründe für das Nichtansprechen überprüft werden, z. B. zu niedrige Serumspiegel bei ausreichender Adhärenz oder, häufig, Komorbiditäten.
- Im Fall einer problematischen Adhärenz sollte diese mit therapeutischen Maßnahmen verbessert werden.
- Im Fall zu niedriger Serumspiegel sollte die Antidepressiva-Dosis bei guter Verträglichkeit erhöht werden.
- Sofern diese Maßnahmen zu keiner verbesserten Wirkung des Antidepressivums führen, bestehen verschiedene Therapieoptionen: a) Augmentation mit Lithium, b) Augmentation mit einem Antipsychotikum, c) Kombination mit einem anderen Antidepressivum, d) Wechsel des Antidepressivums (▸ Kap. 2.2.2 und ▸ Kap. 2.3).
- Wenn diese Therapieoptionen ohne Wirkung bleiben, sollten psychotherapeutische oder nicht medikamentöse Verfahren wie Elektrokonvulsionstherapie erwogen werden.

Die Rolle der Ethnie ist zu beachten: Patienten aus Ostafrika oder der Arabischen Halbinsel sind u. U. Rapid Metabolizer (u. a. CYP2D6) und erzielen somit keinen therapeutisch wirksamen Spiegel.

In der DGPPN Behandlungsleitlinie Depression findet sich ein Flussdiagramm zur medikamentösen Behandlung einer therapieresistenten Depression. Die Therapie-Dauer wird mit einem Antidepressivum als Monotherapie mit vier bis sechs Wochen angegeben, danach sollten bei unzureichendem Ansprechen andere Therapieoptionen (s. oben: Vorgehen bei Therapieresistenz) folgen.

Das Ketaminderivat **Esketamin** hat in Österreich ganz aktuell die Zulassung zur ausschließlich nasalen Anwendung bei therapieresistenter Depression in Kombination mit einem SSRI oder SNRI erhalten. Wegen möglicher Übelkeit und Erbrechen sollte 2 Stunden vor Anwendung nichts gegessen und mind. 30 Minuten vorher nichts getrunken werden. Die Anwendung darf nur unter direkter Aufsicht von medizinischem Fachpersonal erfolgen. Zurückhaltung ist bei Patienten mit kardio- und zerebrovaskulären Erkrankungen und bei solchen mit Suchtleiden angezeigt. Mit anderen Worten: Für sehr viele depressive Patienten mit somatischen oder psychiatrischen Komorbiditäten kommt diese Substanz nicht in Frage. Für die hausärztliche Praxis wird Esketamin eher eine untergeordnete Rolle spielen.

Bei bipolaren Störungen ist die Definition der Therapieresistenz schwieriger, weil sich die Krankheit sehr unterschiedlich manifestiert. Das sogenannte „Rapid Cycling“ ist herausfordernd: Lithium und Stimmungsstabilisatoren sind eine Option ebenso wie Antipsychotika der zweiten Generation. Ein Zusammenhang mit antidepressiver Medikation wird nicht ausgeschlossen.

■ **MERKE** Therapieresistenz stellt eine Herausforderung dar. Bei der unipolaren Depression sollte eine sorgfältige diagnostische Evaluation vor einer Medikamentenumstellung stattfinden. Bei der bipolaren Störung ist wegen des breiten Spektrums der Erkrankung Therapieresistenz schwieriger zu definieren.

2.3 Kombinationstherapien

Kombinationstherapien sind sowohl bei unipolaren als auch bipolaren Störungen weit verbreitet; teilweise werden sie in den Behandlungsleitlinien besprochen. Sie können einen Benefit für den Patienten darstellen, wenn die Symptomatik nicht durch eine Monotherapie abgedeckt werden kann: Z. B. gedrückte Stimmung (Pharmakotherapie mit einem Antidepressivum) und wahnhaftes Schulderleben (Pharmakotherapie mit einem Antipsychotikum). In der Regel ist bei ungenügender Response auf eine antidepressive Therapie eine Kombination mit einer anderen empfohlenen Substanz dem Wechsel auf ein neues Antidepressivum vorzuziehen.

Prinzipiell gelten für Kombinationstherapien sehr ähnliche Überlegungen wie im entsprechenden Kapitel der Schizophrenien (▸Kap. 6.3). Bezüglich **Antidepressiva** und Kombinationstherapie sollte man auf einige Besonderheiten hinweisen:

- Die **Kombination von mehreren Antidepressiva** mit unterschiedlichem Wirkmechanismus ist eine Möglichkeit, auf ein Nichtansprechen der Therapie zu reagieren. Aus klinischer Erfahrung hat sich die Kombination aus Venlafaxin und Mirtazapin bewährt.
- Die **Augmentation eines Antidepressivums mit einem Antipsychotikum** der zweiten Generation kann zu einer deutlichen Zustandsverbesserung führen. Aus klinischer

Erfahrung hat sich die Gabe von Duloxetin und Quetiapin oder Sertralin und Quetiapin bewährt, v.a. wenn deutliche Schlafstörungen bestehen, zusammen mit Stimmungseinbruch und Schuldgedanken. Auf UAW des Antipsychotikums achten, inkl. EKG-Kontrolle!

- Die **Augmentation eines Antidepressivums mit Lithium** kann bei schwerem depressivem Verlauf mit oder ohne Suizidalität zu einer deutlichen Zustandsverbesserung führen.
- Die **Augmentation mit Lamotrigin** kann nützlich sein, obwohl Lamotrigin primär bei bipolaren Depressionen einen Stellenwert hat.
- Bei Patientinnen in der Prä- oder Perimenopause kann eventuell die Hinzugabe eines **Hormonpflasters** nützlich sein, obwohl die Studienlage einen Nutzen nicht eindeutig beweist. Im Falle einer Anwendung unbedingt die Zusammenarbeit mit dem Gynäkologen und auch dem Endokrinologen suchen und die Patientin auf die Risiken einer Hormonbehandlung aufmerksam machen – Karzinomrisiko.
- Eine Augmentation eines Antidepressivums mit **Thyroidhormonen** kann für Patienten auch nach den aktuellen Behandlungsleitlinien von Nutzen sein.
- Die klinisch sehr häufige Gabe von **Lorazepam** zu einem Antidepressivum kann zu einer raschen Kontrolle der akuten Symptomatik führen. Wegen des Abhängigkeitspotenzials von Benzodiazepinen und deren ungünstigem Einfluss auf das Schlafmuster sollte diese Augmentationsstrategie nur für einige wenige Tage durchgeführt werden. Falls deutliche Schlafstörungen bestehen, hat sich die Augmentation eines Antidepressivums mit einem Antipsychotikum der zweiten Generation als zuverlässiger erwiesen.
- Die Zugabe von **Omega-3 Fettsäuren** (in Deutschland z. B. Omacor©) soll helfen, Symptome einer unipolaren Depression zu reduzieren.

Problembehaftete Kombinationen werden in ▸ Kap. 3.8 und ▸ Kap. 4.8 behandelt.

Die **Stimmungsstabilisierer** werden aus klinischer Erfahrung sehr häufig augmentiert, sei es mit Antidepressiva oder Antipsychotika. Dies trifft auch auf Lithium zu, das wegen seiner renalen Elimination weniger problematisch zu kombinieren ist. Ein besonderes Augenmerk gilt der Leberfunktion bei Verabreichung von Carbamazepin (Cave: Carbamazepin ist ein potenter Induktor von Stoffwechselprozessen, Kombinationen also sorgfältig prüfen) und auch von Valproat. Die Kombination von Valproat und Lamotrigin ist problematisch und darf nur unter sehr niedriger Dosis von Lamotrigin (12,5 mg/d) begonnen werden. Valproat hemmt den Abbau von Lamotrigin und es kann zu schweren Hautreaktionen kommen. Ein langsames, zweiwöchentliches Aufdosieren von Lamotrigin unter engmaschiger klinischer Kontrolle (dermatologische und neurologische UAW) ist unabdingbar.

Wie erwähnt ist die Kombination von Lithium mit anderen Substanzen möglich, es sind allerdings einige potenziell problematische Interaktionen zu beachten (▸ Kap. 4.8).

- **MERKE** Die medikamentösen Kombinationstherapien sind bei affektiven Störungen häufig und stellen den behandelnden Arzt und den Patienten vor Herausforderungen. Richtig eingesetzt und überwacht können sie für Patienten sinnvoll sein.

2.4 Therapie der psychiatrischen und somatischen Komorbiditäten

Aufgrund der Häufigkeit psychiatrischer und somatischer Komorbiditäten bei affektiven Störungen ist deren gleichzeitige Therapie sehr wichtig, wenn eine umfassende Zustandsverbesserung und eine günstigere Prognose erreicht werden sollen. Diese Behandlung umfasst psychopharmakologische Komponenten und auch Psychotherapie. Achtung: Bei schwerer Depression und Komorbiditäten mit massiven Schuld-, Scham- und Überforderungsgefühlen mit Hoffnungslosigkeit: Sofortige Einweisung in eine psychiatrische Klinik mit Überwachungsmöglichkeiten. Quetiapin als stimmungsstabilisierendes Antipsychotikum (z. B. 4 × 25 mg) hat sich bei dieser Problematik bewährt.

Typische Konstellationen von Komorbiditäten bei Depressionen und deren psychopharmakologischem Management sind in ◘ Tab. 2.3 dargestellt. Siehe auch ◘ Tab. 3.3 für die Wahl eines Antidepressivums bei zusätzlichen somatischen Begleiterkrankungen.

▪ **MERKE** Psychiatrische und somatische Komorbiditäten sind bei affektiven Störungen sehr häufig und stellen v. a. Hausärzte und Psychiater vor Herausforderungen, weil sie den Krankheitsverlauf der Depression verkomplizieren und mit erhöhter Letalität einhergehen. Mehrere Komorbiditäten bei affektiver Störung bei ein- und demselben Patienten können zu schweren und chronifizierten Verläufen führen, die oftmals durch eine vollständige Invalidität gekennzeichnet sind.

◘ **Tab. 2.3** Psychopharmakotherapeutisches Management der unipolaren Depression bei Komorbidität

Psychiatrische Komorbiditäten (S3-Behandlungsleitlinie Depression der DGPPN und klinische Erfahrung)	
Alkoholmissbrauch/-abhängigkeit	Am besten eine dezidierte integrierte Therapie durch ein Team durchführen, da in dieser Konstellation meist schwere gesundheitliche Störungen vorhanden sind. Eine alleinige Psychopharmakotherapie mit einem Antidepressivum ist nicht empfehlenswert. Wenn ein Antidepressivum angesetzt werden soll, dann erst nach zwei- bis vierwöchiger Karenz von Alkohol. Empfohlen werden u. a.: Fluoxetin oder Mirtazapin.
Angststörungen	Empfehlenswert sind SSRI und SNRI. Mindestens so wichtig ist Psychotherapie. Bei sozialen Phobien und generalisierten Angststörungen: Pregabalin (UAW, v. a. Gewichtszunahme und Abhängigkeitspotenzial beachten). Bei Einsatz von Benzodiazepinen Abhängigkeitspotenzial beachten.
Essstörungen	Bei Bulimie wird Fluoxetin empfohlen. Bei Essstörungen sind substanzspezifische UAW wie Gewichtszunahme (z. B. Mirtazapin) zu beachten.
Persönlichkeitsstörungen	Empfehlenswert sind SSRI, MAO-Hemmer oder ein Antipsychotikum der 2. Generation. Cave: Antidepressiva sind bei Borderline-Persönlichkeitsstörung wenig wirksam, daher auf ein Antipsychotikum der 2. Generation wie Quetiapin ausweichen.

Tab. 2.3 Psychopharmakotherapeutisches Management der unipolaren Depression bei Komorbidität

Somatische Komorbiditäten (S3-Behandlungsleitlinie Depression der DGPPN und klinische Erfahrung)	
Diabetes mellitus	Mirtazapin, Venlafaxin, Milnacipran sollten vermieden werden. Empfehlenswert sind SSRI, z. B. Sertralin. Bei diabetischer Polyneuropathie könnte der SNRI Duloxetin eingesetzt werden, allerdings unter Kontrolle des arteriellen Blutdrucks.
Herz-Kreislauferkrankungen, z. B. Status nach Myokardinfarkt	Auf trizyklische Antidepressiva, Venlafaxin, Duloxetin, Milnacipran und Citalopram/Escitalopram sollte verzichtet werden. Empfehlenswert sind SSRI, z. B. Sertralin.
Krebsleiden	Empfehlenswert sind SSRI.
Lumbalgien/Rückenleiden/chronische Schmerzerkrankungen	In der S3-Behandlungsleitlinie werden trizyklische Antidepressiva empfohlen. Cave: Kardiale Toxizität bei Überdosierung! Eine Alternative ist Duloxetin. Bei somatoformen Störungen und Depression werden keine Empfehlungen ausgesprochen. Allenfalls kann auch hier Duloxetin probiert werden, die UAW sollten beachtet werden. Cave: Blutungsgefahr bei Kombination von SSRI/SNRI mit NSAR in Langzeittherapie.
Neurodegenerative Erkrankungen	Trizyklische Antidepressiva sollten wegen anticholinerger UAW vermieden werden. Auf Nebenwirkungsprofil sollte geachtet werden, gegebenenfalls den Einsatz von SSRI erwägen. Bei M. Parkinson gibt es keine eindeutigen Empfehlungen für Antidepressiva, allenfalls kann ein SSRI versucht werden.
Zerebrovaskuläre Erkrankungen, z. B. Hirnschlag	Auf trizyklische Antidepressiva sollte verzichtet werden. Empfehlenswert sind SSRI, z. B. Fluoxetin oder Citalopram. Bei ischämischem oder hämorrhagischem Infarkt gibt es keine Empfehlung, Abwarten ist ratsam. Die depressiven Symptome sollten regelmäßig evaluiert werden.

2.5 Therapieumstellung

Die Umstellung auf ein anderes Antidepressivum sollte aus- und einschleichend erfolgen, je nach Dauer der Vorbehandlung über mehrere Wochen oder gar Monate. Abruptes Aus- und Eindosieren ist zu vermeiden, weil dadurch Komplikationen wie das Serotonin-Syndrom vermehrt auftreten können. Der Patient sollte regelmäßig einbestellt werden, um Wirkung und UAW sorgfältig zu beobachten und zu besprechen. Bei vitaler Indikation (z. B. Serotonin-Syndrom, Harnverhalt) lässt sich ein plötzliches Absetzen nicht vermeiden.

Ein Spezialfall ist die Umstellung auf einen irreversiblen **MAO-Hemmer** (Tranylcypromin) oder das Absetzen einer solchen Substanz: Es ist zwingend vorgeschrieben, eine Antidepressiva-freie Dauer von 14 Tagen einzuhalten, also 14 Tage Karenzzeit bis nach einem proserotonergen Antidepressivum (z. B. SSRI) der MAO-Hemmer verabreicht wird. Cave: Fluoxetin mit einer Karenzzeit von fünf Wochen.

Die Therapieumstellung von **Stimmungsstabilisierern** wurde bereits in ▸ Kap. 2.3 bezüglich der Kombination von Valproat und Lamotrigin erläutert. Im Fall von Carbamazepin sollte die Ein- und Ausdosierung langsam über mehrere Wochen erfolgen. Die klinische Verträglichkeit, die Plasmaspiegelkontrollen und die Kontrolle der Leberwerte und anderer Parameter sind dabei essenziell.

Die Therapieumstellung auf **Lithium** sollte langsam vorgenommen werden (siehe Faktenblatt ④), man verabreicht anfangs in der Regel zweimal täglich eine halbe Tablette (entspricht je nach Präparat 12–18 mmol Lithium) und erhöht um eine halbe Tablette pro Woche bis der Lithium-Spiegel im Blut im therapeutischen Bereich liegt (◘ Tab. 2.4). Das Ausschleichen von Lithium sollte über Wochen erfolgen und eine sich anbahnende Manie mit anderen Strategien behandelt werden (z. B. Antipsychotika der zweiten Generation).

■ **MERKE** Die Umstellung von Psychopharmaka bei affektiven Störungen sollte in der Regel langsam, über Wochen oder gar Monate, erfolgen. Bei Neueinstellungen sollten die Wirkung und Verträglichkeit sorgfältig und periodisch überprüft werden. Abruptes Absetzen ist nur bei vitalen Komplikationen indiziert.

2.6 Kontrolluntersuchungen

Bezüglich des Monitorings bei Antidepressiva sind die Behandlungsleitlinien wenig konkret, ungleich den Empfehlungen für Antipsychotika, Lithium oder anderen Stimmungsstabilisatoren. ◘ Tab. 2.4 zeigt notwendige Kontrolluntersuchungen bei Antidepressiva und Stimmungsstabilisatoren.

2.7 Adhärenz

Für **unipolare Depressionen** gilt, dass die Adhärenz durch Psychotherapie günstig beeinflusst werden kann und dass Komorbiditäten diese wichtige Größe ungünstig beeinflussen können. Aus eigener klinischer Erfahrung ist es wichtig, eine gemeinsame Haltung zur Therapie mit dem Patienten zu entwickeln. Bezüglich Wirkungen und UAW ist nichts zu beschönigen, vielmehr sollen pragmatisch die Vor- und Nachteile einer bestimmten Behandlung besprochen werden. Falls UAW auftreten, sind diese mit einer professionellen Grundhaltung anzugehen: Hinweis auf die Medikamentenaufklärung, die stattgefunden habe sollte, eine offene Kommunikation, eine adäquate Diagnostik mit der Frage, ob klinische Symptome auf ein bestimmtes Medikament zurückzuführen sind; gegebenenfalls Unterstützung einholen durch zeitnahe Einbeziehung eines Fachspezialisten bei unklarer Genese einer UAW und wenn notwendig Dosisanpassung oder Wechsel der Medikation.

Bei **bipolaren affektiven Störungen** findet sich oftmals (aber nicht immer) vor Ausbruch einer Manie das Absetzen der Regelmedikation. Manchmal kommen dann Alkohol- oder Substanzmissbrauch dazu. Mit anderen Worten: Adhärenz kann bei bipolaren Störungen phasenweise schwankend sein. Aus der eigenen klinischen Erfahrung kann es

Tab. 2.4 Kontrolluntersuchungen bei Therapie mit Antidepressiva und Stimmungsstabilisatoren

Substanzen	Monitoring
Antidepressiva: SSRI und ähnliche	Rotes und weißes Blutbild, Leberwerte, Nierenwerte, Serum-Elektrolyte, EKG-Kontrollen, arterieller Blutdruck, therapeutisches Drugmonitoring, Gewicht.
Antidepressiva: Trizyklika und ähnliche	Rotes und weißes Blutbild, Leberwerte, Nierenwerte, Urinstatus, Serum-Elektrolyte, EKG-Kontrollen, arterieller Blutdruck, therapeutisches Drugmonitoring, Gewicht.
Lithium	Vor der Einstellung: kleines Blutbild, Elektrolyte, Serumkreatinin, eGFR, Nüchtern-Glucose, HbA1c, TSH, Parathormon, Schwangerschafts-Test. Nach der Einstellung: Lithium-Spiegel in den ersten vier Wochen wöchentlich, dann für sechs Monate monatlich, danach vierteljährlich, periodische Schwangerschaftstests bei Frauen im gebärfähigen Alter. Übrige Laboruntersuchungen ca. halbjährlich. Weitere siehe Faktenblatt ④. Rezidivprophylaxe: ein Serumspiegel von mindestens 0,6 mmol/l (außer es würden individuelle Verträglichkeits- oder Sicherheitsgründe dagegen sprechen) (▶ Kap. 4.3.2).
Carbamazepin, Oxcarbazepin	Hämatologie und hepatische Vorgeschichte, Serumspiegel, Blutbild, Leberwerte, Elektrolyte, Harnstoff, Kreatinin, Knochendichte bei Risikofaktoren, Kontrazeption.
Valproat	Hämatologie und hepatische Vorgeschichte, Serumspiegel, Blutbild, Leberwerte, Zyklus beachten, Blutzucker, Lipidprofil und Knochendichte, Kontrazeption.
Lamotrigin	Hämatologie und hepatische Vorgeschichte, Blutbild, Leberwerte, Elektrolyte, Harnstoff, Kreatinin, Serumspiegel.

aber durchaus auch manische Patienten geben, die die Regelmedikation ohne Unterbrechung und sehr zuverlässig, manchmal unter den Augen des Partners, eingenommen haben. Es gibt recht solide Hinweise, dass psychotherapeutische Verfahren bei diesen Patienten auf verschiedene Weise wirken.

2.8 Veränderung der Lebensqualität

Unipolare Depressionen und bipolare affektive Störungen sind mit einem schlechteren psychosozialen Funktionsniveau assoziiert. Vordringliches Ziel muss es also sein, diese Defizite zu beheben oder zumindest zu vermindern. Zudem gilt es, ein Augenmerk auf die Komorbiditäten zu haben. Der Vollständigkeit halber soll nicht unerwähnt bleiben, dass der Zusammenhang zwischen optimierter Therapie und Lebensqualität komplex ist.

2.9 Behandlungsleitlinien

Es gibt für Deutschland, Österreich und die Schweiz Behandlungsleitlinien zu unipolaren Depressionen und bipolaren Störungen, welche online abgerufen werden können. In Deutschland wurde zudem eine Behandlungsleitlinie speziell für Patienten mit unipolarer Depression erarbeitet, diese lässt sich auf der Website der DGPPN downloaden. Englische Behandlungsleitlinien finden sich online abrufbar auf der Website der World Federation of Societies of Biological Psychiatry (WFSBP).

Für Deutschland, Österreich und die Schweiz gibt es auf den Websites der jeweiligen Fachgesellschaften für Allgemeinmedizin hilfreiche Hinweise und auch Behandlungsleitlinien. Angaben hierzu finden sich nachfolgend.

Deutschland
Internet-Suchbegriffe: DEGAM, DGPPN, Behandlungsleitlinie, unipolare Depression/bipolare Störungen

Österreich
Internet-Suchbegriffe: Österreich, Biologische Psychiatrie, Konsensus, State of the Art, unipolare Depression/bipolare Störungen, Österreichische Gesellschaft, Allgemeinmedizin

Schweiz
Internet-Suchbegriffe: Schweizerische Gesellschaft für Psychiatrie und Psychotherapie, Behandlungsempfehlungen, unipolare Depression/bipolare Störungen, SGAIM, Gesellschaft für Allgemeine Innere Medizin, Tipps und Empfehlungen für die Hausarztpraxis

2.10 Tipps und Empfehlungen für die Therapie mit Antidepressiva in der Hausarztpraxis

■ **SCHLAGLICHT** Antidepressiva werden auch bei anderen Diagnosen, wie z. B. Angst-, Zwangserkrankungen oder Schmerzsyndromen eingesetzt. Die Wirkungen, Nebenwirkungen und Interaktionen mit der somatischen Medikation sollten regelmäßig überprüft, die Dosis angepasst und bei Bedarf die antidepressive Substanz gewechselt werden.

Die Therapie-Adhärenz depressiver Patienten ist häufig schlecht. Annähernd jeder zweite nimmt seine Medikamente im ersten Jahr nicht so ein, wie es ihm verordnet wurde. Dies ist nicht nur in der Angst vor möglichen Nebenwirkungen der Antidepressiva begründet, sondern liegt auch in der Natur der Erkrankung Depression. Patienten suchen die Schuld häufig bei sich und ihrem Verhalten und akzeptieren oft nicht, dass ein Medikament in diesem Fall wirksam sein soll.

Eine wichtige Herausforderung im Zusammenhang mit einer Antidepressiva-Therapie ist das Ziel, die Adhärenz des Patienten zu fördern und seine Bedenken gegenüber der Medikation auszuräumen:

- Erläutern Sie, dass Antidepressiva nicht abhängig machen.
- Anwendungsfehler beim Umgang mit Antidepressiva sind häufig ein zu schnelles oder abruptes Absetzen. Dadurch können Absetzphänomene provoziert werden, die eine Abhängigkeit vom Medikament suggerieren.
- Räumen Sie den Verdacht aus, dass Antidepressiva die Persönlichkeit verändern. Es ist in erster Linie die depressive Erkrankung, die zu Verhaltensänderungen führen kann.
- Erläutern Sie, dass Antidepressiva niemals nach Bedarf, sondern immer kontinuierlich über einen längeren Zeitraum genommen werden müssen.
- Erklären Sie dem Patienten, dass sich aufgrund der biologischen Wirkmechanismen der Antidepressiva die dadurch implizierte Wirklatenz über teilweise mehrere Wochen erstrecken kann.
- Teilen Sie dem Patienten mit, dass bei der Initiierung der Antidepressiva-Therapie oft anfangs der Antrieb und erst nachher die Stimmung aufhellt und dass gerade deshalb zu Beginn eine begleitende stimmungsstabilisierende Akut-Therapie mit Quetiapin sinnvoll ist, v. a. wenn deutliche Schuldideen oder psychotische Symptome vorhanden sind. In diesem Fall empfiehlt sich die Überweisung an einen Facharzt für Psychiatrie und Psychotherapie.
- Weisen Sie den Patienten darauf hin, dass Antidepressiva bei akuter Suizidalität keine protektive Wirkung aufweisen. Daher ist die Notfalleinweisung in eine psychiatrische Klinik oder eine Notfallkonsultation bei einem Facharzt für Psychiatrie und Psychotherapie angezeigt.

Fragen des Patienten zu seiner Medikation sollten offen und nach aktuellem Wissensstand beantwortet werden. Bedenken zu den Medikamenten sollten ernst genommen und nicht verharmlost werden.

■ **MERKE** Antidepressiva werden je nach Wirkprofil – sedierend bis aktivierend – mit abendlichem oder morgendlichem Dosisschwerpunkt gegeben (Abb. 3.1).

3 Antidepressiva

3.1 Definition

Die Ära der modernen Antidepressiva begann im Jahr 1957 mit der Entdeckung der antidepressiven Wirkung des Imipramin durch den Schweizer Psychiater Roland Kuhn. Während früher der Begriff „Thymoleptika" für diese Gruppe von Psychopharmaka gebräuchlich war, wird heute in der Regel von „Antidepressiva" gesprochen. In der international gebräuchlichen ATC-Klassifizierung werden Antidepressiva unter der Gruppe der „Psychoanaleptika" aufgeführt. Heute haben Antidepressiva eine zentrale Stellung in der Behandlung depressiver Erkrankungen und sind die mit weitem Abstand am häufigsten eingesetzte Psychopharmakagruppe.

Charakteristisch für alle Substanzen aus dieser Gruppe ist die stimmungsaufhellende, antriebsnormalisierende Wirkung. Typischerweise treten diese Effekte nur bei Kranken und nicht bei Gesunden auf. Interessant ist, dass der Begriff „Antidepressiva" nur einen Teilaspekt ihres therapeutischen Potenzials widerspiegelt. Diese Arzneimittel werden immer häufiger auch bei anderen, „nicht depressiven" Indikationen eingesetzt, so z. B. bei Zwangsstörungen, Angsterkrankungen oder auch Schmerzsyndromen (◘ Tab. 3.10).

Antidepressiva sind eine strukturell und pharmakologisch sehr heterogene Arzneimittelgruppe. Mittlerweile sind auch die Übergänge und Abgrenzungen zu anderen Psychopharmakagruppen fließend. So finden sich auch bei Antipsychotika (Quetiapin) oder Stimmungsstabilisierern (Lamotrigin) Substanzen mit antidepressiven Wirkqualitäten.

■ **MERKE** Antidepressiva sind sowohl von ihrer Wirkung als auch in der Abgrenzung zu anderen Psychopharmaka keine klar umrissene Gruppe. Sie wirken nicht nur, wie vom Namen her zu erwarten, ausschließlich bei Depressionen, sondern auch bei einer Vielzahl weiterer psychiatrischer oder internistischer Diagnosen.

■ **SCHLAGLICHT** Lange Jahre galt die These, dass Antidepressiva die einzige Arzneimittelgruppe zur Behandlung depressiver Erkrankungen sind. Mit der Zulassung von Quetiapin zur Behandlung bipolarer depressiver Störungen sowie zur Komedikation unipolarer Depressionen ist erstmals auch einem Antipsychotikum ein antidepressives Wirkspektrum zugeordnet worden.

3.2 Einteilung

Antidepressiva können unterschiedlich eingeteilt werden:

- nach der chemischen Struktur,
- nach dem neurobiochemischen Wirkprofil,
- nach dem initialen Sedierungs- bzw. Aktivierungsprofil,
- nach spezifischen Wirkprofilen für den klinischen Einsatz bei Depressionssubtypen bzw. komorbiden somatischen Erkrankungen.

3.2.1 Einteilung nach der chemischen Struktur

Die Einteilung nach der chemischen Struktur basiert vor allem auf historischen Gesichtspunkten. Das 1957 entdeckte Imipramin hatte eine sogenannte trizyklische chemische Struktur und war der Vorläufer einer Vielzahl von weiteren Substanzen mit ähnlichem chemischem Grundgerüst. Diese wurden unter der Gruppe der trizyklischen Antidepressiva (TZA) eingeordnet; bekanntester Vertreter ist Amitriptylin. Auch die sog. tetrazyklischen Substanzen (z. B. Maprotilin) sind im Prinzip nur abgewandelte trizyklische Substanzen und diesen deshalb in ihren Eigenschaften sehr ähnlich. Die weiteren Nachfolgesubstanzen, die kein trizyklisches Grundgerüst mehr aufwiesen, waren allesamt strukturell sehr heterogen und ließen sich nicht mehr chemischen Gruppen zuordnen. Eine Einteilung nach der chemischen Struktur macht deshalb nicht mehr viel Sinn.

3

- **MERKE** Eine Einteilung der Antidepressiva in TZA, SSRI usw. basiert sowohl auf chemischer Struktur (TZA) als auch auf neurobiochemischem Wirkmechanismus (SSRI).

3.2.2 Einteilung nach dem neurobiochemischen Wirkprofil

Antidepressiva werden heute vorzugsweise nach dem neurobiochemischen Wirkprofil klassifiziert. Dieses leitet sich von den primären Angriffspunkten der Substanzen im Neurotransmitterstoffwechsel ab und eignet sich gut für eine Zuordnung der einzelnen Substanzen zu Wirkprofilen. In der Regel werden sowohl die Wirkungen auf die Wiederaufnahmetransporter und die daraus resultierenden verstärkenden Effekte auf die Neurotransmitter als auch die hemmenden/blockierenden Effekte auf Rezeptoren aufgeführt. ◻ Tab. 3.1 zeigt die Einteilung der Antidepressiva nach ihrem neurobiochemischen Wirkprofil.

Viele Antidepressiva zeichnen sich durch besondere Schwerpunkte ihrer neurobiochemischen Effekte auf die Wiederaufnahme-Transporter bzw. Rezeptoren aus. ◻ Tab. 3.2 zeigt eine Auswahl an Substanzen mit ihren Affinitätsschwerpunkten.

3.2.3 Einteilung nach dem initialen Sedierungs- bzw. Aktivierungsprofil

Für die klinische Praxis ist die Einteilung der Antidepressiva nach ihrem initialen Sedierungs- bzw. Aktivierungsprofil häufig hilfreich. So kommen Substanzen mit deutlich sedierendem Wirkprofil präferenziell bei schweren Depressionen und bei Suizidalität zum Einsatz. Hier ist wegen der bekannten Wirklatenz der Antidepressiva eine initiale Behandlung mit eher sedierenden Substanzen sicherer, da ansonsten aktivierende Effekte

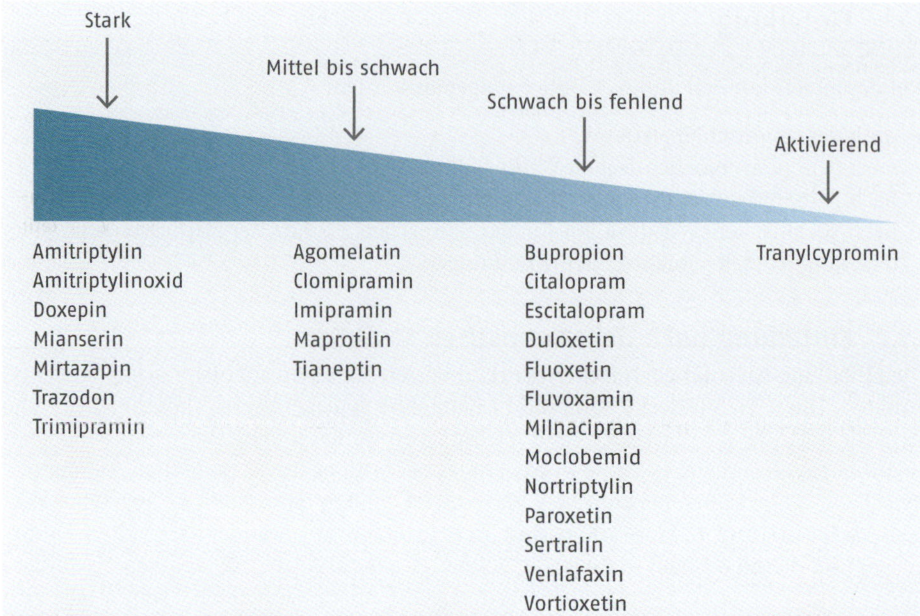

Abb. 3.1 Initiales Sedierungsprofil der Antidepressiva

bei gleichzeitig noch bestehender depressiver Stimmungslage durchaus problematisch sein können. Anders verhält es sich bei leichteren Depressionen, vor allem auch im ambulanten Bereich. Hier können Patienten bei Behandlung mit nicht sedierenden Substanzen leichter am Arbeitsleben teilnehmen und ohne größere Einschränkungen z. B. Autofahren oder Tätigkeiten mit intellektuellen Anforderungen (z. B. Studium) aufnehmen. Abb. 3.1 zeigt das Ausmaß der Sedierung bzw. Aktivierung der Antidepressiva.

3.2.4 Einteilung nach spezifischen Wirkprofilen

Abgeleitet vom neurobiochemischen Wirkprofil, von Ergebnissen klinischer Studien und vom Nebenwirkungsprofil bieten sich bei einigen Antidepressiva Einsatzschwerpunkte bei bestimmten Depressionssubtypen an. Das Nebenwirkungsprofil der Substanzen bestimmt auch vorrangig ihren Einsatz bei somatischen Begleiterkrankungen von Depressionen. Tab. 3.3 gibt eine Übersicht entsprechender Krankheitsbilder und der dafür empfohlenen Antidepressiva.

3.3 Pharmakologie

Die sog. Monoamin-Hypothese der Depression ist bis heute das beliebteste Modell zur Erklärung der pharmakologischen Wirkung der Antidepressiva. Hierbei sind vor allem zwei Neurotransmitter im Fokus: Serotonin und Noradrenalin, daneben noch in geringerem Ausmaß Dopamin. Betrachtet man die physiologischen Funktionen dieser Übertägersubstanzen, dann kann ein Bezug zur Pathologie der Depressionen hergestellt werden (Abb. 3.2).

Wichtige Zielparameter aller drei Transmitter sind die Stimmung und der Antrieb; beides Faktoren, die im Rahmen einer depressiven Erkrankung in der Regel deutlich

Tab. 3.1 Einteilung der Antidepressiva nach ihrem neurobiochemischen Wirkprofil

Neurobiochemische Gruppe	Substanzen
NSMRI (nichtselektive Monoamin-Reuptake-Inhibitoren)	Amitriptylin, Clomipramin, Doxepin, Imipramin, Maprotilin, Nortriptylin
SSRI (selektive Serotonin-Reuptake-Inhibitoren)	Citalopram, Escitalopram, Fluoxetin, Fluvoxamin, Paroxetin, Sertralin, Vortioxetin
NARI (Noradrenalin-Reuptake-Inhibitoren)	Reboxetin
SNRI (Serotonin-Noradrenalin-Reuptake-Inhibitoren)	Duloxetin, Milnacipran, Venlafaxin
NDRI (Noradrenalin-Dopamin-Reuptake-Inhibitoren)	Bupropion
α_2-Rezeptor-Antagonisten[1]	Mianserin, Mirtazapin
Melatoninagonist und 5-HT_{2C}-Antagonist	Agomelatin
Serotonin-Reuptake-Enhancer (SRE)	Tianeptin
Atypische Antidepressiva[2]	Trazodon, Trimipramin, Quetiapin[3]
MAO-Hemmer	Moclobemid, Tranylcypromin
N-Methyl-D-Aspartat-(NMDA)-Glutamatantagonisten	Esketamin
Phytopharmaka	Hypericum-Extrakt (Johanniskraut)

[1] Indirekte Erhöhung der serotonergen und noradrenergen Transmission über Blockade präsynaptischer α_2-Autorezeptoren
[2] Trazodon wirkt hauptsächlich als Antagonist postsynaptischer 5-HT_{2A}-Rezeptoren, Trimipramin ist nur ein schwacher Wiederaufnahmehemmer, aber blockiert ausgeprägt postsynaptische Rezeptoren.
[3] Quetiapin, ein Antipsychotikum der 2. Generation, hat auch die Zulassung als Add-on-Therapie (Zusatztherapie) bei Patienten mit unipolarer Depression, die unzureichend auf eine Antidepressiva-Monotherapie angesprochen haben. Darüber hinaus ist die Substanz auch in der Monotherapie bei bipolaren Depressionen zugelassen.
5-HT = Serotonin, NA = Noradrenalin, ACh = Acetylcholin, H_1 = Histamin

beeinträchtigt sind. Deshalb wurde im Umkehrschluss abgeleitet, dass bei einem Mangel dieser Neurotransmitter depressive Zustände ausgelöst werden können (Monoamin-Mangel-Hypothese).

Bis heute ist umstritten, ob diese sog. Monoaminmangel-Hypothese den entscheidenden depressionsauslösenden Faktor darstellt; aber die Wirkungsweise fast aller Antidepressiva wird anhand dieser Theorie erklärt. Letztendlich sollen, mit wenigen Ausnahmen, alle derzeit verfügbaren Antidepressiva erniedrigte Spiegel der Neurotransmitter Serotonin, Noradrenalin und vereinzelt auch Dopamin anheben und dadurch zu einer Verbesserung der depressiven Stimmung führen. Meist werden als zugrundeliegender Wirkmechanismus eine Wiederaufnahmehemmung präsynaptisch freigesetzter Neurotransmitter und daraus resultierende höhere postsynaptische Transmitterkonzentrationen postuliert. Diese Effekte haben allerdings nicht nur Einfluss auf depressionstypische Symptome, sondern erklären auch vielfältige Nebenwirkungen durch die entsprechenden Neurotransmitterwirkungen. Tab. 3.4 zeigt mögliche klinische Folgen der Serotonin-, Noradrenalin- und Dopamin-Wiederaufnahmehemmung.

Tab. 3.2 Affinitätsschwerpunkte ausgewählter Antidepressiva

Affinitätsschwerpunkt	Wirkstoffe
5-HT-Reuptake-Inhibition	▪ Clomipramin, ▪ Citalopram, ▪ Paroxetin, ▪ Sertralin
NA-Reuptake-Inhibition	▪ Reboxetin, ▪ Maprotilin, ▪ Milnacipran, ▪ Duloxetin
ACh-Blockade	▪ Amitriptylin, ▪ Doxepin, ▪ Imipramin, ▪ Trimipramin
Histamin H_1-Blockade	▪ Amitriptylin, ▪ Doxepin, ▪ Mirtazapin, ▪ Trimipramin
α_1-Blockade	▪ Amitriptylin, ▪ Imipramin, ▪ Trazodon, ▪ Trimipramin

Tab. 3.3 Auswahl geeigneter Antidepressiva bei Depressionssubtypen und bei somatischen Begleiterkrankungen

Depressionssubtyp bzw. Komorbidität	Geeignete Antidepressiva (Auswahl)
Leichtgradige Depression	Johanniskraut
Schwere Depression	Duale Substanzen (Venlafaxin, Duloxetin), Amitriptylin
Depression mit Zwängen	Clomipramin, SSRI
Depression mit Antriebshemmung	SSRI, Bupropion
Altersdepression	Mirtazapin, SSRI
Depression mit Schmerz	Amitriptylin, Duloxetin
Depression bei KHK	SSRI (nicht Citalopram, Escitalopram)
Depression bei Diabetes	SSRI
Depression bei Parkinson-Erkrankung	SSRI
Post-Stroke-Depression	SSRI

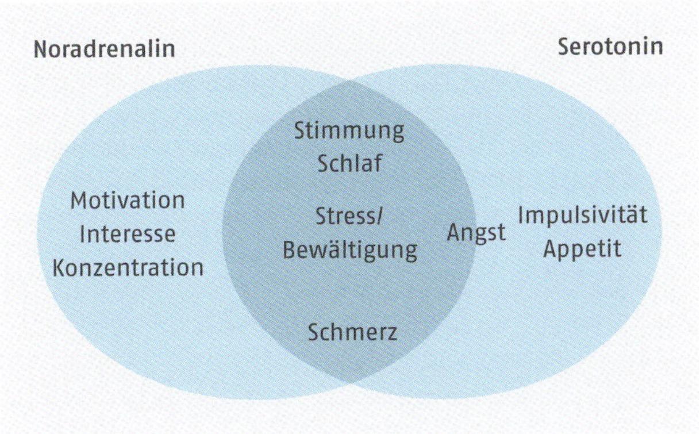

Abb. 3.2 Physiologische Effekte der wichtigsten Monoamin-Neurotransmitter. Nach Healy et al. 1997

Tab. 3.4 Serotonin-, Noradrenalin- und Dopamin-Wiederaufnahmehemmung und mögliche klinische Folgen

Klinische Folgen	Serotonin-Wiederaufnahmehemmung	Noradrenalin-Wiederaufnahmehemmung	Dopamin-Wiederaufnahmehemmung
Erwünschte Folgen	▪ Stimmungs-, Antriebssteigerung, ▪ Vigilanzsteigerung, ▪ Appetithemmung	▪ Stimmungs-, Antriebssteigerung	▪ Psychomotorische Aktivierung, ▪ Antiparkinson-Effekt
Unerwünschte Folgen	▪ Erektions-und Ejakulationsstörungen, ▪ Libido-Abnahme, ▪ Übelkeit, Erbrechen	▪ Tachykardie, ▪ Unruhe, ▪ hypertone Effekte	▪ Unruhe, ▪ Psychose-Induktion

Neben der Hemmung der präsynaptischen Wiederaufnahme besitzen einige Substanzen auch hemmende bzw. blockierende Effekte vor allem auf postsynaptische Rezeptoren. Hierzu zählen in erster Linie Histamin-, Acetylcholin- und Alpha-Adreno-Rezeptoren. Dieser Wirkung werden überwiegend unerwünschte Effekte zugeschrieben.

Abb. 3.3 zeigt schematisch die wichtigsten Wirkmechanismen von Antidepressiva.

Während die Effekte der Rezeptorblockaden in der Regel sehr schnell eintreten – so sind sedierende oder aktivierende Wirkungen bald nach der Einnahme zu beobachten – setzen die typischen, durch die Wiederaufnahmehemmung verursachten, depressionslösenden Wirkungen erst mit Verzögerung ein. Die Hemmung der präsynaptischen Wiederaufnahme von Serotonin und Noradrenalin führt zu adaptiven Anpassungen auf der Ebene der postsynaptischen Rezeptoren. Es kommt zu Änderungen der Rezeptorendichte und -sensitivität. So wird z. B. die Dichte und Empfindlichkeit noradrenerger Beta-Rezeptoren und 5-HT_2-Rezeptoren verringert („Down-Regulation"), im Gegensatz dazu kann es bei Alpha-1-Rezeptoren und bei 5-HT_1-Rezeptoren zu einer Dichte- und Sensitivitätszunahme kommen. Diese Prozesse benötigen in der Regel mindestens ein bis zwei Wochen und sollen die sog. Wirklatenz der Antidepressivawirkung erklären.

In Tab. 3.5 werden die neurobiochemischen Effekte der Antidepressiva nach Substanzen aufgelistet.

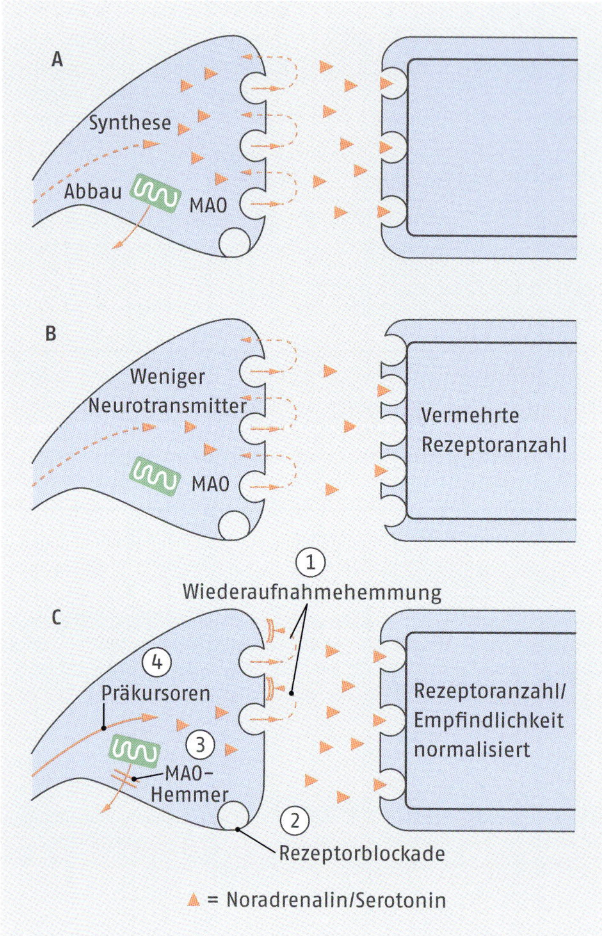

Abb. 3.3 Wirkmechanismen von Antidepressiva: A Normalzustand, B Depression, C Normalisierung durch Antidepressivum

3.3.1 Neurobiochemische Wirkprofile der einzelnen Antidepressiva-Gruppen

Im Folgenden sollen die neurobiochemischen Wirkprofile der einzelnen Antidepressiva-Gruppen (Tab. 3.5) erläutert werden.

Nichtselektive Monoamin-Reuptake-Inhibitoren

Nichtselektive Monoamin-Reuptake-Inhibitoren (NSMRI) beeinflussen neben der Wiederaufnahme an präsynaptischen auch eine Vielzahl an postsynaptischen Rezeptoren. Zu dieser Klasse werden in erster Linie die sog. trizyklischen bzw. tetrazyklischen (z. B. Maprotilin) Antidepressiva gezählt. Trimipramin und Tianeptin sind zwar von ihrer Struktur her trizyklische Substanzen, besitzen aber ein anderes Wirkprofil und werden deshalb nicht bei den NSMRI eingeordnet.

Das sehr breite neurobiochemische Wirkprofil wird mit einer guten antidepressiven Wirkung, aber auch mit einer Vielzahl an Nebenwirkungen (▸Kap. 3.5) in Verbindung gebracht.

ANEKDOTE Trizyklische Antidepressiva werden wegen ihrer vielfältigen neurobiochemischen Wirkungen und Nebenwirkungen auch als „dirty Drugs" bezeichnet.

Tab. 3.5 Neurobiochemische Wirkprofile der Antidepressiva

Substanz	Hemmung der Wiederaufnahmetransporter		Blockade von Rezeptoren			Neurobiochemische Gruppe
	5-HT	NA	ACh	H_1	α_1	
Agomelatin	0	0	0	0	0	Melatoninagonist und $5\text{-}HT_{2c}$-Antagonist
Amitriptylin	+	++	+++	+++	++	NSMRI
Bupropion	(+), aber Dopamin +++	++	0	0	0	NDRI
Citalopram	+++	(+)	(+)	0	0	SSRI
Clomipramin	+++	++	++	+	++	NSMRI
Doxepin	(+)	++	++	+++	++	NSMRI
Duloxetin	++	++	0	0	0	SNRI
Escitalopram	+++	(+)	(+)	0	0	SSRI
Esketamin	0	0	0	0	0	NMDA-Glutamatantagonist
Fluoxetin	+++	(+)	(+)	0	0	SSRI
Fluvoxamin	+++	(+)	(+)	0	0	SSRI
Hypericum-Extrakt (Johanniskraut)	+	+	0	0	0	Phytopharmaka
Imipramin	++	++	++	+	++	NSMRI
Maprotilin	0	+++	+	++	++	NSMRI
Mianserin	+	++	0	++	+	α_2-Rezeptor-Antagonist[1]
Milnacipran	++	++	0	0	0	SNRI
Mirtazapin	++	++	(+)	+++	(+)	α_2-Rezeptor-Antagonist[1]
Moclobemid	0 Reversible MAO-A-Inhibition	0	0	0	0	MAO-Hemmer
Nortriptylin	(+)	++	+	+	++	NSMRI
Paroxetin	+++	(+)	+	0	0	SSRI

Tab. 3.5 Neurobiochemische Wirkprofile der Antidepressiva (Forts.)

Substanz	Hemmung der Wiederaufnahmetransporter		Blockade von Rezeptoren			Neurobiochemische Gruppe
	5-HT	NA	ACh	H_1	α_1	
Quetiapin	(+)	+	0	++	+	Atypische Antidepressiva[2] (Antipsychotikum)
Reboxetin	0	+++	0	0	0	NARI
Sertralin	+++	(+)	(+)	0	(+)	SSRI
Tianeptin	Verstärkung der Serotonin-Wiederaufnahme und Modulation des glutamatergen Systems	0	0	0	0	Serotonin-Reuptake-Enhancer (SRE)
Tranylcypromin	0 Irreversible MAO-A und -B-Inhibition	0	0	0	0	MAO-Hemmer
Trazodon	(+)	0	0	(+)	++	Atypische Antidepressiva[2]
Trimipramin	(+)	(+)	++	+++	++	Atypische Antidepressiva[2]
Venlafaxin	++	+	0	0	0	SNRI
Vortioxetin	+++	(+)	0	0	0	SSRI[3]

+++ = sehr hohe Affinität, ++ = hohe Affinität, + = moderate Affinität, – = geringe Affinität, 0 = fehlende Affinität

[1] Indirekte Erhöhung der serotonergen und noradrenergen Transmission über Blockade präsynaptischer α_2-Autorezeptoren.

[2] Trazodon wirkt hauptsächlich als Antagonist postsynaptischer $5\text{-}HT_{2A}$-Rezeptoren, Trimipramin ist nur ein schwacher Wiederaufnahmehemmer, blockiert aber ausgeprägt postsynaptische Rezeptoren. Bei Quetiapin, einem Antipsychotikum der 2. Generation, wird als für die antidepressiven Effekte verantwortlicher pharmakologischer Wirkmechanismus vor allem die Wirkung des aktiven Metaboliten Norquetiapin auf den Noradrenalin-Transporter diskutiert.

[3] Vortioxetin wirkt neben der Serotonin-Wiederaufnahmehemmung auch als Agonist an $5\text{-}HT_3$-Rezeptoren, partieller Agonist an $5\text{-}HT_{1B}$-Rezeptoren sowie als Antagonist an $5\text{-}HT_3$-, $5\text{-}HT_7$- und $5\text{-}HT_{1D}$-Rezeptoren. Die Substanz wird deshalb auch als Serotonin-Modulator bezeichnet.

Selektive Serotonin-Reuptake-Inhibitoren

Selektive Serotonin-Reuptake-Inhibitoren (SSRI) hemmen relativ selektiv den präsynaptischen Serotonintransporter. Eine ausschließliche Wirkung nur auf Serotonin ist bei keiner Substanz gegeben, der Schwerpunkt der Inhibition liegt jedoch eindeutig auf der serotonergen Achse; postsynaptische Rezeptorblockaden sind praktisch nicht vorhanden. Im Übrigen ist auch das trizyklische Antidepressivum Clomipramin ein potenter Serotonin-Reuptake-Inhibitor.

Noradrenerge Reuptake-Inhibitoren

Einziger Vertreter der Klasse der noradrenergen Reuptake-Inhibitoren (NARI) ist die Substanz Reboxetin. Sie besitzt eine überwiegend selektive Wirkung auf den Noradrenalin-Transporter, zu postsynaptischen Rezeptoren besteht praktisch keine Affinität. Allerdings schnitt die Substanz bei Metaanalysen zur Wirkung von Antidepressiva schlecht ab und bekam zusätzlich bei einer Bewertung des Zusatznutzens durch den G-BA (Gemeinsamer Bundesausschuss) in Deutschland eine Negativ-Bewertung. Dies führte dazu, dass die Kosten einer Therapie mit dieser Substanz durch die gesetzlichen Kassen in Deutschland nicht mehr übernommen werden.

Ein weiterer selektiver Noradrenalin-Reuptake-Inhibitor ist Atomoxetin. Diese Substanz ist wegen ungenügender antidepressiver Wirkung in Deutschland nicht als Antidepressivum zugelassen, sondern als Therapeutikum bei ADHS-Erkrankungen. Auch das tetrazyklische Antidepressivum Maprotilin besitzt eine präferenzielle noradrenerge Wirkung.

Serotonin-Noradrenalin-Reuptake-Inhibitoren

Zur Klasse der Serotonin-Noradrenalin-Reuptake-Inhibitoren (SNRI) zählen die drei Substanzen Venlafaxin, Milnacipran und Duloxetin. Sie werden auch als sog. **duale Antidepressiva** bezeichnet. Während bei Venlafaxin die Hemmung der Serotonin- gegenüber der Noradrenalin-Wiederaufnahme dominiert und die noradrenergen Effekte erst bei höheren Dosierungen (≥ 225 mg) überwiegen, sind bei den beiden anderen Substanzen die serotonergen und noradrenergen Effekte eher ausgeglichen. Duale Wirkungen werden heute wegen der Beeinflussung zweier Transmittersysteme mit guter antidepressiver Wirkung in Beziehung gebracht.

3

Noradrenalin-Dopamin-Reuptake-Inhibitoren

Einziger Vertreter der Klasse der Noradrenalin-Dopamin-Reuptake-Inhibitoren (NDRI) ist Bupropion. Neben der Hemmung des Noradrenalin-Transporters löst diese Substanz auch eine Hemmung der Dopamin-Wiederaufnahme aus. Gerade depressive Symptome wie Antriebslosigkeit, fehlende Energie sowie Ermüdbarkeit sprechen besonders gut auf diese therapeutische Option an.

Alpha-2-Rezeptor-Antagonisten

Das Wirkprinzip der Alpha-2-Rezeptor-Antagonisten besteht in der Hemmung präsynaptischer Alpha-2-Autorezeptoren an der noradrenergen Synapse sowie postsynaptischer serotonerger Rezeptoren. Die präsynaptischen Alpha-2-Rezeptoren besitzen inhibitorische Wirkungen auf die Neurotransmitterfreisetzung und stellen somit einen physiologischen „Bremsmechanismus" dar. Dies wird auch als sog. „negative Rückkopplung" bezeichnet. Die zumindest teilweise Ausschaltung dieser Funktion durch die Alpha-2-Antagonisten führt deshalb zu einer Erhöhung der Verfügbarkeit von Serotonin und Noradrenalin im synaptischen Spalt. Wichtig ist, dass die Substanzen keine Wiederaufnahme-Hemmer an den präsynaptischen Transportern sind. Von den beiden Vertretern dieser Klasse, Mirtazapin und Mianserin, ist heute nur die erstgenannte Substanz von klinischer Bedeutung. Teilweise wird für Mirtazapin auch die Bezeichnung NaSSA

(= noradrenerges und spezifisch serotonerges Antidepressivum) verwendet. Mianserin hat potenziell schwerwiegende Nebenwirkungen auf das weiße Blutbild und unterliegt bei seiner Anwendung speziellen Anforderungen an regelmäßige Blutbildkontrollen.

Melatoninagonist und 5-HT_{2c}-Antagonist

Agomelatin ist der einzige Vertreter dieser Klasse. Durch einen dualen Wirkansatz soll es sowohl die meist gestörte Schlafqualität depressiver Patienten verbessern als auch gezielt antidepressive Effekte ausüben. Agomelatin ist ein Agonist an melatonergen MT_1- und MT_2-Rezeptoren, die vor allem im sog. SCN (Nucleus suprachiasmaticus) des Gehirns sitzen und dort die zirkadiane Rhythmik steuern. Die agonistische Wirkung im SCN soll die bei Depressiven dysregulierten zirkadianen Effekte verbessern, gleichzeitig soll es durch die antagonistische Wirkung an 5-HT_{2c}-Rezeptoren in dieser Hirnregion zu einer Verbesserung des Tiefschlafs kommen. Darüber hinaus führt der 5-HT_{2c}-Antagonismus im frontalen Cortex indirekt zu einer vermehrten Ausschüttung von Dopamin und Noradrenalin in dieser Hirnregion und damit zu antidepressiven Effekten. Vereinzelt wird für Agomelatin auch die Bezeichnung MASSA (Melatoninagonist und spezifisch serotonerger Antagonist) verwendet.

Serotonin-Reuptake-Enhancer

Der Serotonin-Reuptake-Enhancer (SRE) Tianeptin besitzt einen für Antidepressiva auf den ersten Blick eher ungewöhnlichen Wirkmechanismus. Im Gegensatz zu den meisten anderen Antidepressiva verstärkt die Substanz die Wiederaufnahme von Serotonin aus dem synaptischen Spalt und senkt somit letztendlich die Serotoninkonzentration. Diese Verstärkung (Enhancer) soll die geringe Inzidenz typischer serotonerger Nebenwirkungen wie z. B. sexuelle Funktionsstörungen erklären. Basis des antidepressiven Effektes soll aber eher eine Modulation der glutamatergen Neurotransmission sein. Dadurch soll die erhöhte Glutamat-Ausschüttung, wie sie bei depressiven Patienten in einigen Hirnstrukturen charakteristisch ist, wieder normalisiert werden. Aktuell wird der Glutamat-Modulation (Glu-Mo) eine größere Bedeutung gegenüber der Serotonin-Verstärkung (SRE) zugeschrieben.

Atypische Antidepressiva

Trazodon wirkt hauptsächlich als Antagonist postsynaptischer 5-HT_{2A}-Rezeptoren, die Hemmung der Serotonin-Wiederaufnahme ist demgegenüber nur moderat. In klinischen Studien wurden besonders schlaffördernde Wirkungen beobachtet.

Trimipramin ist eigentlich ein trizyklisches Antidepressivum, aber nur ein schwacher Wiederaufnahmehemmer. Es blockiert hingegen ausgeprägt postsynaptische Rezeptoren. Im Gegensatz zu den meisten Hypnotika hat es keine klinisch relevante Wirkung auf den REM-Schlaf.

Quetiapin, ein Antipsychotikum der zweiten Generation, hat auch die Zulassung als Add-on-Therapie (Zusatztherapie) bei Patienten mit unipolarer Depression, die unzureichend auf eine Antidepressiva-Monotherapie angesprochen haben. Darüber hinaus ist die Substanz in der Monotherapie bei bipolaren Depressionen zugelassen. Als pharmakologischer Wirkmechanismus wird vor allem die Wirkung des aktiven Metaboliten Norquetiapin auf den Noradrenalin-Transporter diskutiert.

Tab. 3.6 Tyraminreiche Nahrungsmittel, die bei einer Therapie mit Tranylcypromin vermieden werden müssen (Auswahl)

Nahrungsmittelkategorie	Tyraminreiche Nahrungsmittel
Milch und Milchprodukte	■ Reifer Hartkäse (z. B. Emmentaler, Bergkäse, Parmesan), ■ Edelschimmelkäse (z. B. Roquefort, Gorgonzola, Camembert), ■ Käse mit Schmierebildung (Limburger, Harzer etc.)
Fleisch und Fleischprodukte	■ Leber, ■ Nieren, ■ Suppen- und Brühwürfel, ■ Salami u. ä. gepökelte/geräucherte Produkte
Fisch und Fischprodukte	■ Salzhering, Matjes, Sardinen, Anchovis, ■ kalt geräucherter Fisch (Makrele etc.)
Getränke	■ Rotwein, ■ Bier, ■ Säfte mit hohem Birnen-, Bananen-, oder Pflaumenanteil

MAO-Hemmer

Diese Antidepressiva-Klasse erhöht die Serotonin- bzw. Noradrenalinkonzentration im synaptischen Spalt nicht über den Mechanismus der Wiederaufnahmehemmung, sondern über eine Hemmung des abbauenden Enzyms Monoaminoxidase (MAO). In diesem Kontext sind zwei Formen der Monoaminoxidase von Bedeutung: Typ A und Typ B. MAO-A bewirkt den Abbau von Serotonin und Noradrenalin sowie deren Ausgangsstoff Tyramin, MAO-B ist für den Abbau von Dopamin sowie biogenen Aminen wie Tyramin zuständig. MAO-Hemmer können, bei Nichteinhaltung einer Diät, überschießende Reaktionen der mit der Nahrung aufgenommenen biogenen Amine (insbesondere Tyramin) in Form hypertoner Krisen auslösen. In Deutschland sind gegenwärtig nur zwei MAO-Hemmer im Handel: Tranylcypromin und Moclobemid. Tranylcypromin ist ein sog. irreversibler und nichtselektiver Hemmer der Monoaminoxidase A und B.

In Tab. 3.6 werden besonders tyraminreiche Nahrungsmittel aufgeführt, die bei einer Tranylcypromintherapie unbedingt vermieden werden müssen. Diese Lebens- und Genussmittel dürfen während der Therapie sowie einen Tag vorher und bis 14 Tage danach nicht gegessen und getrunken werden.

Moclobemid ist dagegen ein selektiver, reversibler Inhibitor der MAO-A. Dieses Wirkprinzip wird auch RIMA (reversibler Inhibitor Monoaminoxidase A) genannt. Da die MAO-B unbeeinflusst bleibt, steht sie für den Abbau des Tyramins weiterhin zur Verfügung. Die MAO-Hemmung durch Moclobemid ist reversibel, sodass spätestens 24 Stunden nach Beendigung einer RIMA-Medikation wieder die volle Aktivität der MAO zur Verfügung steht. Klinisch hat dies zur Folge, dass unter Moclobemid keine tyraminarme Diät erforderlich ist und auch eine Wartezeit beim Umsetzen auf andere Antidepressiva nicht eingehalten werden muss. Die Erfahrungen aus der Klinik zeigen jedoch, dass der irreversible MAO-Hemmer Tranylcypromin im Vergleich zu Moclobemid das wesentlich potentere Antidepressivum darstellt. Tranylcypromin hat sich vor allem beim Einsatz bei sog. therapierefraktären Depressionen bewährt.

▪ **MERKE** Bei Therapie mit dem MAO-Hemmer Tranylcypromin ist unbedingt die Einhaltung einer (tyraminarmen) Diät erforderlich! Dies gilt nicht für den selektiven MAO-Hemmer Moclobemid.

Phytopharmaka

Für Johanniskraut, das einzige Phytopharmakon mit nachgewiesener antidepressiver Wirkung, werden verschiedene pharmakologische Wirkmechanismen postuliert. Im Vordergrund steht auch bei dieser Substanz die Wiederaufnahmehemmung von Serotonin, Noradrenalin und Dopamin. Effekte am GABA-Rezeptor und auf den Glutamatstoffwechsel wurden ebenfalls gefunden. Johanniskrautextrakt löst auch adaptive Änderungen auf Rezeptorebene aus wie z. B. eine Down-Regulation postsynaptischer Beta-1-noradrenerger Rezeptoren. Dem Inhaltsstoff Hyperforin scheint dabei die größte Bedeutung zuzukommen.

Mögliche alternative/zukünftige Therapieansätze

Schon längere Zeit wird intensiv an Alternativen zu der gängigen „Monoaminmangel-Hypothese" geforscht. Die meisten derzeit im Handel befindlichen Antidepressiva basieren in ihrem Wirkmechanismus auf dieser Hypothese und konnten in klinischen Studien gute antidepressive Wirkungen nachweisen. Allerdings weisen sie auch deutliche Nachteile und Probleme auf. So besitzen sie z. B. relativ hohe Non-Response-/Non-Remissions-Raten, sodass nur bei etwa 25–40 % der Patienten mit dem ersten eingesetzten Antidepressivum eine volle Remission erreicht wird. Die Wirklatenz von ca. zwei bis drei Wochen ist ein weiteres Problemfeld, das die Geduld der Patienten herausfordert und die Therapiesicherheit für den Therapeuten schmälert. Es liegt deshalb nahe, dass therapeutische Alternativen dringend erforderlich wären. Ein Ansatzpunkt sind die stressbedingten Anstiege der Cortisol- und CRH (Corticotropin-releasing-Hormon)-Spiegel und die Rolle des Hypothalamus-Hypophysen-Nebennierenrinden-Systems. Leider haben sich in diesem Kontext bis heute keine Arzneimittel finden lassen, die zur Zulassung geeignet wären. Weitere Forschungsschwerpunkte sind Effluxtransporter an der Blut-Hirnschranke (P-Glykoproteine), bei denen Antidepressiva, die als deren Substrate zu zählen sind, zu relevanten ZNS-Konzentrationen führen könnten. Besonders erfolgversprechend scheinen Substanzen zu sein, die in den Glutamat-Stoffwechsel eingreifen. Verschiedene NMDA (N-Methyl-D-Aspartat)-Rezeptorantagonisten können einen höheren Glutamatspiegel verursachen, der wiederum deutlich mit verbesserten antidepressiven Eigenschaften korreliert.

Das Narkosemittel **Ketamin**, ein NMDA-Rezeptorantagonist, wirkt in subanästhetischen Dosierungen rasch antidepressiv und könnte daher zu einem potenziellen neuen Antidepressivum entwickelt werden. Der rasche Eintritt der antidepressiven Wirkung (innerhalb von Stunden) wäre eine deutliche Verbesserung gegenüber der Wirklatenz der klassischen Antidepressiva. Problematisch bei Ketamin sind allerdings sein hohes Missbrauchspotenzial und die mögliche Provokation von Psychosen bei höheren Dosierungen. In der Zwischenzeit hat das Ketaminderivat Esketamin in A die Zulassung zur Anwendung bei therapieresistenter Depression erhalten. In D/CH steht es ebenfalls vor der Zulassung. Es wird als Nasenspray bei therapieresistenter Depression, nur in Kombination mit oralen SSRI oder SNRI, eingesetzt. Die Anwendung ist nur unter der direkten Aufsicht von medizinischem Fachpersonal möglich.

Zu weiteren NMDA-Antagonisten wie Psilocybin, einem Inhaltsstoff von Pilzen („magic Mushrooms"), oder Crocetin, einem Inhaltsstoff aus dem Gewürz Safran, laufen derzeit Studien.

3.3.2 Pharmakokinetik

Resorption: Antidepressiva werden nach oraler Applikation rasch aus dem Magen-Darm-Trakt resorbiert; die Bioverfügbarkeit der meisten Substanzen liegt bei etwa 50 %.

Metabolismus: Fast alle Antidepressiva werden hepatisch über CYP-Enzyme verstoffwechselt; viele Substanzen besitzen aktive Metaboliten. Einige Substanzen sind potente Inhibitoren von CYP-Enzymen; Johanniskraut ist ein Induktor von CYP-Enzymen mit klinischer Relevanz. Milnacipran wird praktisch ausschließlich renal verstoffwechselt.

Elimination: Wegen der relativ langen Halbwertszeit vieler Substanzen ist eine Einmalgabe häufig möglich; trizyklische Antidepressiva werden dagegen grundsätzlich auf zwei bis drei Tagesgaben verteilt. Der aktive Metabolit von Fluoxetin hat eine extrem lange Halbwertszeit von bis zu zwei Wochen.

Klinisch relevante pharmakokinetische Kenngrößen sind vor allem die Eliminationshalbwertszeit und die Kenntnis der relevanten Cytochrom-Enzyme, sowohl was Substrateigenschaften der jeweiligen Substanz als auch deren Rolle als Inhibitor bzw. Induktor betrifft. ◘ Tab. 3.7 zeigt die entsprechenden pharmakokinetischen Daten.

■ **SCHLAGLICHT** Besonders auffällige pharmakokinetische Kenngrößen besitzen Agomelatin (sehr kurze Halbwertszeit), Fluoxetin (sehr lange Halbwertszeit) sowie Milnacipran und Tianeptin (beide werden nicht über CYP-Enzyme verstoffwechselt).

3.3.3 Plasmaspiegelbestimmungen

Für eine ganze Anzahl von Antidepressiva wird in der Konsensus-Leitlinie der AGNP (Arbeitsgemeinschaft Neurologie Psychiatrie) von 2017 die Bestimmung des Plasmaspiegels mit dem höchsten bzw. zweithöchsten Empfehlungsgrad bewertet. Dies bedeutet, dass kontrollierte Studien zu einem evaluierten therapeutischen Referenzbereich (Empfehlungsgrad 1) bzw. Untersuchungen vorliegen, bei denen Plasmakonzentrationen unter therapeutisch wirksamen Dosierungen mit den klinischen Wirkungen korreliert wurden (Empfehlungsgrad 2). Für diese Substanzen ist therapeutisches Drugmonitoring zur Dosistitration sehr empfohlen (Empfehlungsgrad 1) bzw. empfohlen (Empfehlungsgrad 2), da es eine hohe Wahrscheinlichkeit für therapeutische Response beim angegebenen Referenzbereich gibt. Für die trizyklischen Antidepressiva Nortriptylin, Imipramin und Desipramin wurde eine signifikante Korrelation zwischen Plasmakonzentration und klinischer Wirkung gefunden. Auch für Amitriptylin ist von diesem Zusammenhang auszugehen. Man spricht hier von einem sog. „therapeutischen Fenster", also einer Plasmakonzentration, bei der maximale Effektivität bei guter Verträglichkeit und Sicherheit vorliegt. ◘ Tab. 3.8 zeigt die Wirkungen trizyklischer Antidepressiva in Abhängigkeit von ihrem Plasmaspiegel.

Tab. 3.7 Pharmakokinetische Parameter der Antidepressiva (Auswahl)

Substanz	Eliminationshalbwertszeit in h	Substrat von CYP-Enzym (Hauptabbauweg)	Inhibitor von CYP-Enzym[1]	Induktor von CYP-Enzym[1]
Agomelatin	1–2	1A2	–	–
Amitriptylin	10–28	2D6	–	–
Bupropion	ca. 20	2B6	2D6	–
Citalopram	33	2C19	–	–
Clomipramin	21 Metabolit 36	2D6	–	–
Doxepin	8–25 Metabolit 33–80	2C19	–	–
Duloxetin	8–17	1A2	2D6	–
Escitalopram	30	2C19	–	–
Esketamin	7–12	2B6, 3A4	–	–
Fluoxetin	4–6 Tage Metabolit 4–16 Tage	2C19, 2D6	2D6, 3A4	–
Fluvoxamin	17–22	1A2	1A2, 2C19, 3A4	–
Imipramin	6–18	2C19	–	–
Johanniskraut	12–48	–	–	3A4
Maprotilin	20–58	2D6	–	–
Milnacipran	8	–	–	–
Mirtazapin	20–40	2D6	–	–
Moclobemid	1–4	2C19	2C19	–
Nortriptylin	26	2D6	–	–
Paroxetin	24	2D6	2D6	–
Reboxetin	13	3A4	–	–
Sertralin	26	2D6, 3A4	2C19	–
Tianeptin	2,5–3 Metabolit 7–8	–	–	–
Tranylcypromin	ca. 2,5, jedoch ca. 2 Wochen irreversible MAO-Hemmung	2D6	–	–

Tab. 3.7 Pharmakokinetische Parameter der Antidepressiva (Auswahl; Forts.)

Substanz	Eliminationshalbwertszeit in h	Substrat von CYP-Enzym (Hauptabbauweg)	Inhibitor von CYP-Enzym[1]	Induktor von CYP-Enzym[1]
Trazodon	4–12	3A4	–	–
Trimipramin	ca. 24	2C19	–	–
Venlafaxin	5 Metabolit 11	2D6	–	–
Vortioxetin	66	2D6	–	–

[1] Es werden nur die jeweils wichtigsten CYP-Enzyme aufgeführt.

Tab. 3.8 Wirkungen trizyklischer Antidepressiva in Abhängigkeit von ihrem Plasmaspiegel

Plasmaspiegelbereich (ng/ml)	Zu erwartende Wirkung bzw. Nebenwirkung
≤ 50	Therapeutische Wirkung eher nicht zu erwarten
50–150	Eher schlechtere therapeutische Wirkung
150–250	Optimaler Bereich für ein gutes therapeutisches Ansprechen bei relativ geringen Verträglichkeitsproblemen
≥ 350	Zunehmendes Risiko für anticholinerge (kognitive) und kardiale Nebenwirkungen
≥ 1000	Toxische Wirkungen treten zunehmend auf (Krampfanfälle, Atemstörungen bis hin zum Koma)

Plasmaspiegelbestimmungen sind generell sinnvoll:

- zur Kontrolle der Adhärenz,
- bei Auftreten von gravierenden und/oder unerwarteten Nebenwirkungen,
- bei mangelnder klinischer Response bzw. von Nebenwirkungen unter empfohlener Dosierung,
- bei Kombinationstherapien (▸ Kap 2.3).

MERKE Für trizyklische Antidepressiva, die aufgrund ihrer relativ engen therapeutischen Breite bei höherem Plasmaspiegel schnell toxische Effekte zeigen können, wird TDM besonders empfohlen!
TDM wird bei SSRI im Unterschied zu dualen Substanzen (Duloxetin, Milnacipran, Venlafaxin) klinisch weniger eingesetzt. Nicht empfohlen wird TDM bei Agomelatin und Tranylcypromin. Bei der erstgenannten Substanz können wegen der sehr kurzen Eliminationshalbwertszeit (1–2 h) keine für die Plasmaspiegelmessung relevanten Talspiegel gemessen werden, bei Tranylcypromin ist die irreversible Hemmung der Monoaminoxidasen und nicht die Höhe der Plasmakonzentration der entscheidende Faktor.

Tab. 3.9 Antidepressiva mit Empfehlungsgrad 1 bzw. 2 für TDM und ihre therapeutischen Referenzbereiche. Nach Hiemke et al. 2018

Antidepressivum	Therapeutischer Referenzbereich (ng/ml)	Empfehlungsgrad	Bemerkungen
Amitriptylin	80–200	1	Hauptmetabolit Nortriptylin[1]
Bupropion	850–1500	2	Hauptmetabolit Hydroxybupropion[1]
Citalopram	50–110	1	–
Clomipramin	230–450	1	Hauptmetabolit Norclomipramin[1]
Doxepin	50–150	2	Hauptmetabolit Nordoxepin[1]
Duloxetin	30–120	2	–
Escitalopram	15–80	2	–
Fluvoxamin	60–230	2	–
Imipramin	175–300	1	Hauptmetabolit Desipramin[1]
Maprotilin	75–130	2	–
Milnacipran	100–150	2	–
Mirtazapin	30–80	2	–
Nortriptylin	70–170	1	–
Sertralin	10–150	2	–
Trazodon	700–1000	2	–
Trimipramin	150–300	2	–
Venlafaxin	100–400	2	Hauptmetabolit O-Desmethylvenlafaxin[1]
Vortioxetin	10–40	2	–

[1] Referenzbereich bezieht sich auf Muttersubstanz plus Hauptmetabolit

In Tab. 3.9 werden die Antidepressiva mit Empfehlungsgrad 1 bzw. 2 und ihre therapeutischen Referenzbereiche aufgeführt.

3.4 Indikationen

Depressive Erkrankungen sind die einzige Indikation, für die alle Antidepressiva zugelassen sind. Die Wirkung ist Nosologie-unabhängig, d. h., dass Unterscheidungen in z. B. exogene oder endogene Depressionen bei der Präparateauswahl nicht mehr relevant sind.

◘ **Tab. 3.10** Zulassungsstatus von Antidepressiva für weitere Indikationen neben der Indikation Depression

Zugelassene Indikation	Substanzen
Angststörungen (auch generalisierte)	Duloxetin, Escitalopram, Paroxetin, Sertralin, Venlafaxin, Doxepin
Bulimie	Fluoxetin
Panikstörungen	Citalopram, Escitalopram, Paroxetin, Sertralin, Venlafaxin
Phobie (auch soziale)	Escitalopram, Paroxetin, Sertralin, Venlafaxin, Clomipramin
Posttraumatische Belastungsstörung	Paroxetin, Sertralin
Rezidivprophylaxe	Venlafaxin
Schmerzzustände	Amitriptylin, Clomipramin, Duloxetin
Zwangsstörungen	Clomipramin, Escitalopram, Fluoxetin, Fluvoxamin, Paroxetin, Sertralin

Auch Ausprägungsgrade der Depression, wie leicht, mittelschwer oder schwer, sind primär kein Entscheidungsmerkmal für oder gegen ein bestimmtes Präparat. Allerdings haben einige große Meta-Analysen in jüngster Zeit Hinweise gegeben, dass Antidepressiva bei schwereren Depressionen besser wirken und die Placebo-Verum-Differenz umso deutlicher ausfällt, je schwerer der Ausprägungsgrad der Depression ist. Bei leichteren Depressionen ist es in der Regel schwierig, evidente Unterschiede zwischen Placebo und Antidepressivum nachzuweisen.

In der Praxis hat es sich bewährt, trotz einheitlicher Zulassungen Antidepressiva je nach Ausprägung der klinischen Symptomatik (z. B. gehemmt, ängstlich-agitiert, atypisch oder melancholisch) nach ihrem klinischen Wirkprofil auszuwählen. So kann eine Unterscheidung nach eher sedierendem oder aktivierendem Profil (◘ Tab. 3.1) oder eine Auswahl nach Depressionssubtyp oder somatischer Begleiterkrankung (◘ Tab. 3.3) hilfreich sein.

Wichtig ist, dass die Zulassung für „depressive Erkrankungen" sowohl unipolare als auch bipolare Depressionen umfasst. Hier wird keine Unterscheidung getroffen.

Zusätzlich sind einige Substanzen bei weiteren Indikationen aus dem psychiatrischen Behandlungsspektrum zugelassen. Hier sind Zwangsstörungen, Panikstörungen, Angststörungen, Phobien und posttraumatische Belastungsstörungen zu nennen. Wichtig ist, dass der Zulassungsstatus für diese Indikationen sehr heterogen ist. ◘ Tab. 3.10 gibt eine Übersicht über den Zulassungsstatus für weitere Indikationen neben der Depression.

■ **MERKE** Antidepressiva werden nicht nur bei Depressionen eingesetzt, sondern bei einer Vielzahl weiterer psychischer Erkrankungen. Allerdings ist hierfür der Zulassungsstatus sehr uneinheitlich und muss für jede Substanz vor dem Einsatz abgeklärt werden.

Antidepressiva sind auch bei Schmerzsyndromen wirksam. Allerdings gilt dies nicht für alle Substanzen. So sind z. B. SSRI hierfür nicht geeignet; zugelassen sind nur Amitriptylin, Clomipramin und Duloxetin. Positive Studiendaten liegen für trizyklische Antidepressiva, Duloxetin und Venlafaxin sowie Mirtazapin vor. Im Vordergrund stehen in diesem Kontext neuropathische Schmerzen sowie psychogene und somatoforme Schmerzsyndrome.

Interessant ist, dass kein Antidepressivum eine Zulassung zur Therapie der Dysthymie besitzt. Hierbei handelt es sich um ein chronisch-depressives Syndrom leichterer Ausprägung, das mindestens zwei Jahre besteht. Auch bei Persönlichkeitsstörungen (z. B. Borderline-Erkrankung) gibt es keine zugelassene Substanz. Bei Essstörungen hat nur Fluoxetin bei Bulimie eine Zulassung, zur Therapie der Anorexie ist kein Antidepressivum im Handel. Im Übrigen ist auch keine einzige Substanz zur Behandlung bzw. Prophylaxe der Suizidalität zugelassen. Positive Studienergebnisse liegen hierfür allerdings für Lithium vor.

3.5 Nebenwirkungen und Kontraindikationen

Bis heute ist umstritten, ob es klinisch relevante Unterschiede zwischen den einzelnen Substanzen in Bezug auf die antidepressive Wirksamkeit gibt. Unbestritten sind allerdings die Unterschiede im Nebenwirkungs- und Interaktionsprofil. Differenzierungen in dieser Hinsicht lassen sich in der Regel sehr gut aus dem Rezeptorprofil der einzelnen Antidepressiva ableiten (◘ Tab. 3.5, ▸ Kap. 3.3). Neben erwünschten antidepressiven Wirkungen führen Hemmungen der Wiederaufnahmetransporter und insbesondere auch postsynaptische Rezeptorblockaden zu unerwünschten Wirkungen. ◘ Tab. 3.11 gibt eine Übersicht über vom Rezeptorprofil abgeleitete unerwünschte Effekte.

Bei einer Klassifizierung der Antidepressiva nach Nebenwirkungen empfiehlt sich, diese nach ihren unerwünschten Wirkungen (UAW) auf Organe, Organsysteme und Regelkreise im Organismus einzuordnen. Hieraus ergibt sich dann das Verträglichkeitsprofil der einzelnen Substanzen.

Folgende UAW werden im Folgenden aufgeführt:

- kardiovaskuläre Nebenwirkungen,
- vegetative Nebenwirkungen,
- sexuelle Funktionsstörungen,
- neurologische Störungen,
- gastrointestinale Störungen,
- hämatologische Nebenwirkungen,
- Sedierung bzw. Aktivierung,
- Hyponatriämie,
- Suizidalität,
- sonstige Nebenwirkungen.

3.5.1 Kardiovaskuläre Nebenwirkungen

Bei den kardiovaskulären Nebenwirkungen von Antidepressiva waren seit dem Erscheinen der „Roten-Hand-Briefe“ im Jahr 2011 zu QT-Zeit-Verlängerungen unter Citalopram

Tab. 3.11 Rezeptorprofil und unerwünschte Wirkungen

Wirkung über Rezeptor/Neurotransmitter	Unerwünschte Wirkungen
Serotonin-(5-HT)-Wiederaufnahme-hemmung	Gastrointestinale Störungen (Übelkeit, Erbrechen, Diarrhö), Appetitminderung, Gewichtsverlust, Schlafstörungen, Agitiertheit, Unruhe. sexuelle Funktionsstörungen
Noradrenalin-Wiederaufnahmehemmung	Hypertonie, Tremor, Tachykardie, Unruhe
Dopamin-Wiederaufnahmehemmung	Unruhe, Schlafstörungen, Kopfschmerzen
Blockade muskarinischer Acetylcholin-Rezeptoren	Mundtrockenheit, Obstipation, Miktionsstörungen, Akkomodationsstörungen, kognitive Störungen
Blockade von H_1-Histaminrezeptoren	Sedierung, Müdigkeit, Gewichtszunahme
Blockade von α_1-adrenergen Rezeptoren	Schwindel, orthostatische Hypotonie, Reflextachy-kardie, Priapismus
Blockade von 5-HT-Rezeptoren	Appetitsteigerung, Gewichtszunahme
Stimulation (Agonismus) an $5\text{-}HT_{2A}$-Rezeptoren	Angst, sexuelle Funktionsstörungen
Stimulation (Agonismus) an $5\text{-}HT_3$-Rezeptoren	Übelkeit, Erbrechen

und Escitalopram vor allem diese UAW im Blickfeld. Es sind jedoch auch weitere Nebenwirkungen im kardiovaskulären Bereich zu nennen.

Orthostatische Hypotension und kompensatorische Reflextachykardie sind vor allem auf den peripheren α_1-adrenergen Rezeptorantagonismus zurückzuführen und treten deshalb häufiger bei TZA auf. Wichtig sind in diesem Zusammenhang eine langsame Aufdosierung, eine Verteilung des Applikationszeitpunktes auf mehrere Gaben und ein abendlicher Dosisschwerpunkt.

Antidepressiva mit noradrenergem Wirkprofil können vermehrt zu arteriellem **Blutdruckanstieg** führen. Hier sind vor allem Serotonin-Noradrenalin-Reuptake-Hemmer wie Duloxetin, Venlafaxin oder Milnacipran zu nennen. Auch Bupropion besitzt eine deutliche Affinität für präsynaptische Noradrenalin-Rezeptoren. Venlafaxin hat in der Regel erst bei höheren Dosierungen ab ca. 225 mg deutliche hypertensive Effekte.

Sinustachykardien können neben kompensatorischen Reflextachykardien infolge orthostatischer Hypotonie bei Antidepressiva auftreten. Substanzen mit deutlichem anticholinergem Wirkprofil wie TZA können diese auslösen. Auch Noradrenalin-Wiederaufnahmehemmer können ursächlich beteiligt sein.

Bradykarde Rhythmusstörungen werden sowohl für TZA als auch für SSRI berichtet, insgesamt treten sie aber seltener auf.

QT-Zeit-Verlängerungen im EKG können bei Antidepressiva auftreten. Die in ▸ Kap. 7.5.3 bei Antipsychotika aufgeführten Punkte zu Risikofaktoren und zu den potenziell lebensbedrohlichen „Torsades de Pointes" haben für Antidepressiva gleichfalls Gültigkeit. Risiken bestehen für alle TZA; bei SSRI gibt es „Rote-Hand-Briefe" für Citalopram und Escitalopram. Für diese beiden Substanzen wurden in der Literatur dosisabhängige QTc-Zeit-Verlängerungen in moderatem Ausmaß beschrieben. In der Regel dürften diese Effekte bei Monotherapie relativ selten auftreten, bei Kombination mit anderen Substanzen mit ähnlichem Nebenwirkungsprofil oder bei Vorliegen von Risikofaktoren bestehen allerdings Kontraindikationen. Auch für weitere SSRI wurden entsprechende kardiale Effekte beobachtet; Warnhinweise und Dosiseinschränkungen existieren allerdings explizit nur für Citalopram und Escitalopram. Es gibt einige Antidepressiva ohne relevante Wirkungen auf die QT-Zeit, darunter der SSRI Sertralin (◘ Tab. 3.12).

Nach einer neueren großen Kohortenstudie aus dem Jahr 2016 an mehr als 200 Tsd. Patienten erhöhen SSRI bei Personen im Alter zwischen 20 und 64 Jahren das Risiko von Herzrhythmusstörungen und Schlaganfall nicht.

Empfehlung

QTc-Zeit-Verlängerungen sind in der Regel dosisabhängig. Bei QTc-Zeit-Verlängerungen, die unterhalb des Grenzwertes von 500 ms bleiben, empfiehlt sich als erste Handlungsoption meist eine Dosisreduktion des Antidepressivums.

Kardiotoxische Effekte sind vor allem für Überdosierungen von TZA beschrieben. Als Ursachen werden Blockaden spannungsabhängiger Natrium-/Calcium-Kanäle und infolgedessen bradykarde Herzrhythmusstörungen bis hin zu schwerwiegenden Reizleitungsstörungen am Herzen diskutiert. Auch die beschriebenen QT-Zeit-Verlängerungen können über ventrikuläre Tachyarrhythmien zu Kammerflimmern bis hin zum Herzstillstand führen. TZA gehören zu den wenigen Psychopharmaka mit deutlich toxischen Effekten bei Überdosierung!

■ **MERKE** Vorsicht bei Überdosierung von TZA! Diese können vor allem über negative kardiale Effekte zu potenziell lebensbedrohlichen Intoxikationen führen. Eine Therapieüberwachung mittels TDM wird dringend angeraten.

◘ Tab. 3.12 zeigt eine Risikoeinschätzung kardiovaskulärer Nebenwirkungen von Antidepressiva.

3.5.2 Vegetative Nebenwirkungen einschließlich Delir

Vegetative Nebenwirkungen treten vor allem unter TZA auf. Hier sind in erster Linie Amitriptylin, Clomipramin und Doxepin zu nennen. Unter den TZA hat Nortriptylin nur geringe anticholinerge Eigenschaften. Auch der SSRI Paroxetin besitzt eine anticholinerge Potenz und kann, vor allem in Kombination mit anderen anticholinergen Substanzen, entsprechende vegetative UAW auslösen (▸ Kap. 3.8.1). Häufigste unerwünschte Effekte sind in diesem Zusammenhang Mundtrockenheit, Schwitzen, Obstipation sowie Seh- und Miktionsstörungen und Auslösung eines Delirs. Selten können auch Ileus, Harnsperre oder ein Glaukomanfall auftreten. Die Nebenwirkungen sind dosisabhängig und häufiger zu Beginn der Therapie zu beobachten. Ältere Patienten sind empfindlicher für das Auftreten dieser UAW. Gegenmaßnahmen bei den wichtigsten vegetativen Nebenwirkungen werden in ◘ Tab. 7.11 im Kapitel Antipsychotika (▸ Kap. 7) genannt.

Tab. 3.12 Kardiovaskuläre Nebenwirkungen von Antidepressiva: Substanzen mit erhöhtem bzw. niedrigerem Risiko. Nach Wenzel-Seifert 2013

UAW	Antidepressiva mit erhöhtem Risiko	Antidepressiva mit niedrigerem Risiko
Orthostatische Hypotension	TZA	Agomelatin, SSRI, SNRI, Bupropion (dosisabhängig)
Arterieller Hypertonus	Bupropion (dosisabhängig), SNRI, Esketamin	Agomelatin, SSRI, TZA
Sinustachykardie	TZA, Bupropion, SNRI	Agomelatin, SSRI
QTc-Zeit-Verlängerung	TZA, Citalopram, Escitalopram	Agomelatin, Bupropion, Duloxetin, Milnacipran, Moclobemid, Sertralin, Tranylcypromin
Bradykardie	TZA, SSRI	Agomelatin, Bupropion, SNRI, Mirtazapin

MERKE Ältere Patienten sollten möglichst nicht mit stark anticholinergen TZA vom Amitriptylin-Typ behandelt werden

3.5.3 Sexuelle Funktionsstörungen

Sexuelle Nebenwirkungen unter antidepressiver Therapie werden relativ häufig beschrieben; eine Differenzierung zwischen medikamentösen Nebenwirkungen und krankheitsbezogenen Symptomen ist in der Regel nicht einfach. Es wird vermutet, dass die tatsächliche Inzidenz dieser Nebenwirkungen höher ist als die in der Literatur beschriebene. Auch die Zahlen aus Spontanberichten von Patienten sind regelhaft niedriger als die Häufigkeit bei gezieltem Nachfragen. Die Nebenwirkungen dieses Formenkreises treten im Allgemeinen erst nach längerdauernder Therapie, nach ca. drei Monaten, häufiger auf; Männer sind eher davon betroffen als Frauen. Am meisten genannt werden verminderte Libido, Erektionsstörungen und vor allem unter SSRI/SNRI Ejakulationsstörungen. Die Letztgenannten sind bekannte Nebenwirkungen von SSRI/SNRI. Durch die Zulassung eines SSRI mit sehr kurzer Halbwertszeit (ca. 30 Minuten) – Dapoxetin (Pryligy®) – wird dieser Effekt sogar therapeutisch bei der Indikation Ejaculatio praecox genutzt. Auch unter TZA, vor allem bei Clomipramin, können sexuelle Funktionsstörungen (verminderte Libido, Erektionsstörungen), wenn auch nicht so oft wie unter SSRI/SNRI, auftreten. Insgesamt scheinen Männer eher auf sexuelle Nebenwirkungen durch SSRI/SNRI, Frauen häufiger auf Nebenwirkungen durch TZA zu reagieren. Unter einer Trazodontherapie wird selten über Priapismus berichtet. Neuerdings gibt es Hinweise, dass es unter Antidepressiva – vor allem SSRI – zu einer Beeinträchtigung der Spermienqualität kommen kann. Mögliche Auswirkungen, z. B. auf die Zeugungsfähigkeit, sind bisher noch nicht ausreichend belegt. Am seltensten treten sexuelle Nebenwirkungen unter den Antidepressiva Agomelatin, Bupropion, Mirtazapin, Tianeptin und den MAO-Hemmern auf.

■ **MERKE** Sexuelle Funktionsstörungen treten in der Regel erst nach mehrwöchiger Therapie auf. Männer sind unter SSRI-/SNRI-Therapie davon häufiger betroffen.

3.5.4 Neurologische Störungen

Unter einer Therapie mit Antidepressiva kann es, wie unter anderen Psychopharmaka auch, zu einer Senkung der Krampfschwelle kommen und damit in seltenen Fällen zu zerebralen Krampfanfällen. Bei TZA besteht für alle Substanzen ein gewisses Risiko, am höchsten ist es für das tetrazyklische Antidepressivum Maprotilin. Bei den neueren Substanzen werden vor allem für Bupropion bei Dosierungen > 300 mg epileptische Anfälle berichtet. Generell ist das Risiko bei zerebraler Vorschädigung erhöht. Vorsicht auch bei zu schneller Aufdosierung oder schlagartigem Absetzen! Unter SSRI gibt es Berichte über Tremor und in seltenen Fällen über EPMS-ähnliche dystone Bewegungsstörungen. Eine Verschlechterung oder das Neuauftreten eines RLS (Restless-Legs-Syndrom) wird in Einzelfällen für SSRI beschrieben; am häufigsten kann diese UAW unter Mirtazapin auftreten. In einzelnen Studien gab es Verdachtshinweise, dass Antidepressiva möglicherweise mit einem vermehrten Auftreten von Schlaganfällen assoziiert sind. In neueren Untersuchungen aus dem Jahr 2016 ergab sich jedoch keine Evidenz für dieses Risiko, zumindest für die untersuchte Altersgruppe zwischen 20 und 64 Jahren.

3.5.5 Gastrointestinale Störungen

Diese Nebenwirkungen sind vor allem bei SSRI und SNRI zu beobachten und stehen in engem Zusammenhang mit der serotonergen Wirkung dieser Arzneimittel. Verstärkte Serotonin-Wirkungen führen zu **Übelkeit, Erbrechen** und weiteren gastrointestinalen Wirkungen wie **Diarrhö**. Die Nebenwirkungen treten vor allem zu Beginn der Therapie auf und hier insbesondere bei zu hoher Anfangsdosierung oder zu schnellem Aufdosieren. Es empfiehlt sich bei entsprechend empfindlichen Patienten mit der halben üblichen Dosis zu beginnen und erst nach ca. einer Woche die Dosis auf die empfohlene therapeutische Dosierung zu erhöhen.

Inappetenz ist eine weitere mit den serotonergen Effekten verbundene gastrointestinale Wirkung. Diese hat nicht selten initialen Gewichtsverlust zur Folge und führte dazu, dass SSRI, vor allem Fluoxetin, teilweise als Medikamente zum Abnehmen eingesetzt wurden. In der Regel ist dieser Effekt aber nur kurzfristig, längerfristig gibt es unter SSRI keinen anhaltenden Gewichtsverlust. Gewichtszunahme ist häufiger beim Einsatz von TZA zu beobachten, die stärkste gewichtssteigernde Wirkung unter den Antidepressiva besitzt, vermutlich wegen seiner deutlich antihistaminergen Effekte, Mirtazapin. Gewichtszunahmen von mehr als 6 kg können nach mehrmonatiger Therapie durchaus auftreten.

3.5.6 Hämatologische Nebenwirkungen

Blutungen können unter Therapie mit SSRI bzw. SNRI verstärkt auftreten. Bei dieser Nebenwirkung besteht ein enger Zusammenhang mit den serotonergen Wirkungen dieser Substanzen. Serotonin übt eine wichtige Funktion im Rahmen der Thrombozytenaggregation aus. Durch die Wiederaufnahmehemmung von Serotonin in die Thrombozyten wird dieser physiologische Mechanismus gestört und es kann zu vermehrten Blutungen unter der Therapie kommen. Betroffen sind alle SSRI und SNRI, wobei das Risiko umso höher zu sein scheint, je stärker die Affinität der Substanz zum Serotonintransporter ist. Die Effekte sind dosisunabhängig. Antidepressiva mit fehlender Wirkung auf diesen Transporter sind von der UAW nicht betroffen. Hierzu gehören z. B. Mirtazapin, Bupropion, Agomelatin oder Moclobemid.

Problematisch sind evtl. Interaktionen mit anderen Substanzen, die ebenfalls in das Blutungsgeschehen eingreifen (▸ Kap. 3.8).

Leukopenien und Agranulozytosen wurden unter Mianserin berichtet. Dementsprechend sind bei der Therapie mit dieser Substanz engmaschige Blutbildkontrollen vorgeschrieben. In seltenen Fällen kann es auch unter TZA und Mirtazapin zu Schädigungen des weißen Blutbildes kommen. Die Empfehlungen aus ▸ Kap. 7.5.8 gelten hier entsprechend.

3.5.7 Sedierung bzw. Aktivierung

Sedierende Effekte von Antidepressiva sind häufig zu Beginn der Behandlung erwünscht und therapeutisch oft notwendig (Überbrückung der Wirklatenz bis zum Einsetzen der antidepressiven Wirkung z. B. bei suizidalen Patienten). Eine Einteilung der Substanzen nach ihrem sedierenden bzw. aktivierenden Wirkprofil findet sich in ○ Abb. 3.2. Sedierende Effekte können auch nachteilig sein, z. B. im Arbeitsleben oder beim Steuern eines Autos, da hierdurch das Reaktionsvermögen generell beeinträchtigt sein kann. Die Patienten müssen entsprechend aufgeklärt werden.

Deutlich aktivierende Substanzen hingegen können zu Unruhe und Schlafstörungen führen.

3

Empfehlung

Patienten, die TZA, vor allem Amitriptylin, Doxepin oder Trimipramin bzw. Maprotilin oder Mirtazapin verordnet bekommen haben, sollten diese Substanzen mit abendlichem Einnahmeschwerpunkt einnehmen. SSRI, SNRI, Bupropion oder auch MAO-Hemmer sollten bevorzugt morgens bzw. mittags verabreicht werden.

3.5.8 Hyponatriämie

Antidepressiva können Hyponatriämien verursachen. Auslösender Mechanismus ist eine pathologisch erhöhte Sekretion des antidiuretischen Hormons (SIADH-Syndrom). Hierdurch kommt es zu einer verstärkten Rückresorption von Wasser in der Niere und dadurch zu einer Überwässerung des Körpers mit Absinken der Elektrolytkonzentrationen, vor allem von Natrium. Bei Natriumkonzentrationen im Blut von unter 135 mmol/l spricht man von einer Hyponatriämie. Klinisch kann sich diese durch Symptome wie Übelkeit, Lethargie, Kopfschmerzen, Verwirrtheit bis hin zu Delir und Koma zeigen. Besonders anfällig sind ältere, vor allem weibliche Patienten. Aus der Gruppe der Antidepressiva können sowohl TZA als auch SSRI und SNRI diese UAW auslösen, ein geringeres SIADH-Risiko sollen Bupropion bzw. Mirtazapin besitzen.

3.5.9 Suizidalität

Das Thema „Suizidalität" unter einer Antidepressivatherapie wird kontrovers diskutiert. Insbesondere bei Kindern, Jugendlichen und jungen Erwachsenen bis 25 Jahre soll das Risiko suizidalen Verhaltens unter Antidepressiva höher sein als ohne Therapie (▸ Kap. 2.2.1). Mit zunehmendem Alter > 25 Jahre soll das Risiko geringer werden und ab einem Lebensalter von 30 Jahren nicht mehr signifikant erhöht sein. Neuere Metaanalysen scheinen allerdings diese Datenlage nicht zu bestätigen, trotzdem empfiehlt sich vor allem in der Altersklasse ≤25 Jahren ein zurückhaltender Einsatz von Antidepressiva. Wichtig in diesem Zusammenhang ist, dass in den Fallberichten immer nur von suizidalem Verhalten und nicht von Suiziden die Rede ist. Suizidales Verhalten umfasst verschiedene Aspekte wie z. B. suizidale Gedanken oder Äußerungen. Generell sollten bei Kindern und Jugendlichen bevorzugt sedierende Antidepressiva zum Einsatz kommen bzw. in den ersten Behandlungstagen eine vorübergehende Kombination mit einem Benzodiazepin gewählt werden. Grundsätzlich gilt, dass die depressive Erkrankung selbst das größte Suizidrisiko darstellt.

■ **SCHLAGLICHT** Vorsicht vor der Gleichsetzung der Begriffe „suizidales Verhalten" und „Suizid". Keinesfalls bedeutet „suizidales Verhalten" ausgeführte Suizide, sondern kennzeichnet vielmehr u. a. Gedanken oder Äußerungen zu möglicherweise geplanten Suiziden.

3.5.10 Sonstige Nebenwirkungen

Allergische Reaktionen in Form von Exanthemen der Haut können vor allem unter TZA-Behandlung auftreten.

Zurzeit ist noch unklar, ob die Hinweise auf eine verminderte Knochendichte und das damit verbundene erhöhte **Osteoporose-Risiko** ursächlich mit der Einnahme von Antidepressiva zusammenhängen. Bekannt ist, dass die Krankheit „Depression" selbst mit einer deutlich erhöhten Zahl von Osteoporose-Diagnosen assoziiert ist.

Unter **Johanniskrauttherapie** treten nur selten Nebenwirkungen auf. Gastrointestinale Störungen und vor allem die in der Literatur häufig beschriebenen Photosensibilisierungen durch intensive Lichteinwirkung sind in der Regel bei therapeutischen Dosierungen nicht zu beobachten.

Zum sichereren und gezielten Einsatz geeigneter Substanzen bei vorliegender Nebenwirkungssymptomatik werden in ◘ Tab. 3.13 Vorschläge zur Auswahl passender Antidepressiva und auch Angaben zu Substanzen, die weniger geeignet sind, gemacht.

3.5.11 Kontraindikationen

Antidepressiva: Dürfen insgesamt nicht angewandt werden bei bekannter Überempfindlichkeit gegen die betreffende Substanz, bei akuter Intoxikation mit zentral dämpfenden Pharmaka (z. B. Hypnotika, Analgetika) sowie Alkohol, bei akutem Harnverhalt, akuter Manie und akutem Delir.

Trizyklische Antidepressiva: Sind kontraindiziert bei unbehandeltem Engwinkelglaukom, Pylorusstenose, Prostatahypertrophie mit Restharnbildung, paralytischem Ileus, Cholecystitis, kardialen Reizleitungsstörungen und Zustand nach frischem Herzinfarkt.

SSRI und SNRI: Dürfen nicht zusammen mit MAO-Hemmern bzw. L-Tryptophan oder anderen Substanzen mit ausgeprägtem serotonergem Wirkprofil eingenommen werden.

Citalopram und Escitalopram: Sind zusätzlich kontraindiziert bei Patienten mit bekannter Verlängerung des QT-Intervalls, bei angeborenem Long-QT-Syndrom, bei gleichzeiti-

Tab. 3.13 Nebenwirkungsgeleitete Auswahl von Antidepressiva

Symptomatik	Geeignete Substanzen	Weniger geeignete/ problematische Substanzen
Vegetative Symptome (z. B. Mundtrockenheit, Obstipation, Miktions-, Sehstörungen)	SSRI (nicht Paroxetin), SNRI, Mirtazapin, Agomelatin	TZA, Paroxetin
Orthostatische Hypotension	SSRI, SNRI, Agomelatin	TZA, Tranylcypromin
Hypertonie	SSRI, Mirtazapin, Agomelatin	SNRI, Bupropion
Epileptische Anfälle	SSRI	Bupropion, Maprotilin, TZA
Gastrointestinale Störungen (z. B. Übelkeit, Erbrechen)	TZA, Mirtazapin, MAO-Hemmer	SSRI
Übergewicht	SSRI, SNRI, Agomelatin	Mirtazapin, TZA
Nierenfunktionsstörungen	SSRI, TZA, Agomelatin	Milnacipran
Leberfunktionsstörungen	Milnacipran	Agomelatin, TZA
Nervosität, Unruhe, Schlafstörungen	Mirtazapin, TZA, Agomelatin	SSRI, SNRI, Bupropion
QT-Zeit-Verlängerung	Sertralin, Duloxetin, Agomelatin, Bupropion, MAO-Hemmer	TZA, Citalopram, Escitalopram
Sexuelle Funktionsstörungen	Mirtazapin, Agomelatin, Tianeptin	SSRI, SNRI

ger Anwendung von Arzneimitteln, für die bekannt ist, dass sie zu einer Verlängerung des QT-Intervalls führen.

Bupropion und Maprotilin: Sind bei zerebralen Krampfanfällen in der Vorgeschichte kontraindiziert. Bupropion ist zusätzlich kontraindiziert bei Patienten mit einem Tumor des zentralen Nervensystems (ZNS), bei Patienten, die zum Zeitpunkt der Behandlung einen abrupten Entzug von Alkohol oder einem anderen Arzneimittel durchführen, von dem bekannt ist, dass ein Entzug mit dem Risiko des Auftretens von Krampfanfällen verbunden ist (insbesondere Benzodiazepine oder Benzodiazepin-ähnliche Arzneimittel). Bupropion ist bei Patienten mit schwerer Leberzirrhose und bei Patienten, die derzeit an Bulimie oder Anorexia nervosa leiden oder bei denen eine dieser Erkrankungen in der Vergangenheit diagnostiziert wurde, kontraindiziert. Die gleichzeitige Anwendung von Bupropion und MAO-Hemmern ist ebenfalls kontraindiziert.

Agomelatin: Ist kontraindiziert bei eingeschränkter Leberfunktion (d. h. Leberzirrhose oder aktive Lebererkrankung) oder bei um mehr als das Dreifache des oberen Normbereichs erhöhten Transaminasenwerten, ebenso bei einer gleichzeitigen Anwendung von starken CYP1A2-Inhibitoren (z. B. Fluvoxamin, Ciprofloxacin).

Milnacipran: Ist bei unkontrollierter Hypertonie, schwerer oder instabiler koronarer Herzerkrankung kontraindiziert.

Irreversible MAO-Hemmer: Sind kontraindiziert bei Zustand nach Hirninfarkt oder intrakranieller Blutung, Phäochromozytom, Karzinoid, arterieller Hypertonie, bevorstehender Operation mit notwendiger Narkose sowie bei gleichzeitiger Behandlung mit Clomipramin oder SSRIs bzw. Sympathomimetika.

3.6 Fallschilderung 2

Patient: Weiblich, 60 Jahre

Diagnosen: Rezidivierende depressive Störung, Hypertonie, Hyperlipidämie, Zustand nach apoplektischem Insult vor ca. zehn Jahren, rezidivierende Panikattacken, nur stark eingeschränkt belastbar.

Medikation: ASS 100 mg/d, Metoprolol succ. 95 mg/d, Enalapril 5 mg/d, Simvastatin 20 mg/d, Pantoprazol 20 mg/d, Sertralin 50 mg/d, Lorazepam 1 mg/d

Fragestellung: Patientin nach Insult gut remittiert, allerdings immer wieder Angstattacken. Depressive Zustände seit ca. acht Jahren, unter Sertralin seit ca. zwei Jahren stabil. Patientin hat im Beipackzettel entdeckt, dass es unter Sertralin zu RR-Erhöhungen kommen kann. Sie ist deshalb akut deutlich verunsichert und im Zweifel, ob sie Sertralin weiter einnehmen kann. Muss die Medikation geändert werden? Gibt es relevante Unterschiede zwischen den einzelnen Antidepressiva in Bezug auf hypertensive Effekte?

Diskussion: Hypertonie unter Antidepressiva wird vor allem mit verstärkten noradrenergen Effekten und einer damit verbundenen Aktivierung des Symphatikus in Beziehung gebracht. Dual wirksame Noradrenalin-Serotonin-Reuptake-Hemmer (Venlafaxin, Duloxetin, Milnacipran) und Noradrenalin-Dopamin-Reuptake-Hemmer führen relativ häufig, vor allem in höheren Dosierungen, zu Blutdrucksteigerungen. Unter SSRI können gelegentlich leichtere RR-Erhöhungen auftreten. Mirtazapin und Agomelatin haben keine oder nur sehr geringe hypertensive Effekte. TZA zeichnen sich durch gegenteilige hypotensive Wirkungen aus, sollten aber wegen der vaskulären Vorerkrankung in diesem Fall nicht eingesetzt werden. Bei der Wahl eines SSRI sollten mögliche Interaktionen mit Metoprolol in Betracht gezogen werden. Deswegen sind in diesem Fall die CYP2D6-Inhibitoren Paroxetin und Fluoxetin nicht geeignet.

Klinisches Vorgehen: In Anbetracht der erfolgreichen Behandlung der Depression durch Sertralin ist ein Wechsel auf eine andere Substanz nicht zu empfehlen. Sertralin ist als SSRI generell bei Hypertonie nur mit geringen therapeutischen Risiken verbunden und gilt hier als gut verträglich. Der Patientin sollte erläutert werden, was die Angabe „gelegentlich" bei der Aufzählung von Nebenwirkungen im Beipackzettel bedeutet. Ein Hinweis auf die Häufigkeit von 0,1–1 % und eine, wenn überhaupt nur leichte, RR-Steigerung sollten die Patientin zur Einnahme motivieren, insbesondere, wenn darauf hingewiesen wird, dass im Hinblick auf ihre kardiovaskuläre Erkrankung nur wenige Therapie-Alternativen zur Verfügung stehen. Sollte die Patientin nicht von der weiteren Sertralin-Einnahme überzeugt werden können, wären Agomelatin oder evtl. Mirtazapin eine Alternative.

3.7 Schwangerschaft und Stillzeit

Eine sorgfältige Nutzen-Risiko-Abwägung ist bei Schwangeren bzw. stillenden Frauen grundsätzlich angezeigt.

3.7.1 Schwangerschaft

Schwangere Patientinnen mit mindestens mittelgradig schwerer Depression sollten am ehesten in einem interdisziplinären Kontext (Psychiater, Psychotherapeut, Gynäkologe u. a.) behandelt werden. Ebenso ist der Einbezug des Lebenspartners der Schwangeren zu empfehlen. Das Nutzen-Risiko-Verhältnis sollte besonders beachtet werden. Mit anderen Worten: Das Risiko einer pränatalen Medikamenten-Exposition sollte dem Risiko eines Rückfalls der Depression gegenübergestellt werden.

Als Faustregel kann man vom klinischen Standpunkt aus argumentieren, dass das Risiko für den Fötus bei älteren und bekannteren Antidepressiva besser abgeschätzt werden kann, weil mehr klinische Erfahrungen vorhanden sind (z. B. aus Fallberichten und aus Erfahrungen in klinischen Studien, bei welchen unabsichtlich auch schwangere Patientinnen eingeschlossen wurden). Bezüglich SSRI kann nach heutigem Wissensstand gesagt werden, dass für Citalopram und Sertralin kein erhöhtes Risiko für Missbildungen, intrauterinen Tod oder Geburtsfehler besteht. Allerdings weisen etwa ein Drittel der Babys von Müttern, welche mit SSRI behandelt wurden, Symptome einer neonatalen Maladaptation auf:

- schwacher Muskeltonus,
- schwaches oder abwesendes Schreien,
- Atemschwierigkeiten,
- Hypoglykämie,
- epileptische Anfälle.

Trizyklische Antidepressiva scheinen nach der aktuellen Datenlage nicht teratogen zu sein; es bestehen keine peri- oder postnatalen Verhaltensauffälligkeiten. Wie bei SSRI kann es aber zu postnatalen Adaptationsschwierigkeiten kommen.

Paroxetin und Fluoxetin sollten in der Schwangerschaft wegen des geringfügig erhöhten Risikos für Fehlbildungen nicht als Antidepressiva der ersten Wahl verordnet werden.

Johanniskraut-Präparate und Trimipramin sollten in der Schwangerschaft nicht eingenommen werden.

Von der Anwendung von Tianeptin, Agomelatin, Esketamin und MAO-Hemmern wird abgeraten.

Für stabil auf Venlafaxin oder Mirtazapin eingestellte Patientinnen ist eine Schwangerschaft kein Anlass zur Umstellung.

Undeutlich und umstritten ist derzeit die Datenlage zu den Ergebnissen einer Studie, dass die Antidepressiva-Einnahme im zweiten und dritten Schwangerschaftstrimenon das Risiko für eine Autismus-Störung beim Kind geringfügig erhöht. Möglicherweise liegen hierfür in der Studie nicht berücksichtigte genetische Komponenten als mögliche Erklärung für das Ergebnis zugrunde.

Auch postulierte Zusammenhänge zwischen der pränatalen Exposition mit einem SSRI und späteren Entwicklungsauffälligkeiten wie Intelligenzentwicklung, Verhaltens- oder affektive Störungen werden eher mit der Dauer der mütterlichen Schwangerschaftsdepression in Verbindung gebracht. Das Hinzuziehen von Experten kann sich als hilfreich erweisen. Zum Beispiel: Institut für Reproduktionstoxikologie, St. Elisabethen Stiftung, OSK-Klinik, Ravensburg (Stichworte in die Suchmaschine eingeben).

■ **MERKE** Bei strenger Indikationsprüfung können SSRIs (als erste Wahl gelten Sertralin und Citalopram) und sekundär trizyklische Antidepressiva während einer Schwangerschaft eingesetzt werden.

3.7.2 Stillzeit

Ähnlich wie bei Schwangeren gilt es, eine Nutzen-Risiko-Abwägung vorzunehmen. Vom klinischen Standpunkt aus kann man argumentieren, dass das Stillen keine essenzielle Voraussetzung für das Gedeihen des Neugeborenen darstellt, auch wenn Stillen viele Vorteile für Mutter und Kind aufweist. Im Zweifelsfall sollte bei der Gabe eines Psychopharmakons abgestillt werden, weil sehr viele Pharmaka auch in die Muttermilch übertreten. Soll unbedingt gestillt werden, sind am ehesten Amitriptylin und Sertralin zu empfehlen.

Empfehlung

Für den Fall einer Therapie mit Antidepressiva während der Schwangerschaft sollten folgende Empfehlungen beachtet werden:

- Anzustreben ist immer eine Monotherapie mit der geringstmöglichen Dosis. Sind höhere Dosen notwendig, sollten diese möglichst über den Tag verteilt in kleineren Dosen gegeben werden.
- Die Wirkstoffspiegel sollten überwacht werden.
- Die Medikation sollte nicht abrupt abgebrochen werden.
- Eine Folsäuregabe wird generell als Co-Medikation zur Antidepressivatherapie empfohlen.

3.8 Interaktionen

Antidepressiva werden sehr oft mit anderen Medikamenten kombiniert. Hierbei ist zwischen therapeutisch erwünschten Kombinationen (z. B. Mirtazapin plus Venlafaxin ▸ Kap. 2.3) und Kombinationen, die zu unerwünschten Effekten führen können, zu unterscheiden. Als Wechselwirkungen können sowohl pharmakodynamische als auch pharmakokinetische Interaktionen auftreten.

3.8.1 Pharmakodynamische Interaktionen

□ Tab. 3.14 zeigt potenziell riskante pharmakodynamische Interaktionen von Antidepressiva.

Kombination von Arzneimitteln mit anticholinergem Wirkprofil

Anticholinerge Effekte können sowohl als periphere als auch als zentrale Symptome auftreten. Periphere Effekte sind u. a. Sehstörungen (Akkommodation), Obstipation, Mundtrockenheit, Miktionsstörungen und Sinustachykardie. Zentral können Erhöhung des Sturzrisikos, Gedächtnisstörungen oder Verwirrtheit bis hin zu Delir auftreten. Kumulative Effekte durch Kombination mehrerer Substanzen mit anticholinerger Wirkung sind evident und besonders bei älteren Patienten riskant. Die BEERS-Kriterien, eine wichtige

Tab. 3.14 Potenziell riskante pharmakodynamische Interaktionen von Antidepressiva

Kombination von	In erster Linie betroffene Antidepressiva	Mögliche klinische Folgen
Substanzen mit anticholinergem Wirkprofil	TZA, Paroxetin	Verstärkte anticholinerge Effekte bis hin zu Delir
Substanzen mit serotonergem Wirkprofil	SSRI, SNRI, MAO-Hemmer	Verstärkte serotonerge Effekte bis hin zu Serotonin-Syndrom
Substanzen mit QT-Zeit-verlängernden Eigenschaften bzw. kardiovaskulären Nebenwirkungen	TZA (v. a. Clomipramin), Citalopram, Escitalopram,	QT-Zeit-Verlängerung bis hin zu malignen Arrhythmien und Torsade de pointes, Hypertonie, orthostatische Hypotension
Substanzen, die das Blutungsrisiko beeinflussen	SSRI, SNRI	Verstärkte Blutungsneigung
Substanzen, die eine Hyponatriämie auslösen können	SSRI, SNRI	Verwirrtheit bis hin zu Koma
Substanzen mit deutlich sedierenden Eigenschaften	TZA, Mirtazapin	Verstärkte Sedierung, erhöhtes Sturzrisiko

US-amerikanische Publikation zur Bestimmung potenziell ungeeigneter Medikation im Alter, listen in einem Update aus 2015 verschiedene Antidepressiva auf. Genannt werden wegen starker anticholinerger Wirkungen, Sedierung und orthostatischer Hypotension Amitriptylin, Clomipramin, Imipramin, Trimipramin und der SSRI Paroxetin. Doxepin wird in Dosierungen > 6 mg/d ebenfalls als potenziell ungeeignet eingestuft.

In der PRISCUS-Liste, einer deutschen Übersichtsarbeit zum Einsatz von Arzneimitteln bei älteren Patienten, wird explizit Amitriptylin als potenziell inadäquate Medikation für ältere Patienten genannt. Als besser verträgliche Therapie-Alternativen werden SSRI (Citalopram, Escitalopram, Sertralin) und Mirtazapin vorgeschlagen.

Generell ist Vorsicht geboten bei Kombinationen dieser Substanzen untereinander bzw. bei Kombinationen mit anderen deutlich anticholinergen Arzneimitteln (Tab. 7.12).

MERKE Antidepressiva ohne deutliche anticholinerge Effekte sind SSRI (außer Paroxetin), SNRI, Mirtazapin und Agomelatin.

Kombination von Arzneimitteln mit serotonergem Wirkprofil

Bei Kombination von Arzneimitteln mit serotonergem Wirkungsschwerpunkt kann in seltenen Fällen ein sog. Serotonin-Syndrom auftreten. Dieses kann – ohne medizinische Intervention – schwerste klinische Symptome auslösen und lebensbedrohlich sein (▸ Kap. 2.2.1). Wichtig ist, dass ein enger Zusammenhang mit der Gabe einer serotonergen Substanz besteht und die Symptomatik innerhalb von Stunden nach Ansetzen bzw. Änderung einer Medikation auftreten kann. Die Symptome verschwinden in der Regel

Tab. 3.15 Klinische Symptomatik eines Serotonin-Syndroms (nach Sternbach müssen mind. drei Kriterien vorhanden sein)

Symptomkomplex	Symptome
Autonom-vegetative Symptome	Schüttelfrost, Fieber, Übelkeit, Durchfall, Schwitzen, Pupillenerweiterung
Neuromuskuläre Symptome	Reflexsteigerung, Tremor, Ataxie, Myoklonus
Zentralnervöse Symptome	Agitiertheit, Verwirrtheit, Hypomanie, Bewusstseinseintrübung, Koma

Tab. 3.16 Arzneimittel mit serotonergem Wirkprofil (Auswahl)

Mechanismus der Wirkung auf das Serotoninsystem	Arzneistoffe
Steigerung der Serotonin-Produktion	L-Tryptophan
Erhöhte Serotonin-Freisetzung	Amphetamine, Kokain, Methadon, Mirtazapin
Hemmung der Serotonin-Wiederaufnahme	SSRI, SNRI, TZA (v. a. Clomipramin), Johanniskraut, Methadon, Pethidin, Tramadol, Fentanyl, Dextromethorphan
Hemmung des Serotonin-Abbaus	MAO-Hemmer, Linezolid, Methylenblau, Procarbazin
Direkte Serotonin-Agonisten	Buspiron, Triptane, Ergotamine, LSD
Empfindlichkeitssteigerung des Serotonin-Rezeptors	Lithium

innerhalb von 24 Stunden nach Absetzen der ursächlichen Medikation. Tab. 3.15 listet die klinische Symptomatik eines Serotonin-Syndroms auf.

Verstärkte serotonerge Effekte bis hin zu einem Serotonin-Syndrom können als pharmakodynamische Wechselwirkung bei Kombination von zwei oder mehr Substanzen mit serotonergem Wirkprofil auftreten. Tab. 3.16 zeigt eine Auswahl an Substanzen mit serotonergen Wirkungen.

Besonders riskant und deshalb streng kontraindiziert ist die Kombination von serotonergen Substanzen mit MAO-Hemmern. Bei Umstellung von/auf MAO-Hemmer sind in diesem Fall Karenzzeiten einzuhalten (▶ Kap. 2.5).

Mittlerweile wird Entwarnung für die relativ häufig eingesetzte Kombination von SSRI mit Triptanen gegeben. Obwohl theoretisch möglich, haben Analysen von Millionen Verschreibungsdaten aus den USA keine Hinweise auf ein erhöhtes Risiko für ein Serotonin-Syndrom geliefert. Bei einer Kombination von SSRI/SNRI mit Triptanen sollte trotzdem vorsichtig eindosiert und auf beginnende serotonerge Symptome (v. a. initiale Unruhe und Agitiertheit) geachtet werden.

Empfehlung

Kombinationen von Lithium mit SSRI oder SNRI sind in der Regel therapeutisch erwünscht, um verstärkte antidepressive Effekte zu erzielen. Dies gilt auch für die gemeinsame Gabe von Mirtazapin und SSRI bzw. SNRI.
Obwohl Datenbanken diese Kombinationen als potenziell riskant melden, sollten Patienten durch „ungefilterte" Weitergabe dieser Information nicht unnötig verunsichert werden, sondern lediglich über mögliche erste Warnsymptome (Unruhe, Agitiertheit, Muskelkrämpfe) aufgeklärt werden.

Kombination von Arzneimitteln mit QT-Zeit-verlängernden Eigenschaften bzw. kardiovaskulären Nebenwirkungen

Antidepressiva mit einem erhöhten Risiko für QT-Zeit-Verlängerungen sind TZA sowie aus der Gruppe der SSRI Citalopram und Escitalopram. Die gemeinsame Gabe dieser Substanzen mit anderen Arzneimitteln, die ebenfalls QT-verlängernde Eigenschaften haben, erfordert besondere Vorsicht bzw. ist kontraindiziert. Zu Arzneimitteln mit QT-verlängernden Eigenschaften zählen u. a. Antipsychotika (außer Aripiprazol und Olanzapin), Makrolid-Antibiotika, Domperidon, Chinolone, Antihistaminika, Azol-Antimykotika, Verapamil, Diltiazem und alle Antiarrhythmika vom Chinidin-Typ.

Unter nachfolgenden Vorsichtsmaßnahmen können antidepressive Substanzen mit bekanntem Risiko einer QT-Zeit-Verlängerung trotzdem eingesetzt werden (Wenzel-Seifert & Haen):

- langsame Aufdosierung mit Dosisanpassung bei Ausscheidungsstörungen oder risikobehafteter Begleitmedikation,
- Serumkalium- und Magnesiumspiegel kontrollieren und ggf. anpassen,
- EKG vor Therapiebeginn, nach Erreichen des Steady-State und nach Änderung der Dosis oder Begleitmedikation,
- Vorsicht bei QTc-Werten > 440 ms oder Zunahme um > 60 ms,
- Absetzen bzw. Umsetzen bei QTc-Werten > 480–500 ms,
- Bestimmung der Wirkstoffkonzentration (TDM) empfohlen.

Antidepressiva ohne relevante Wirkungen auf die QT-Zeit sind Sertralin, Agomelatin und Duloxetin.

Als weitere potenzielle kardiovaskuläre Interaktionen sind die blutdrucksteigernden Effekte von noradrenerg wirkenden Antidepressiva (z. B. Bupropion, Venlafaxin, Duloxetin, Milnacipran) zu nennen. Diese können u. a. bei Kombination mit Antihypertensiva zur Wirkungsabschwächung führen.

Weitere kardiovaskuläre Effekte von Antidepressiva finden sich in ▸ Kap. 3.5.1.

■ **SCHLAGLICHT** In Datenbanken werden QT-Zeit-Verlängerungen sehr häufig als Interaktionen bei Kombination von Antidepressiva mit anderen Arzneimitteln gemeldet.
Wichtig ist, dass die Effekte dosis- bzw. blutspiegelabhängig sind und die Kombinationen in der Regel unter entsprechenden Vorsichtsmaßnahmen (EKG!) weitergeführt werden können. Sollte die QTc-Zeit allerdings > 480 ms sein, ist die Therapie abzusetzen bzw. umzustellen.

3

Kombination von Arzneimitteln, die das Blutungsrisiko beeinflussen

Da SSRI und SNRI die Thrombozytenaggregation hemmen, besteht bei Kombination mit anderen Thrombozytenaggregationshemmern ein Risiko für Interaktionen. Laut Ergebnissen aus größeren Untersuchungen ist das Risiko bei der gemeinsamen Gabe mit nichtsteroidalen Antirheumatika (NSAR) wie Diclofenac oder Ibuprofen am höchsten. Eine prophylaktische Gabe von PPI (Protonenpumpeninhibitoren wie z. B. Pantoprazol) wird empfohlen (Cave: Pneumonierisiko bei Langzeittherapie mit PPI). Bei den beobachteten Blutungen handelt es sich überwiegend um gastrointestinale Blutungen. Die beobachteten Effekte sind nicht dosisabhängig. Sehr niedrig ist die Affinität zum Serotonintransporter bei Mirtazapin, Bupropion, Agomelatin, Doxepin und Moclobemid.

In einer neuen großen Kohortenstudie wird von einem erhöhten Risiko von intrakraniellen Blutungen unter der Kombination von Antidepressiva und NSAR berichtet. Hierunter war zwar das relative Risiko bei Männern signifikant erhöht, aber die absoluten Zahlen waren sehr gering und lagen deutlich unter 0,1 %. Betroffen waren sowohl TZA als auch SSRI. Unter SNRI war das Risiko intrakranieller Blutungen nicht erhöht. Besondere Vorsicht ist geboten bei männlichen Patienten, die bereits in der Anamnese intrakranielle Blutungen aufweisen. Die Empfehlung aus der Studie war, dass diese Patienten präferenziell mit SNRI behandelt werden bzw. möglichst auf NSAR verzichtet werden sollte und z. B. auf Pregabalin oder Gabapentin ausgewichen wird.

Für die Kombination mit Antikoagulanzien vom Cumarin-Typ besteht aufgrund der fehlenden synergistischen Wirkung auf die Thrombozyten kein erhöhtes Risiko für gastrointestinale Blutungen. Allerdings können SSRI mit inhibitorischen Wirkungen auf das CYP-Enzym CYP2C9 (v. a. Fluoxetin und Fluvoxamin) den Abbau von Cumarinen hemmen und damit eine erhöhte Blutungsneigung auslösen. Das Blutungsrisiko unter Cumarinen ist allerdings durch die Bestimmung des INR-Wertes relativ gut steuerbar.

Für die neueren oralen Antikoagulanzien (Dabigatran, Apixaban, Rivaroxaban und Edoxaban) gelten Interaktionswarnungen vor allem für die gemeinsame Gabe mit CYP3A4-Inhibitoren und -Induktoren sowie Inhibitoren und Induktoren des Effluxtransporters P-Glycoprotein. Aus der Gruppe der Antidepressiva kommt hierfür nur Johanniskraut in Betracht, bei den Stimmungsstabilisierern Carbamazepin. Bei Kombination mit diesen Substanzen ist wegen potenziell abgeschwächter Antikoagulanzienwirkung Vorsicht geboten.

Empfehlung

Bei älteren Patienten, bei Ulcus in der Vorgeschichte oder bei gemeinsamer Gabe von SSRI/SNRI mit Thrombozytenaggregationshemmern ist Vorsicht geboten. Raten Sie bei einer nicht nur kurzfristigen Gabe von NSAR (insb. Diclofenac bzw. Ibuprofen) von einer Kombination mit SSRI/SNRI eher ab. Empfehlen Sie bei entsprechenden Kombinationen die prophylaktische Gabe von PPI (z. B. Pantoprazol).

Kombination von Arzneimitteln, die eine Hyponatriämie auslösen können

SSRI bzw. SNRI können eine Hyponatriämie auslösen (▸ Kap. 3.5.8). Bei Kombination dieser Antidepressiva mit Substanzen, die gleichfalls ein Risiko für derartige unerwünschte Effekte besitzen, wird zu erhöhter Vorsicht geraten. Hierzu gehören vor allem Thiazid-Diuretika und ACE-Hemmer sowie Carbamazepin und Oxcarbazepin. Bei entsprechender Komedikation sind die Elektrolytwerte vor allem in den ersten vier Wochen der

Tab. 3.17 Antidepressiva mit deutlichem Inhibitions- bzw. Induktionspotenzial

CYP-Isoenzym	Inhibitoren	Induktoren
CYP1A2	Fluvoxamin (+++)	Keine Antidepressiva
CYP2C19	Fluvoxamin (+++)	Johanniskraut (++)
	Fluoxetin (++)	
CYP2D6	Fluoxetin (+++)	Keine Antidepressiva
	Paroxetin (+++)	
	Bupropion (++)	
	Duloxetin (++)	
	Venlafaxin (+)	
CYP3A4	Keine Antidepressiva	Johanniskraut (+++)

+ gering, ++ mäßig, +++ stark

Therapie engmaschig zu überwachen und es ist auf mögliche Symptome einer beginnenden Hyponatriämie zu achten (u. a. Übelkeit, Kopfschmerzen, Lethargie, Verwirrtheit).

Kombination von Arzneimitteln mit deutlich sedierenden Eigenschaften

Generell besteht bei der Kombination von Antidepressiva mit anderen zentral dämpfenden Arzneistoffen (u. a. Antihistaminika, Benzodiazepine, Hypnotika, Antipsychotika) und Alkohol ein erhöhtes Risiko für verstärkte Sedierung und Dämpfung des ZNS. Folge dieser Interaktion kann eine verstärkte Sturzneigung vor allem bei älteren Patienten sein. Besonders betroffen sind Antidepressiva mit deutlich sedierendem Wirkprofil wie u. a. Amitriptylin, Doxepin, Trimipramin oder Mirtazapin. Grundsätzlich empfiehlt sich für diese Substanzen ein abendlicher Dosisschwerpunkt.

3.8.2 Pharmakokinetische Interaktionen

Pharmakokinetische Interaktionen sind in der Gruppe der Antidepressiva von besonderer klinischer Bedeutung, da einige Substanzen potente Inhibitoren des CYP-Enzym-Systems sind und zusätzlich Johanniskraut als starker Induktor bewertet wird. Tab. 3.17 zeigt das Hemm- und Induktionspotenzial verschiedener Antidepressiva für die wichtigsten CYP-Isoenzyme.

MERKE Johanniskraut ist ein potenter CYP-Induktor. Grundsätzlich sollte bei Kombination dieser Substanz mit anderen Medikamenten ein Interaktions-Check stattfinden.

Potente Inhibitoren bzw. Induktoren des CYP-Systems können mit kombinierten Substanzen zu einer Erhöhung bzw. Verminderung von deren Plasmaspiegel führen. Für die einzelnen CYP-Isoenzyme ist bei folgenden Kombinationen im Zusammenhang mit Antidepressiva besondere Vorsicht angebracht:

CYP1A2

Fluvoxamin + Clozapin bzw. + Olanzapin: Wegen der starken inhibitorischen Eigenschaften von Fluvoxamin kann es zu deutlich erhöhten Plasmaspiegeln bei Clozapin bzw. Olanzapin kommen. Vor allem bei Clozapin sind unbedingt Kontrollen durch TDM durchzuführen. Duloxetin und Agomelatin sind ebenfalls Substrate von CYP1A2. Vorsicht auch bei Kombination mit Inhibitoren wie Ciprofloxacin wegen möglicher Plasmaspiegelerhöhungen.

CYP2C19

Vorsicht bei Kombination von Citalopram oder Escitalopram mit Inhibitoren wie Fluvoxamin, Cimetidin oder Omeprazol. Das Risiko einer QT-Zeit-Verlängerung durch Citalopram bzw. Escitalopram ist diesem Fall erhöht. Die Dosis von Citalopram sollte maximal 20 mg bzw. bei Escitalopram 10 mg betragen.

CYP2D6

Fluoxetin und Paroxetin sind besonders starke Inhibitoren von CYP2D6, auch Bupropion und Duloxetin gelten noch als mäßig starke Hemmer dieses CYP-Isoenzyms. Vorsicht ist geboten bei der Kombination mit TZA, verschiedenen Betablockern wie Metoprolol, Atomoxetin oder Antipsychotika wie Risperidon oder Aripiprazol. Es kann zu deutlichem Plasmaspiegelanstieg und insbesondere bei TZA zu toxischen Spiegeln führen. Kontraindiziert ist die Gabe von Fluoxetin oder Paroxetin mit dem Antiestrogen-Präparat Tamoxifen. Die Antidepressiva inhibieren den Metabolismus des Prodrugs Tamoxifen in seine eigentlich wirksame Form Endoxifen. Zu dieser Interaktion gab es unter Paroxetintherapie verschiedene Fallberichte über eine erhöhte Brustkrebs-Rezidivrate. Neuere Untersuchungen aus dem Jahr 2016 scheinen dieses Risiko zu entkräften, da sich die Interaktion nicht in einer erhöhten Mortalitätsrate niederschlagen soll. Allerdings sind die Datenlage und auch die Interpretation der Studienergebnisse noch unklar, sodass bis auf weiteres trotzdem besondere Vorsicht bei dieser Kombination anzuraten ist.

Das Interaktionsrisiko von Fluoxetin hält wegen der langen Halbwertszeit des Hauptmetaboliten Norfluoxetin noch zwei bis acht Wochen nach Absetzen der Substanz an.

Bei CYP2D6 gibt es einen gewissen Prozentsatz der Bevölkerung, der dieses Enzym nur unvollständig bis gar nicht bzw. übermäßig exprimiert (sog. „poor metabolizer“ bzw. „fast metabolizer“). Hierdurch kann es bei gemeinsamer Gabe von Medikamenten, die beide über CYP2D6 metabolisiert werden, zu verstärkten unerwünschten Wirkungen kommen. Bei Substanzen, die erst in eine aktive Form metabolisiert werden müssen (sog. Prodrugs), kann es durch die Inhibition zu Wirkverlust kommen (▸ Kap. 3.9). Umgekehrt können „fast metabolizer“ keine ausreichenden Wirkspiegel aufbauen.

CYP3A4

Hier kommen vor allem die Interaktionen mit Johanniskraut zum Tragen. Der Inhaltsstoff Hyperforin ist ein potenter Induktor von CYP3A4, aber auch von CYP2C9 und CYP2C19. Die Substanz induziert auch den Effluxtransporter P-Glykoprotein. Johanniskraut besitzt deshalb ein hohes Interaktionspotenzial; einige Interaktionen haben relevante klinische Auswirkungen und sind potenziell gefährlich. Nach Absetzen von Johanniskraut-Präparaten dauert die De-Induktion ca. eine Woche. Dies kann zu einem deutlichen Anstieg der Wirkspiegel von CYP3A4-Substraten führen. ◻ Tab. 3.18 zeigt einige klinisch relevante Interaktionen von Johanniskraut und deren mögliche Folgen.

Tab. 3.18 Klinisch relevante Interaktionen von Johanniskraut und mögliche Folgen

Betroffene Substanz bzw. -gruppe	Interaktionsmechanismus	Mögliche klinische Folgen
Neuere orale Antikoagulanzien (Apixaban, Dabigatran, Edoxaban, Rivaroxaban)	Induktion des CYP3A4-Enzyms bzw. des P-gP-Transporters	Wirkungsabschwächung der Antikoagulanzien, Thrombosegefahr
Immunsuppressiva (Ciclosporin A, Sirolimus, Tacrolimus)	Induktion des CYP3A4-Enzyms	Abschwächung der immunsuppressiven Wirkung, Transplantat-Verlust
Orale Kontrazeptiva, „Pille danach" (Pidana, Ellaone)	Durch Induktion bedingte Abschwächung der Estrogenwirkung	Zwischenblutungen, unsichere kontrazeptive Wirkung der „Pille", „Pille danach": bei Levonorgestrel (Pidana): Dosisverdoppelung notwendig, bei Ulipristal (Ellaone): keine ausreichende Wirkung!
Phenprocoumon (Marcumar)	Induktion des CYP3A4-Enzyms	Abschwächung der gerinnungshemmenden Wirkung, Re-Infarktgefahr, Thrombosegefahr
Protease-Inhibitoren (u. a. Indinavir)	Induktion des CYP3A4-Enzyms	Abschwächung der antiviralen Wirkung, akute HIV-Erkrankung

MERKE Raten Sie immer von einer gemeinsamen Gabe von Johanniskrautpräparaten mit anderen Antidepressiva ab.
Empfehlen Sie, Johanniskraut vor einer Gabe von SSRI oder SNRI drei Tage vorher abzusetzen.

3.9 Fallschilderung 3

Patient: Weiblich, 42 Jahre

Diagnosen: Paranoide Schizophrenie, Diabetes mellitus, arterielle Hypertonie, Skoliose

Medikation: Aripiprazol Depot 400 mg/monatlich, Duloxetin 30 mg/d, Metformin 1000 mg/d, Glimepirid 2 mg/d, Candesartan/HCT 16/12,5 mg/d, Diclofenac 50 mg/d, Tramadol 50–150 mg je nach Bedarf

Fragestellung: Schizophrene Erkrankung mit Depotantipsychotikum stabil eingestellt, in letzter Zeit klagte die Patientin über Unruhe, Angstzustände und eine depressive Stimmungslage. Deshalb wurde vor vier Wochen Duloxetin eindosiert. Stimmung allerdings seither nicht gebessert, Schmerzen an der Wirbelsäule wieder stärker ausgeprägt.

Diskussion: Duloxetin ist ein moderater Inhibitor des CYP2D6-Isoenzyms. Dadurch kann es zu Plasmaspiegelerhöhungen einer Komedikation kommen, die gleichfalls über dieses CYP-Enzym verstoffwechselt wird. Umgekehrt kann dies bei Arzneistoffen, die Prodrugs sind, zu deutlichen Wirkverlusten führen. Prodrugs werden erst durch den Metabolismus über das jeweilige CYP-Enzym in die eigentlich wirksame Form überführt. Bei Tramadol ist dies, CYP2D6-vermittelt, der aktive, analgetisch wirksame Hauptmetabolit O-Desmethyltramadol. Duloxetin kann möglicherweise bei dieser Patientin die analgetische Wirkung von Tramadol abgeschwächt und deshalb zu erneuten Schmerzen geführt haben. Zusätzlich problematisch ist die Tatsache, dass Tramadol auch serotonerge Wirkungen besitzt und in Kombination mit einem dual wirksamen Antidepressivum evtl. toxische Serotonineffekte auslösen kann. Ein weiterer Nachteil könnte die potenziell erhöhte Blutungsneigung sein, da serotonerge Substanzen in Kombination mit NSAR wie Diclofenac ein erhöhtes Risiko darstellen.

Klinisches Vorgehen: Duloxetin ist aus drei Gründen (CYP2D6-Inhibition, Serotonineffekt und Blutungsrisiko) keine geeignete Wahl für diese Patientin, die dauerhaft Analgetika einnehmen muss. Obwohl Mirtazapin wegen der möglichen Gewichtszunahme für diese Patientin sicherlich nicht die optimale Wahl darstellt, bietet sich der Wirkstoff trotzdem vorrangig an, da er keine ausgeprägten serotonergen Wirkungen besitzt und auch das CYP2D6-Isoenzym nicht maßgeblich inhibiert. Alternativ wäre, falls die Patientin mit Mirtazapin nicht einverstanden wäre, ein SSRI wie Sertralin eine Option. Allerdings bleiben hierunter das Blutungs- und das serotonerge Risiko bestehen und die Therapie müsste wegen möglicher Wechselwirkungen mit Tramadol bzw. Diclofenac entsprechend vorsichtig angegangen werden. Empfohlen wird ein Stopp der Duloxetin-Medikation und direkte Umstellung am nächsten Tag auf Mirtazapin mit abendlicher Dosierung.

4 Stimmungsstabilisierer

4.1 Definition

Stimmungsstabilisierer (Mood Stabilizer) oder Phasenprophylaktika, wie sie früher genannt wurden, sind keine fest umrissene Gruppe. Vielmehr werden Substanzen mit Wirkung auf akute depressive und/oder manische Symptome, aber auch mit rezidivprophylaktischen, stimmungsstabilisierenden Eigenschaften darunter eingeordnet. Insbesondere ihr Einsatz bei bipolaren affektiven Störungen ist in vielen Leitlinien ein wichtiges therapeutisches Instrument. Neben **Lithium** als sog. „Goldstandard" werden einige Antikonvulsiva (Carbamazepin, Lamotrigin, Valproinsäure) zu dieser Gruppe gerechnet.

■ **MERKE** Stimmungsstabilisierer sind nicht nur sog. Phasenprophylaktika mit überwiegend vorbeugender Wirkung, sondern besitzen auch akute Effekte auf affektive Störungen, insbesondere auf solche mit bipolarer Ausprägung.

4.2 Einteilung

Als Stimmungsstabilisierer werden folgende Substanzen eingesetzt:

- Lithium,
- Antikonvulsiva (Carbamazepin, Lamotrigin, Valproinsäure),
- Antipsychotika der zweiten Generation (◘ Tab. 7.2).

Für weitere Antikonvulsiva (z. B. Levetiracetam, Gabapentin, Topiramat) ergab sich in klinischen Studien keine ausreichende Evidenz für eine Wirkung bei bipolaren Erkrankungen.

4.3 Pharmakologie

Lithium

Lithium ist ein Alkalimetall, das als Medikament in Form von Lithiumsalzen zum Einsatz kommt. Viele neurobiochemische Effekte von Lithium sind mittlerweile bekannt. Dennoch ist der Wirkmechanismus noch nicht vollständig geklärt. Wichtig scheinen Wirkungen auf der Signaltransduktionsebene zu sein. Genannt werden hier Second-Messenger-Systeme wie Inositolphosphat, Adenylzyklase und Adenosin-3,5-Monophosphat (cAMP). Eine dadurch vermittelte Wirkung auf pathologisch erhöhte intrazelluläre Calciumspiegel – bei bipolaren Störungen sind diese typischerweise erhöht – wird postuliert. Weitere Mechanismen, mit denen Lithium in Verbindung gebracht wird, sind u. a. eine Verstärkung der serotonergen und der inhibitorischen GABAergen Neurotransmission sowie eine Beeinflussung zirkadianer Rhythmen.

■ **ANEKDOTE** 1949 entdeckte der australische Psychiater John Cade die psychischen Effekte einer Lithiumgabe. Er beschrieb, dass Meerschweinchen nach Injektion von Lithium weniger reizbar waren, sich ruhiger verhielten und trotzdem nicht schläfrig waren. Bei einem Selbstversuch fand er analoge Wirkungen beim Menschen. Lithium wurde initial als antimanisches Medikament in die Therapie eingeführt, später kam der Einsatz als Prophylaktikum dazu.

Antikonvulsiva (Carbamazepin, Lamotrigin, Valproinsäure)

Für die therapeutischen Effekte dieser Substanzen werden vor allem Wirkungen auf spannungsabhängige Ionenkanäle verantwortlich gemacht. Durch die Inaktivierung von Natriumkanälen kommt es zu einer Reduktion des Natriumeinstroms sowie vermutlich auch des Kalium- und Calciumeinstroms in die Zelle. Dies wiederum führt zu einer Verminderung neuronaler Entladungsfrequenzen und damit der zentralen Erregbarkeit. Zusätzlich wichtig scheint auch eine direkte calciumantagonistische Funktion sowie eine Wirkung auf inhibitorische (GABA) und exzitatorische (Glutamat) Transmittersysteme zu sein.

Die ebenfalls in der Akutbehandlung manischer, depressiver und bipolarer Störungen sowie in der Rezidivprophylaxe zum Einsatz kommenden Antipsychotika wirken über die in ▸ Kap. 7 beschriebenen Mechanismen.

4.3.1 Pharmakokinetik

Lithiumpräparate sind in Form verschiedener Lithiumsalze im Handel. Es ist bei der Therapie ohne klinische Relevanz, welches Lithiumsalz eingesetzt wird, entscheidend ist allein der Lithiumgehalt (mmol) pro Tablette. ◘ Tab. 4.1 gibt einen Überblick über den jeweiligen Lithiumgehalt gängiger Handelspräparate.

◘ Tab. 4.2 zeigt wichtige pharmakokinetische Daten der Stimmungsstabilisierer.

■ **MERKE** Vorsicht bei einer Umstellung von Lithiumpräparaten! Der Lithiumgehalt pro Tablette muss unbedingt beachtet werden.

Tab. 4.1 Lithiumpräparate, geordnet nach Lithiumgehalt

Präparat	Lithiumsalz	Lithiumgehalt in mg pro Tablette	Lithiumgehalt in mmol pro Tablette
Lithium Apogepha	Lithiumcarbonat	295	8
Hypnorex retard	Lithiumcarbonat	400	10,8
Quilonum retard	Lithiumcarbonat	450	12,2
Lithiofor	Lithiumsulfat	660	12

Tab. 4.2 Pharmakokinetische Daten der Stimmungsstabilisierer

Pharmakokinetischer Parameter	Carbamazepin	Lamotrigin	Lithium	Valproat
Bioverfügbarkeit	75–85 %	98 %	ca. 100 %	> 95 %
Halbwertszeit	10–20 h	7–23 h (bei Valproat-Komedikation bis zu 70 h!)	ca. 24 h (ret.)	18 h
Metabolisierung	Nicht linear, CYP3A4-Autoinduktion, aktive Metaboliten	Ausschließlich Phase II (Glucuronyltransferasen)	Keine Metabolisierung, ausschließlich renal	Linear
Interaktionspotenzial	Hoch!	Gering (Cave: Valproat)	Mittel	Mittel
Plasmaspiegelkontrolle	Ja	Ja	Ja, zwingend	Ja

4.3.2 Plasmaspiegelbestimmungen

Plasmaspiegelbestimmungen werden nach dem neuen AGNP-Konsensus-Update 2017 für alle Stimmungsstabilisierer empfohlen, für Lithium sind sie Standard und zwingend notwendig. Für Lithium, Carbamazepin und Valproinsäure sind therapeutische Referenzbereiche etabliert. Die Therapie sollte sich für diese Substanzen an den angestrebten Plasmakonzentrationen ausrichten.

Carbamazepin: Für diese Substanz existieren keine antimanischen bzw. rezidivprophylaktischen Plasmaspiegelangaben, es wird daher in der Regel mit den Konzentrationsangaben der Epileptologie gearbeitet. Referenzbereich 4–10 µg/ml.

Lamotrigin: Bisher gibt es keine speziellen Referenzbereiche für den Einsatz als Stimmungsstabilisierer, es werden die Daten aus der antikonvulsiven Therapie verwendet. Blutspiegelbestimmungen sind vor allem bei unzureichendem Ansprechen, bei Auftreten von Nebenwirkungen und bei zu erwartenden pharmakokinetischen Interaktionen empfohlen. Referenzbereich 1–6 µg/ml, bei therapieresistenter Depression sollte der Spiegel > 3,25 µg/ml liegen.

Lithium: Lithium besitzt eine geringe therapeutische Breite; die therapeutischen und toxischen Spiegel liegen nahe zusammen. Es gibt eine deutliche Korrelation zwischen der Dosis, dem Plasmaspiegel und dem therapeutischen Effekt bzw. den toxischen Wirkungen. Die Dosis muss anhand des Spiegels titriert und die Therapie durch die Bestimmung des Blutspiegels kontrolliert werden. Es existieren unterschiedliche Plasmaspiegelbereiche für die akute Therapie und den rezidivprophylaktischen Einsatz:

- Akuttherapie: 0,8–1,2 mmol/l,
- Erhaltungstherapie/Rezidivprophylaxe: 0,6–0,8 mmol/l. 0,6 mmol/l sollten nicht unterschritten werden.

Die erste Bestimmung des Lithiumspiegels soll etwa eine Woche nach Therapiebeginn erfolgen. Es wird immer der „Talspiegel", zwölf Stunden nach der letzten Einnahme, morgens vor der nächsten Verabreichung, bestimmt. Wird die gesamte Lithiumdosis abends als Einmalgabe eingenommen, dann ist zu beachten, dass der Talspiegel um etwa 20 % über dem 24-Stunden-Talspiegel liegt; der gemessene Wert sollte dann mit dem Faktor 0,8 multipliziert werden, um realistische Talspiegelwerte zu erhalten.

Bei älteren Patienten können niedrigere Blutspiegel notwendig und ausreichend sein.

MERKE Bei Lithiumtherapie muss grundsätzlich regelmäßig der Blutspiegel bestimmt und die Therapie danach ausgerichtet werden.
Bei Lithium-Plasmakonzentration von > 1,2 mmol/l können sehr schnell Intoxikationssymptome auftreten.

Valproinsäure: Der anzustrebende Referenzbereich wird aus der Epilepsietherapie übernommen und beträgt 50–100 mg/l. Er sollte vor allem bei Therapiebeginn und bei mangelnder Wirksamkeit überprüft werden.

4.4 Indikationen

Carbamazepin ist nur zur Rezidivprophylaxe bipolarer Störungen zugelassen, wenn Lithium nicht in Frage kommt oder kontraindiziert ist. Die Substanz hat keine Zulassung für die Akuttherapie; nach Studienergebnissen wird ihr allerdings eine antimanische Wirkung zugeschrieben. Heute ist Carbamazepin insbesondere aufgrund seines hohen Interaktionspotenzials nur noch Substanz der letzteren Wahl.

Lamotrigin ist zur Phasenprophylaxe depressiver Episoden, nicht jedoch manischer Phasen, im Rahmen einer bipolaren Erkrankung zugelassen. Die Substanz hat keine ausreichende Wirkung in der Akutbehandlung von Depressionen und ist dafür, genauso wie für die Akutbehandlung manischer Episoden, nicht zugelassen. Nachteilig ist die notwendige sehr langsame Aufdosierung der Substanz.

Lithium ist mit Abstand der wichtigste Vertreter dieser Gruppe. Die Substanz ist als einziger Stimmungsstabilisierer uneingeschränkt in der Rezidivprophylaxe bipolarer affektiver Störungen sowie als Add-on in der Prophylaxe unipolarer Depressionen zugelassen. Daneben besitzt sie die Zulassung in der Akuttherapie der Manie und in der Therapie sog. therapieresistenter Depressionen als Augmentationsmittel. In der Monotherapie unipolarer und bipolarer Depression wird Lithium nicht empfohlen. Die Substanz konnte im Unterschied zu sämtlichen Antidepressiva einen deutlichen antisuizidalen Effekt nachweisen.

Valproinsäure besitzt eine gute antimanische Wirksamkeit bei nicht nachgewiesener phasenprophylaktischer Wirkung. Sie ist heute nur noch Mittel der zweiten Wahl bei Lithiumversagen bzw. -kontraindikationen.

Verschiedene Antipsychotika der zweiten Generation haben die Zulassung für die Behandlung manischer Episoden. Für die Rezidivprophylaxe depressiver Phasen besitzt aus der Gruppe der Antipsychotika nur Quetiapin eine Zulassung. Die Substanz ist auch wirksam in der Therapie bipolarer Depressionen. Bei unipolaren Depressionen kann sie zusammen mit Antidepressiva als Add-on-Therapie eingesetzt werden.

■ **MERKE** Zur Akutbehandlung und Rezidivprophylaxe bipolarer Erkrankungen sind nur einige Antipsychotika zugelassen. Zur Therapie einer akuten Manie können dagegen praktisch alle Antipsychotika, auch die der ersten Generation, eingesetzt werden.

In ◘ Tab. 4.3 wird der Zulassungsstatus der Stimmungsstabilisierer und Antipsychotika bei bipolaren Störungen aufgeführt.

■ **MERKE** Lithium ist die einzige Substanz, die bei bipolaren Störungen in Deutschland uneingeschränkt zur Akutbehandlung und Rezidivprophylaxe zugelassen ist.

4

4.5 Nebenwirkungen und Kontraindikationen

4.5.1 Nebenwirkungen

Carbamazepin

Häufige Nebenwirkungen, vor allem zu Beginn der Therapie, sind Übelkeit, Schwindel, Sedierung, Ataxie, Sehstörungen sowie Kopfschmerzen. Die Substanz führt häufig zu Veränderungen der Leberwerte; auch das weiße Blutbild kann massiv verändert werden (Leukopenie, in seltenen Fällen auch Agranulozytose). Bekannt ist, dass Carbamazepin relativ oft Hyponatriämien auslöst. Allergische Hautreaktionen sind häufig; ganz selten auch lebensbedrohlich in Form eines Stevens-Johnson- bzw. Lyell-Syndroms. Wichtig bei dieser Substanz sind auch die vielfältigen Interaktionen (▸ Kap. 4.8).

Empfehlung

Beachten Sie bei möglichen Klagen des Patienten über Nebenwirkungen unter Carbamazepin die Frühsymptome einer Knochenmarksschädigung (u. a. Halsschmerzen, Angina, Fieber, Abgeschlagenheit) bzw. einer Leberfunktionsstörung (Appetitlosigkeit, Müdigkeit, Übelkeit, Gelbfärbung der Haut).

Tab. 4.3 Zulassungsstatus bei bipolaren Störungen (Deutschland 2020)

Substanz	Akutbehandlung	Rezidivprophylaxe
Stimmungsstabilisierer		
Carbamazepin	Nein	Ja, aber nur bei Versagen von Lithium, bei schnellen Phasenwechseln unter Lithium, bei Kontraindikationen von Lithium
Lamotrigin	Nein	Ja, nur bei überwiegend depressiven Episoden
Lithium	Ja	Ja
Valproinsäure	Ja (nur bei Manie), nur bei Versagen von Lithium oder Kontraindikationen von Lithium	Ja, nur zur Weiterführung der Therapie nach einer manischen Episode
Antipsychotika		
Aripiprazol	Ja, mäßige bis schwere manische Episoden	Ja, bei überwiegend manischen Episoden
Asenapin	Ja, mäßige bis schwere manische Episoden	Nein
Loxapin	Ja, leichte bis mittelschwere Agitiertheit bei bipolarer Störung	Nein
Olanzapin	Ja, mäßige bis schwere manische Episoden	Ja, bei manischen Episoden
Quetiapin	Ja, mäßige bis schwere manische Episoden und schwere depressive Episoden	Ja, manische und depressive Episoden
Risperidon	Ja, mäßige bis schwere manische Episoden	Nein
Ziprasidon	Ja, manische und gemischte Episoden bis zu einem mäßigen Schweregrad	Nein

Lamotrigin

Die wichtigste Nebenwirkung dieser Substanz sind Hautreaktionen. Diese treten vor allem zu Beginn der Therapie auf, insbesondere bei zu schnellem Aufdosieren; sie sind dosisabhängig. Vereinzelt werden schwere, lebensbedrohliche Reaktionen beschrieben (toxische epidermale Nekrolyse, Stevens-Johnson-Syndrom, Lyell-Syndrom), in einzelnen Fällen mit tödlichem Verlauf. Lamotrigin darf deshalb auf keinen Fall schnell aufdosiert werden. Die Angaben zur Dosierung laut Fachinformation sind unbedingt einzuhalten, insbesondere bei Kombination mit Valproinsäure. Weitere Nebenwirkungen, die häufiger auftreten können, sind Kopfschmerzen, Schwindel, Sehstörungen, Müdigkeit sowie Übelkeit.

■ **MERKE** Bei einer Lamotrigintherapie müssen unbedingt die Aufdosierungsintervalle (über mehrere Wochen) und Dosierungen laut Fachinformation eingehalten werden.

Lithium

Lithium gilt als Substanz mit geringer therapeutischer Breite. Es besteht eine enge Korrelation zwischen dem Auftreten von Nebenwirkungen bzw. toxischen Wirkungen und der Dosis bzw. dem Plasmaspiegel. Häufige Nebenwirkungen zu Beginn der Therapie sind Zittern der Hände bzw. Finger, Durstgefühl, Polyurie, Übelkeit, Durchfall und Appetitlosigkeit. Längerfristig tritt häufig Gewichtszunahme auf, auch Gedächtnisstörungen werden beschrieben. Somatische Veränderungen bei Dauertherapie mit Lithium betreffen vor allem die Schilddrüsen- und Nierenfunktion. Die Substanz besitzt einen thyreostatischen Effekt und bewirkt eine verminderte Freisetzung der Schilddrüsenhormone T_3 und T_4. Die konsekutiv erhöhte TSH-Sekretion führt an der gesunden Schilddrüse zur Kompensation des Hormondefizits und u. U. zur Strumabildung. Blande Strumen treten in ca. 5 %, Hypothyreosen in ca. 3 % der Fälle auf. Hier empfiehlt sich die Einleitung einer Substitutionstherapie mit Schilddrüsenhormon (L-Thyroxin).

Lithium wird nahezu ausschließlich (90–98 %) über die Niere ausgeschieden. Der potenziell schädliche Einfluss der Substanz auf die Nierenfunktion ist seit langem bekannt. Häufigste Folgen der Wirkungen von Lithium an den Nieren sind Polyurie und das damit im Zusammenhang stehende Durstgefühl. Bei Langzeittherapien gilt heute das erhöhte Risiko der Entwicklung einer chronischen Niereninsuffizienz (verminderte Konzentrationsleistung, renaler Diabetes insipidus) und die Bildung renaler Mikrozysten als gesichert. Darüber hinaus gibt es Hinweise, dass Lithium bei Patienten mit schwerer Niereninsuffizienz bei Langzeitanwendung (> 10 Jahre) das Risiko für die Entstehung von Nierentumoren erhöht. Die Datenlage hierzu ist zurzeit noch unklar und weitere Untersuchungen müssen folgen, bevor dieser Befund exakter abgeschätzt werden kann. Es ist dringend anzuraten, dass vor einer Lithiumtherapie die Nierenfunktion geprüft wird und bei deutlich eingeschränkter GFR (< 60 ml/min) keine Lithiumbehandlung erfolgen sollte. Bei Langzeittherapien (> 10 Jahre) ist eine regelmäßige sonographische Kontrolle der Nieren erforderlich.

Bei Lithium-Plasmaspiegeln von > 1,5 mmol/l ist mit deutlichen Symptomen einer Lithiumintoxikation zu rechnen. Wichtigste Ursachen einer Lithiumintoxikation sind Dehydratation und Kochsalzmangel, bedingt durch z. B. Abmagerungsdiäten, starkes Schwitzen, fieberhafte Infekte mit Flüssigkeitsverlust, Durchfall- und Nierenerkrankungen oder durch eine Begleitmedikation mit Thiazid-Diuretika. Seltenere Ursache kann eine zu hohe Zufuhr von Lithium sein (Medikationsfehler, Suizidversuch).

◘ Tab. 4.4 zeigt die Stadien einer Lithiumintoxikation und die dabei auftretenden Symptome.

Empfehlung

Warnen Sie Patienten unter einer Lithiumtherapie davor, Diäten oder andere Aktivitäten, die deutlichen Wasser- und Elektrolytverlust (exzessiver Sport, Sauna etc.) zur Folge haben können, durchzuführen. Dies kann zu erhöhtem Lithium-Plasmaspiegel und potenziell zu Intoxikationen führen.

4

Tab. 4.4 Stadien und Symptome toxisch erhöhter Lithiumspiegel

Stadium der Toxizität	Lithiumspiegel (mmol/l)	Symptome
I (leicht)	1,5–2,0 (teilweise bereits ab 1,2)	Lethargie, Schläfrigkeit, Tremor, verwaschene Sprache, Übelkeit, Erbrechen, Diarrhö
II (mittel)	2,0–2,5	Verwirrtheit, Desorientiertheit, Sehstörungen, Sprachstörungen, Gangstörungen, Muskelzuckungen
III (schwer)	> 2,5	Bewusstseinsstörungen, Bewusstlosigkeit, Krampfanfälle, Niereninsuffizienz, Delir, Koma, Tod

Valproinsäure

Bei Valproat treten als häufigste Nebenwirkungen gastrointestinale Beschwerden mit Übelkeit und Erbrechen sowie Tremor und Schwindel auf. Häufig sind auch asymptomatische Leberwerterhöhungen und Gewichtszunahme. Seltener sind reversibler Haarausfall sowie asymptomatische Thrombozytopenien. In der Epileptologie werden Leberversagen und Valproatkoma selten als schwere Nebenwirkungen beschrieben. Das Leberversagen wurde bisher nur bei Kindern unter vier Jahren beschrieben und scheint bei Erwachsenen keine Rolle zu spielen. Das Risiko ist bei antiepileptischer Mehrfachtherapie deutlich erhöht.

4.5.2 Kontraindikationen

Carbamazepin ist kontraindiziert bei Knochenmarkschädigung, Reizleitungsstörungen, insbesondere AV-Block sowie akuter Porphyrie. Die Substanz darf nicht mit MAO-Hemmern kombiniert werden. Vorsicht ist geboten bei schweren Leber- und Nierenfunktionsstörungen sowie kardialer Vorschädigung.

Für Lamotrigin bestehen, außer der üblichen Überempfindlichkeit gegen die Substanz, keine absoluten Kontraindikationen. Vorsicht ist geboten bei schweren Leber- und Nierenfunktionsstörungen.

Absolute Kontraindikationen für Lithium sind akutes Nierenversagen, akuter Herzinfarkt sowie ausgeprägte Hyponatriämie.

Relative Kontraindikationen sind Nierenfunktionsstörungen, Herz-Kreislauferkrankungen, Schilddrüsenunterfunktion, Psoriasis, Morbus Addison, myeloische Leukämie, zerebrale Krampfleiden, Myasthenia gravis, Herzrhythmusstörungen sowie Störungen im Natriumhaushalt und Erkrankungen, die eine kochsalzarme Diät erfordern. Lithium sollte ca. 48 Stunden vor Narkosen und Operationen abgesetzt werden (wegen Interaktion mit Muskelrelaxanzien bzw. operationsbedingten Elektrolytverschiebungen mit Gefahr einer Lithiumintoxikation).

Kontraindikationen von Valproinsäure sind mittel- bis schwergradige Leberinsuffizienz, hepatische Porphyrie sowie Blutgerinnungsstörungen (Cave: Schwangerschaft ▸ Kap. 4.7).

4.6 Fallschilderung 4

Patient: Männlich, 45 Jahre

Diagnosen: Bipolare affektive Störung, gegenwärtig remittiert. Patient wird jetzt auf eine Rezidivprophylaxe mit Lamotrigin eingestellt.

Medikation: Lamotrigin, aktuell 200 mg/d, Sertralin 50 mg/d

Fragestellung: Der Patient wird seit vier Wochen langsam auf Lamotrigin eingestellt. Da bekannt war, dass es unter Lamotrigin bei zu schnellem Aufdosieren bzw. zu hoher Dosis eher zu unerwünschten Wirkungen kommen kann, wurde vorsichtig nach folgendem Schema aufdosiert: Woche 1: 25 mg/d, Woche 2: 50 mg/d, Woche 3: 100 mg/d, Woche 4: 200 mg/d.

Nun zeigen sich bei dem Patienten seit ca. einer Woche stark gerötete Hauteffloreszenzen im Gesicht sowie eine leicht ödematöse Schwellung im Backenbereich.

Kann dies, trotz der vorsichtigen Dosierung, von Lamotrigin verursacht sein? Kann die Therapie weitergeführt werden oder sollte sie unterbrochen bzw. abgesetzt werden?

Diskussion: Die Aufdosierung von Lamotrigin erfolgte viel zu schnell. Irrtümlich wurde jede Woche die Dosis erhöht, anstatt in den ersten vier Wochen nur alle zwei Wochen. Richtig wäre folgendes Schema: Woche 1 und 2: 25 mg/d, Woche 3 und 4: 50 mg/d, Woche 5: 100 mg/d. Erst ab Woche 6 sollte die Zieldosis (in der Regel 200 mg/d) erreicht werden.

Unter der zu schnellen Aufdosierung scheint es zu einer beginnenden Hautreaktion durch Lamotrigin gekommen zu sein. Bei Weiterführung der Therapie besteht das Risiko einer potenziell schwerwiegenden Nebenwirkung. Evtl. kommt erschwerend dazu, dass eine Begleitmedikation mit Sertralin stattfand. Sertralin ist ein potenzieller Inhibitor der Glucuronidierung von Lamotrigin und kann zu einem erhöhten Lamotrigin-Plasmaspiegel führen (bis zu 50 % Erhöhung). Beide Faktoren, schnelle Aufdosierung und Inhibition des Abbaus können toxische Effekte (z. B. an der Haut und systemisch) zur Folge haben.

Klinisches Vorgehen: Empfohlen wird ein sofortiger Stopp der Lamotrigintherapie. Es sollte abgewartet werden bis sich die Hautreaktionen völlig zurückgebildet haben (evtl. nach Rücksprache mit Dermatologen vorübergehend lokale und systemische Corticoidtherapie). Ein evtl. neuerlicher Beginn der Lamotrigintherapie sollte nur angedacht werden, wenn die Sertralingabe vorher beendet wurde bzw. durch ein anderes besser geeignetes Antidepressivum (z. B. Escitalopram) ersetzt wurde. Die Lamotrigin-Aufdosierung sollte dann vorsichtig und besser noch langsamer als in der Fachinfo beschrieben erfolgen.

4.7 Schwangerschaft und Stillzeit

Grundsätzlich gilt für den Einsatz der Stimmungsstabilisierer die Empfehlung, dass sie bei einer geplanten Schwangerschaft möglichst nicht im ersten Trimenon verordnet werden sollten. Patientinnen im gebärfähigen Alter sollten unter einer Therapie mit Stimmungsstabilisierern für eine Kontrazeption sorgen. Beim Eintritt einer Schwangerschaft bei einer bereits bestehenden Therapie mit einem Stimmungsstabilisierer ist eine strenge Nutzen-Risiko-Abwägung zutreffen. Eine Valproattherapie ist bei Eintritt einer Schwangerschaft unter der Diagnose „bipolare Störung“ unbedingt zu beenden. Im Folgenden werden Beurteilungen zu den einzelnen Substanzen gegeben.

Carbamazepin

Das teratogene Risiko von Carbamazepin wurde in den letzten Jahren neu bewertet und wird jetzt als geringer eingeschätzt als bisher angenommen. Insbesondere scheint es eine Dosisabhängigkeit zu geben. Bei Dosierungen unter 400 mg/d soll die Fehlbildungsrate bei 3,4 % liegen. In erster Linie treten Neuralrohrdefekte auf (Spina bifida). Wenn überhaupt eine Therapie mit Carbamazepin angedacht wird, dann ist dringendst eine Folsäuregabe (5 mg/d) vier Wochen vor einer Konzeption und dann weiter während der Frühschwangerschaft einzuplanen. Bei Carbamazepindosierungen ≥ 1000 mg/d steigt die Fehlbildungsrate auf 8,7 %. Grundsätzlich ist es aufgrund dieser Zahlen sicherer, wenn die Carbamazepintherapie vor einer geplanten Schwangerschaft beendet wird.

Lamotrigin

Lamotrigin ist in der Schwangerschaft die sicherste Substanz aus der Gruppe der Stimmungsstabilisierer. Dies scheint aber nur für Dosierungen ≤ 200 mg/d zu gelten. Bei Dosierungen über 200 mg/d steigt das teratogene Risiko. Demnach sollen höhere Dosierungen grundsätzlich vermieden werden. Im Laufe der Schwangerschaft kommt es zu einem Anstieg der Clearance von Lamotrigin auf etwa das Dreifache. Regelmäßige Plasmaspiegelbestimmungen und evtl. Dosiskorrekturen sind empfehlenswert. Postpartal ist die Dosis nach Spiegelbestimmung entsprechend anzupassen.

Lithium

Lithium wurde lange Zeit als eindeutig teratogene Substanz eingruppiert, die in einer Schwangerschaft grundsätzlich zu vermeiden ist. Mittlerweile gibt es eine Neubewertung der Risiken von Lithium. Das Risiko, durch Einnahme von Lithium im ersten Trimenon kardiovaskuläre Fehlbildungen auszulösen, wird heute als deutlich geringer eingeschätzt als früher. In einer großen Metaanalyse zeigte sich kein signifikanter Unterschied zwischen lithiumexponierten und nicht exponierten Kindern. Allerdings gibt es ein häufigeres Vorkommen der insgesamt seltenen Epstein-Anomalie bei Kindern, deren Mütter Lithium im ersten Trimenon eingenommen hatten. Bei Einnahme von Lithium im 3. Trimenon kann es zum sog. „Floppy-infant-Syndrom“ kommen. Die Neugeborenen zeigen hierbei Symptome wie Lethargie, Trink- und Saugschwäche, muskuläre Hypotonie und Ateminsuffizienz.

Vor dem Hintergrund dieser Daten gilt die Empfehlung, Lithium vor einer Schwangerschaft nicht neu zu verordnen. Bei einer laufenden, stabil eingestellten und gut bewährten Therapie muss eine sorgfältige Nutzen-Risiko-Abwägung vorgenommen werden. Bei hoher Rezidivgefahr mit den damit verbundenen Risiken auch für das ungeborene Kind sollte die Therapie fortgesetzt werden, ansonsten wird zumindest für das erste Trimenon davon abgeraten. Bei einer Lithiumtherapie in der Schwangerschaft sollen Plasmaspiegel im niedrigstmöglichen Bereich angestrebt werden. Die Dosis sollte auf mehrere kleine Einzeldosen verteilt und Ultraschalluntersuchungen (v. a. fetale Echokardiographie) sollten zwingend durchgeführt werden.

■ **MERKE** Die Risikobewertung von Lithium in der Schwangerschaft wurde aktualisiert. Es wird nicht mehr grundsätzlich von einer Lithiumgabe v. a. im ersten Trimenon abgeraten. Bei zwingender Indikation kann die Substanz unter entsprechenden Vorsichtsmaßnahmen weitergegeben werden. Von einer Neuverordnung von Lithium bei Frauen ohne kontrazeptive Maßnahmen wird weiterhin abgeraten.

Valproinsäure

Valproinsäure gilt als eindeutig teratogener Stimmungsstabilisierer. Valproat sollte bei Frauen im gebärfähigen Alter nur verordnet werden, wenn kein Kinderwunsch besteht und eine zuverlässige Kontrazeption erfolgt. Wird Valproat in der Schwangerschaft eingenommen, kommen ca. 10 % der Neugeborenen mit Missbildungen (Schädel, Herz, Nieren, Harnwege, Sexualorgane und Gliedmaßen) zur Welt. Weiterhin treten bei ca. 30–40 % der Kinder im Vorschulalter Entwicklungsstörungen (motorisch, sprachlich) auf, die zu erheblichen Lernschwierigkeiten führen können.

Seit 2017 ist in Deutschland jeder Arzt verpflichtet, vor einer Behandlung von Patientinnen im gebärfähigen Alter eine entsprechende Risikoaufklärung mit der Patientin anhand eines speziellen Formulars (Risikoaufklärung – Valproat) vorzunehmen und dieses auch von der Patientin unterschreiben zu lassen. Besonders wichtig ist der Hinweis auf die Notwendigkeit einer Verhütung! Außerdem liegt jeder Packung eines Valproinsäure-Präparats eine sog. Patientenkarte bei, auf der die wichtigsten Informationen enthalten sind. Diese Karte muss jeder Patientin zur Verfügung stehen.

■ **MERKE** Valproat darf in der Schwangerschaft nicht eingenommen werden. Die Substanz ist eindeutig teratogen!

Vom Stillen unter Lithium bzw. den anderen Stimmungsstabilisierern wird abgeraten.

4.8 Interaktionen

Carbamazepin

Carbamazepin ist ein potenter Induktor von CYP 3A4 und interagiert deshalb mit vielen Substraten dieses Cytochrom P450-Isoenzyms; gleichzeitig induziert Carbamazepin auch andere CYP-Enzyme und wird teilweise als „Pan-Induktor“ bezeichnet. Wegen seiner potenziell myelotoxischen Eigenschaften sollte es nicht mit Clozapin oder anderen Arzneimitteln mit ähnlichem Risikoprofil (z. B. Metamizol) kombiniert werden. Vorsicht ist auch geboten bei gemeinsamer Gabe mit Substanzen, die eine Hyponatriämie verursachen können (z. B. SSRI, Venlafaxin, Diuretika), da Carbamazepin vergleichbare Effekte auslösen kann.

Lamotrigin

Interaktionen bei Lamotrigin-Gabe beziehen sich in der Regel auf sog. Phase-II-Reaktionen der Metabolisierung. Lamotrigin wird praktisch ausschließlich über Glucuronidkonjugation abgebaut, die überwiegend über UDP (Uridindiphosphat)-Glucuronyltransferasen (UGT) vermittelt wird. Inhibitoren bzw. Induktoren dieses Enzyms können zu klinisch relevanten Wechselwirkungen mit Lamotrigin führen. Die gefürchteten Hautreaktionen (Exantheme bis hin zu Stevens-Johnson-Syndrom und toxischer epidermaler Nekrolyse) sind abhängig von der Höhe des Lamotriginspiegels und dieser kann durch Induktoren massiv (durch Valproinsäure bis zu 200 %) angehoben werden.

■ **MERKE** Lamotrigin weist relativ wenige klinisch relevante Interaktionen auf. Essenziell ist allerdings die Kenntnis der Wechselwirkung mit Valproinsäure und die dabei notwendige Dosisreduktion.
Informieren Sie Patientinnen, die Lamotrigin und die „Pille" einnehmen, dass es zu komplexen Interaktionen kommen kann (Wirkverlust von Lamotrigin bzw. evtl. verminderte kontrazeptive Wirkung).

Lithium

Aufgrund der fehlenden Metabolisierung und der praktisch ausschließlich renalen Ausscheidung von Lithium betreffen relevante pharmakokinetische Interaktionen bei dieser Substanz nur die Elimination.

Pharmakodynamische Interaktionen bei Lithium beziehen sich in erster Linie auf verstärkte Lithium-Nebenwirkungen bis hin zu erhöhter Neurotoxizität, vor allem bei Kombination mit Antipsychotika oder SSRI.

In ◘ Tab. 4.5 werden klinisch relevante Wechselwirkungen von Lithium dargestellt und Empfehlungen zum klinischen Vorgehen gemacht.

■ **MERKE** Besonders wichtig sind bei Lithium die Wechselwirkungen mit Diuretika, ACE-Hemmern, Sartanen und NSAR. Diese können eine verminderte renale Lithium-Clearance bewirken und dadurch zu einem erhöhten Lithiumspiegel und gesteigerter Lithium-Toxizität führen.

Valproinsäure

Für Valproinsäure werden in der Literatur viele mögliche Arzneimittel-Interaktionen beschrieben, allerdings gibt es keine Kombination, die absolut kontraindiziert wäre. Unter entsprechenden Vorsichtsmaßnahmen (Plasmaspiegelbestimmung, Dosisanpassung) kann Valproinsäure mit allen anderen Medikamenten kombiniert werden.

In ◘ Tab. 4.6 werden klinisch relevante Wechselwirkungen von Valproinsäure dargestellt und Empfehlungen zum klinischen Vorgehen gemacht.

■ **Tab. 4.5** Auswahl wichtiger Interaktionen von Lithium und Empfehlungen zum klinischen Vorgehen

Wechselwirkung mit	Klinische Effekte	Empfehlungen
ACE-Hemmer (z. B. Captopril)	Verminderte Lithiumausscheidung, Lithiumspiegel ↑	Engmaschige Lithiumspiegelkontrolle, ggf. Lithiumdosisreduktion, Kombination meiden
Acetazolamid	Vermehrte Lithiumausscheidung, Lithiumspiegel ↓	Engmaschige Lithiumspiegelkontrolle, ggf. Lithiumdosis erhöhen
Angiotensin-II-Rezeptor-Antagonisten („Sartane")	Verminderte Lithiumausscheidung, Lithiumspiegel ↑	Engmaschige Lithiumspiegelkontrolle, ggf. Lithiumdosisreduktion, Kombination meiden
Antidepressiva: Serotonin-selektive (auch Duloxetin und Venlafaxin)	Vermehrte Nebenwirkungen bis hin zur Neurotoxizität (Krampfanfälle). Cave: zentrales Serotoninsyndrom	Kombination wird auch klinisch eingesetzt, da evtl. bessere antidepressive Wirkung in Kombination mit Lithium (Lithiumaugmentation). Bupropion bzw. Mirtazapin scheinen sicherer zu sein.
Antipsychotika	Vermehrte Nebenwirkungen bis hin zur Neurotoxizität (Delir, Krampfanfälle)	Kombination durchaus sinnvoll, z. B. bei Manien, jedoch möglichst meiden bei Älteren und Patienten mit hirnorganischen Störungen
Antirheumatika, nichtsteroidale (z. B. Ibuprofen, Diclofenac u. a., Coxibe)	Verminderte Lithiumausscheidung, Lithiumspiegel ↑	Engmaschige Lithiumspiegelkontrolle, ASS verwenden (scheint nur geringen Einfluss auf Lithiumclearance zu haben)
Diuretika, v. a. Thiazid-Diuretika	Verminderte Lithiumausscheidung, Lithiumspiegel ↑	Cave: Intoxikationsrisiko bei Thiaziddiuretika (z. B. Hydrochlorothiazid), aber auch kaliumsparenden Diuretika (z. B. Amilorid, Spironolacton, Triamteren). Diese Kombination wird allerdings auch bei Lithium-bedingter Polyurie unter entsprechenden Vorsichtsmaßnahmen therapeutisch eingesetzt. Engmaschige Lithiumspiegelkontrolle, Lithiumdosis ggf. reduzieren. Schleifendiuretika vom Furosemidtyp scheinen ein geringeres Risiko darzustellen.
MAO-Hemmer	Vermehrte Nebenwirkungen bis hin zur Neurotoxizität (Krampfanfälle)	Kombination meiden
Muskelrelaxanzien	Verstärkte muskelrelaxierende Wirkung	Lithium ca. 48 Stunden präoperativ absetzen
Opioide (u. a. Tramadol, Fentanyl, Dextromethorphan)	Verstärkte serotonerge Effekte	Kombination bei Lithiumtherapie meiden bzw. andere Analgetika einsetzen

Tab. 4.6 Auswahl wichtiger Interaktionen von Valproinsäure und Empfehlungen zum klinischen Vorgehen

Wechselwirkung mit	Klinische Effekte	Empfehlungen
Agomelatin	Evtl. verstärkte Hepatotoxizität	Engmaschige Kontrolle der Leberwerte (Transaminasen)
Antikoagulanzien	Blutungsneigung ↑	Regelmäßige Kontrolle des INR-Werts
Carbapeneme	Um ca. 60–100 % erniedrigte Valproinsäurespiegel, Möglichkeit von Krampfanfällen	Kombination vermeiden
Lamotrigin	Signifikante Hemmung der Glucuronidierung von Lamotrigin, dadurch um bis zu 200 % erhöhte Lamotriginspiegel	Lamotrigindosis unbedingt anpassen (lt. Dosierungsschema Fachinformation)

4.9 Fallschilderung 5

Patient: Männlich, 58 Jahre

Medikation: Lithium 12 mmol/d, ASS 100 mg/d, Furosemid 40 mg/d, Ramipril 5 mg/d

Diagnosen: Bipolare Störung, Herzinsuffizienz nach Myokardinfarkt, Hypertonie

Fragestellung: Patient nimmt bereits seit längerem Lithium plus ASS und Diuretikum ohne Probleme ein. Vor ca. sechs Wochen kam wegen erhöhter morgendlicher RR-Werte eine Therapie mit dem ACE-Hemmer Ramipril dazu. Patient ist in den letzten Tagen zunehmend somnolent, desorientiert, hat auffallenden grobschlägigen Händetremor. Kann Lithium die Ursache sein? Soll die Lithiumdosis reduziert werden?

Diskussion: Erste Maßnahme bei der beschriebenen Symptomatik unter Lithiumtherapie ist die Bestimmung des Lithiumspiegels. Dieser war 2,0 mmol/l und damit tatsächlich bereits im toxischen Bereich (Tab. 4.4). Der gemessene Wert entspricht einem mittleren Intoxikationsgrad und erfordert dringend ein klinisch angemessenes Vorgehen. Der Patient hatte problemlos die Begleitmedikation mit ASS und dem Schleifendiuretikum Furosemid toleriert. Beiden Substanzen werden nur geringe Effekte auf die renale Lithium-Clearance zugeschrieben. Klinisch wesentlich ausgeprägter sind die Wirkungen von Thiazid-Diuretika, ACE-Hemmern, Angiotensin-II-Antagonisten (Sartanen) und NSAR. Ursächlich dürfte in diesem Falle die zusätzliche Gabe des ACE-Hemmers gewesen sein. Dieser führte zu einer deutlichen Verringerung der renalen Lithium-Clearance und infolgedessen zu einer sukzessiven Erhöhung des Lithium-Plasmaspiegels.

Klinisches Vorgehen: Die Lithium-Medikation musste unverzüglich unterbrochen werden, ebenso die Ramiprilgabe. Nach etwa zwei Wochen war der Lithiumspiegel wieder im Normbereich (0,9 mmol/l). Ein vorsichtiger Beginn der Lithiumtherapie mit der halben ursprünglichen Dosis wurde vorgenommen. Zielbereich ist der untere therapeutische

Referenzbereich (ca. 0,6 mmol/l). Zusätzliche Empfehlung war die Umsetzung der antihypertensiven Therapie auf einen Betablocker, z. B. Metoprolol. Sollte die Behandlung der Hypertonie trotzdem wieder mit Ramipril begonnen werden, wird in den ersten acht Wochen der Therapie eine wöchentliche Bestimmung der Lithiumkonzentration, danach in monatlichen Abständen dringend angeraten.

4.10 Tipps und Empfehlungen zur Therapie mit Stimmungsstabilisierern in der Hausarztpraxis

In der Behandlung bipolarer Erkrankungen werden in der Akuttherapie, v. a. der Manie, und in der Rezidivprophylaxe neben Stimmungsstabilisierern auch Antipsychotika eingesetzt.

Quetiapin ist zurzeit das einzige Antipsychotikum, das sowohl in der Akuttherapie der Depression als auch zur Rezidivprophylaxe depressiver Phasen im Rahmen bipolarer Störungen zugelassen ist.

Zur Gruppe der Stimmungsstabilisierer zählen neben dem „Goldstandard" Lithium die drei Antikonvulsiva Carbamazepin, Lamotrigin und Valproinsäure.

- **MERKE** Für jeden der vier Stimmungsstabilisierer kann ein essenzieller Punkt genannt werden, der bei der Therapie stets im Auge behalten werden sollte.
  - Carbamazepin: hohes pharmakokinetisches Interaktionsrisiko,
  - Lamotrigin: stets langsame Aufdosierung notwendig,
  - Lithium: relativ geringe therapeutische Breite, Plasmaspiegelbestimmung deshalb unbedingt notwendig,
  - Valproinsäure: teratogenes Risiko, deshalb keine Gabe in der Schwangerschaft.

Wichtig ist, dass bei der Therapie bipolarer Störungen mit Psychopharmaka ein „Switch-Risiko" besteht. Dies bedeutet, dass bei Gabe von Antidepressiva ein direkter Übergang in die manische Phase stattfinden kann, und umgekehrt bei Antipsychotikagabe ein Absinken in die Depression. Für Antidepressiva aus der Gruppe der TZA und für Venlafaxin soll ein höheres „Switch-Risiko" bestehen, für SSRI und Bupropion soll es geringer sein.

Empfehlung

Empfehlen Sie Patienten, die mit einem Stimmungsstabilisierer behandelt werden und die Therapie beenden wollen, dies niemals abrupt zu machen. Stimmungsstabilisierer sollten je nach vorheriger Dauer in Absprache mit dem Therapeuten stets langsam ausgeschlichen werden.

Literatur

Angst J. Bipolar disorders in DSM-5: strengths, problems and perspectives. International Journal of Bipolar Disorders 1, 12, 2013

Bauer M, Pfennig A, Severus E et al. World Federation of Societies of Biological Psychiatry (WFSBP) guidelines for biological treatment of unipolar depressive disorders, Part 1: Update 2013 on the acute and continuation treatment of unipolar depressive disorders. The World Journal of Biological Psychiatry, 14, 334–385, 2013

Bauer M, Severus E, Köhler S. World Federation of Societies of Biological Psychiatry (WFSBP) Guidelines for Biological Treatment of Unipolar Depressive Disorders. Part 2: Maintenance Treatment of Major Depressive Disorder-Update 2015. The World Journal of Biological Psychiatry 16, 76–95, 2015

Beck AT. Cognitive Therapy and the Emotional Disorders. Intl Universities Press, 1975

Bellivier F. Next steps for bipolar disorders: personalized medicine. Symposium on bipolar disorders. 21st Congress of Psychiatry, Nice, European Psychiatric Association, 2013

Cipriani A, Furukawa TA, Salanti AG et al. Comparative efficacy and acceptability of 21 antidepressant drugs for the acute treatment of adults with major depressive disorder: a systematic review and network meta-analysis. The Lancet 391, 1357–66, 2018

Cipriani A, Zhou X, Del Giovane C et al. Comparative efficacy and tolerability of antidepressants for major depressive disorder in children and adolescents: a network meta-analysis. The Lancet 388, 881–90, 2016

DEGAM Leitlinie. Hausärztliche Risikoberatung zur kardiovaskularen Prävention. DEGAM 2017

Doering S, Geretsegger C, Jelem H et al. Depression. Medikamentöse Therapie. Konsensus-Statement – State of the art 2012. CliniCum neuropsy Sonderausgabe Nov 2012

Dubicka B, Cole-King A, Reynolds S, Ramchandani P. Paper on suicidality and aggression during antidepressant treatment was flawed and the press release was misleading. British Medical Journal 352, i911, 2016

Faedda GL, Serra G, Marangoni C et al. Clinical risk factors for bipolar disorders: a systematic review of prospective studies. Journal Affective Disorders 168, 314–321, 2014

Faedda GL, Marangoni C, Serra G et al. Precursors of bipolar disorders: a systematic literature review of prospective studies. Journal of Clinical Psychiatry 76, 614–624, 2015

Grande I, Berk M, Birmaher B, Vieta E. Bipolar Disorder. The Lancet 387, 1561–1572, 2016

Haussmann R, Lewitzka U, Severus E, Bauer M. Sachgerechte Behandlung affektiver Störungen mit Lithium. Nervenarzt 88, 1323–1334, 2017

Henssler J, Heinz A, Brandt L, Bschor T. Absetz- und Rebound-Phänomene bei Antidepressiva. Deutsches Ärzteblatt 116, 355–361, 2019.

Hawton K, Casañas I, Comabella C, Haw C, Saunders K. Risk factors for suicide in individuals with depression: a systematic review. Journal of Affective Disorders 147, 17–28, 2013

Hiemke C, Bergemann N, Clement HW et al. Consensus guidelines for therapeutic drug monitoring in neuropsychopharmalogy. Update 2017. Pharmacopsychiatry 51, 9–62, 2018

Holsboer-Trachsler E, Hättenschwiler J, Beck J et al. Die somatische Behandlung der unipolaren depressiven Störungen, Update 2016, Teil 1. Die Akutbehandlung depressiver Episoden. Schweizerisches Medizin-Forum 16, 716–724, 2016

Kasper S, Lehofer M, Doering S, et al. Depression – Medikamentöse Therapie. CliniCum neuropsy. Sonderausgabe November 2012

Koren G, Matsui D, Einarson A, Knoppert D, Steiner M. Is maternal use of selective serotonin reuptake inhibitors in the third trimester of pregnancy harmful to neonates? Canadian Medical Association Journal 172, 1457–1459, 2005

Lotzin A, Maurer JL, Köllner V. Diagnostik von Traumafolgestörungen: Was ändert sich mit der ICD-11? PiD – Psychotherapie im Dialog 20, 32–36, 2019

Nivoli AM, Pacchiarotti I, Rosa AR et al. Gender differences in a cohort study of 604 bipolar patients: the role of predominant polarity. Journal of Affecitve Disorders 133, 443–449, 2011

Pajonk F-GB. Zur Situation der Notfall- und Akutpsychiatrie in Deutschland. Nervenarzt 86, 1081–1090, 2015

Palazidou E. The neurobiology of depression. British Medical Bulletin 101, 127–145, 2012

Petzold J, Bauer M, Severus E. Update – Lithium in der Phasenprophylaxe Bipolarer Störungen. Fortschritte in Neurologie und Psychiatrie 86: 745–753, 2018

Rej S, Pira S, Marshe V, Do A, Elie D, Looper KJ, Herrmann N, Müller DJ (im Druck). Molecular mechanisms in lithium-associated renal disease: a systematic review. International Urology and Nephrology

Ringel E. Der Selbstmord. Abschluß einer krankhaften Entwicklung. Maudrich, Wien/Düsseldorf 1953

S2e-Leitlinie. Über- und Unterversorgung – gemeinsam entscheiden. AWMF-Register-Nr. 053–045, DEGAM-Leitlinie Nr. 21. Deutsche Gesellschaft für Allgemeinmedizin und Familienmedizin e. V., 2018

S2k-Leitlinie Notfallpsychiatrie. AWMF-Registernummer: 038–023, 2019

S3-Leitlinie zur Diagnostik und Therapie Bipolarer Störungen. DGBS e. V. und DGPPN e. V. Langversion, 2019

S3-Leitlinie/Nationale Versorgungsleitlinie Unipolare Depression – Langfassung, 2. Auflage, Version 1. DGPPN, BÄK, KBV, AWMF, AkdÄ, BPtK, BApK, DAGSHG, DEGAM, DGPM, DGPs, DGRW (Hrsg.) für die Leitliniengruppe Unipolare Depression, 2015

Sarris J, Murphy J, Mischoulon D et al. Adjunctive nutraceuticals for depression: A systematic review and meta-analyses. American Journal of Psychiatry 173, 575–587, 2016

Satterthwaite TD, Wolf DH, Rosenheck RA, Gur RE, Caroff SN. A meta-analysis of the risk of acute extrapyramidal symptoms with intramuscular antipsychotics for the treatment of agitation. Journal of Clinical Psychiatry 69, 1869–1879, 2008

Schuepbach D, Seifritz E. Pharmakotherapie der bipolaren Störungen und der Manie. Zeitschrift für Psychiatrie, Psychologie und Psychotherapie 62, 243–254, 2014

Schwerthöfer D, Beuys D, Hamann J, Messer T, Pajonk F-G. Versorgung psychiatrischer Notfälle in psychiatrischen Kliniken in Deutschland. Psychiatrische Praxis 43, 367–373, 2016

Sharma T, Guski LS, Freund N, GØtzsche PC. Suicidality and aggression during antidepressant treatment: systematic review and meta-analyses based on clinical study reports. British Medical Journal 352, i65, 2016

Williams LM, Debattista C, Duchemin AM, Schatzberg AF, Nemeroff CB. Childhood trauma predicts antidepressant response in adults with major depression: data from the randomized international study to predict optimized treatment for depression. Translational Psychiatry 3:6, e799, 2016

Wilson MP, Minassian A, BahramziM et al. Despite expert recommendations, second-generation antipsychotics are not often prescribed in the emergency department. Journal of Emergency Medicine 6, 808–813, 2014

Wolfersdorf M, Schneider B, Schmidtke A. Suizidalität: ein psychiatrischer Notfall, Suizidprävention: eine psychiatrische Verpflichtung. Nervenarzt 86, 1120–1129, 2015

Schizophrenien

B

5 Epidemiologie, Ätiologie, Diagnose

Schizophrenien stellen eine Krankheitsgruppe dar, welche mit einer tiefgreifenden Veränderung des eigenen Erlebens und dessen Bezug zur Umgebung einhergeht. Etwa 0,5–1 % der Bevölkerung leiden an dieser Erkrankung und neben den Schizophrenien im engeren Sinn gibt es ähnliche Krankheitsformen, welche zusammen mit der Schizophrenie unter dem Begriff der „Erkrankungen aus dem schizophrenen Formenkreis“ zusammengefasst werden. Der Fokus der folgenden Ausführungen liegt auf den Schizophrenien. Der Erkrankungsbeginn liegt bei Männern früher als bei Frauen, etwa im Alter von 20–25 Jahren. Insgesamt kann man davon ausgehen, dass die Häufigkeit von Schizophrenien länderspezifisch etwas variiert.

Bis heute konnte keine eindeutige Ursache für Schizophrenie gefunden werden. Allgemein können drei Hauptfaktoren differenziert werden: 1. persönliche Faktoren, 2. Einflüsse/Faktoren, die durch die Umwelt/Umgebung geprägt sind und 3. Faktoren bestehend aus Wechselwirkungen zwischen der Umwelt/der Umgebung und dem Individuum (z. B. Epigenetik).

Schizophrenien wird eine erhebliche **genetische Komponente** zugeschrieben. Neueste Hinweise aus der genetischen Forschung der Schizophrenien lassen vermuten, dass die Erkrankung einen polygenetischen Modus aufweist. Daten zur klinischen Relevanz fehlen bisher.

Wissenschaftliche Untersuchungen legen die Vermutung nahe, dass die Krankheit in der **Schwangerschaft** beginnen kann. Studien belegen den Einfluss von Infektionen und Stress in utero. Komplikationen während der Entbindung kommen als Risikofaktoren für eine schizophrene Erkrankung hinzu. Hier gilt es zu beachten, dass nach heutigem Wissensstand derartige Komplikationen mit einem erhöhten Erkrankungsrisiko assoziiert sind, aber sich viel zu unspezifisch darstellen, als dass man daraus den automatischen Schluss ziehen könnte, dass in jedem Fall später eine Schizophrenie ausbrechen wird.

Epidemiologische Arbeiten wiesen die Rolle von **Umgebungsfaktoren** für die Krankheitsentstehung nach, wie Leben in urbanen Regionen, soziale Isolation und Migration.

Die umfangreiche Studienlage zu molekularbiologischen, genetischen und bildgebenden Verfahren kann zum jetzigen Zeitpunkt aufgrund mangelnder Spezifität und Sensitivität keine klinisch relevante Hilfestellung zu Diagnose und Prognose der Schizophrenien leisten.

Zur Feststellung der Diagnose sollten sorgfältige Abklärungen erfolgen und andere Ursachen eines psychotischen Zustandsbilds ausgeschlossen werden (◘ Tab. 5.1). Die ICD-10 unterscheidet vier hauptsächliche Subtypen der Schizophrenie:

- paranoide Schizophrenie (F20.0), mit Wahnvorstellungen und primär akustischen Halluzinationen,
- hebephrene Schizophrenie (F20.1), mit Affekt-, Antriebs- und formalen Denkstörungen, typisch das läppische Verhalten,
- katatone Schizophrenie (F20.2), mit psychomotorischen Störungen i. S. von Stupor oder (raptusartiger) Erregung,
- undifferenzierte Schizophrenie (F20.3), eine Unterform, die keinem der drei vorhergehenden Subtypen zugeordnet werden kann bzw. mit Merkmalen verschiedener Subtypen. Diese Unterform wird im ICD-11 nicht mehr berücksichtigt.

Die Schizophrenia simplex (F23.6) ist eine schwer zu definierende Unterform mit schleichendem Beginn ohne typische Symptome. Diese Diagnose sollte vermieden werden, das ICD-11 und das DSM-5 führen diese Diagnose nicht mehr.

Die Unterteilung von Schizophrenien ist im DSM-5 (2015) aufgegeben worden.

Wenn die Symptome kürzer als vier Wochen auftreten, bezeichnet man derartige Psychosen als akute polymorph psychotische Störung (F23.0, F23.1) oder als akute schizophreniforme Störung (F23.2).

Der Begriff der Schizophrenie-Spektrum-Störungen beinhaltet mit Schizophrenie verwandte Erkrankungen:

Schizotype Störung (F21): Exzentrisches Verhalten und Anomalien des Denkens und der Stimmung, die schizophren wirken, ohne dass jemals eindeutig schizophrene Symptome auftreten.

Wahnhafte Störung (F22.0): Auffälligstes Charakteristikum ist ein langdauernder Wahn ohne weitere Symptome der Schizophrenie.

Schizoaffektive Störung (F25): Episodische Störung mit sowohl affektiven als auch psychotischen Symptomen.

Nach der S3-Behandlungsleitlinie Schizophrenie der DGPPN (2019) wird die Abgrenzung von nicht organisch bedingten psychotischen Zustandsbildern zu solchen durch Substanzkonsum und zu organisch bedingten psychotischen Störungen (z. B. Delir) vorgenommen.

Aus klinischer Erfahrung kann die Abgrenzung zu einem deliranten Zustandsbild herausfordernd sein, weil psychotische Symptome sowohl bei der Schizophrenie als auch beim Delirium manifest vorhanden sein können. Beim Delirium hingegen findet man einen fluktuierenden Bewusstseinszustand und Orientierungsstörungen – Symptome, welche bei der Schizophrenie nicht vorhanden sind.

Die Anamnese, insbesondere auch Angaben von Angehörigen und ein sorgfältiger psychopathologischer Befund helfen in vielen Fällen mit, eine zutreffende Diagnose zu stellen. Wenn ein Patient Orientierungsstörungen, fluktuierendes Bewusstsein oder deutliche Merkfähigkeitsstörungen aufweist, sollte die Diagnose einer Schizophrenie in Frage gestellt werden und es sollten Abklärungen in Richtung organisch bedingte psychotische Störung erfolgen.

Tab. 5.1 Differenzialdiagnosen der Schizophrenie (ICD-10)

Nichtorganisch psychotische Störungen[1]	▪ Akute und vorübergehende psychotische Störungen (F23.0, F23.1, F23.2), ▪ schizoaffektive Störung (F25.0–F25.2), ▪ wahnhafte Störung (F22.0), ▪ affektive Störungen: Manie bei bipolarer Störung oder depressive Episode mit psychotischen Symptomen (F30.2, 31.2, 31.5, 32.3, 33.3), ▪ posttraumatische Belastungsstörung (F43.1), ▪ Borderline-Persönlichkeitsstörung (F60.31)
Substanzinduzierte psychotische Störungen[1]	▪ Alkohol (F10.5), ▪ Opiate, Opiatderivate (F11.5), ▪ Cannabis, Cannabisderivate (F12.5), ▪ Barbiturate (F13.5), ▪ Kokain, LSD (F14.5, F16.5), ▪ Amphetamine (F15.5), ▪ organische Lösungsmittel (F17.5), ▪ neue psychoaktive Wirkstoffe (Kapitel F1)

Organisch bedingte Störungen/ andere Ursachen	▪ Autoimmunenzephalitis,
	▪ Chorea Huntington,
	▪ epileptischer Dämmerzustand,
	▪ Morbus Parkinson,
	▪ Delirium,
	▪ Demenz,
	▪ Verwirrtheitszustand,
	▪ Erkrankungen auf dem Gebiet der:
	  ▪ Infektionen (z. B. Borreliose),
	  ▪ Neoplasien,
	  ▪ Stoffwechselstörungen,
	  ▪ medikamentös induzierte Störungen,
	▪ u. v. m.

[1] ICD-10 Codes auf nicht organische und substanzinduzierte psychotische Störungen begrenzt

Fokalneurologische Symptome, Fieber und Verwirrtheit deuten ebenfalls auf eine andere Diagnose als Schizophrenie hin. Bei Erstmanifestation derartiger atypischer Symptome sollte eine dezidierte Diagnostik und Abklärung zum Ausschluss einer Autoimmunenzephalitis (Details siehe S3-Behandlungsleitlinie Schizophrenie) erfolgen. Für den Hausarzt empfiehlt sich eine Überweisung an den Facharzt für Neurologie. Inwiefern sich die Krankheitsbilder der Schizophrenie und der Autoimmunenzephalitis potenziell derart prominent überschneiden, wie die S3-Behandlungsleitlinie Schizophrenie und einige Publikationen primär aus denselben Arbeitsgruppen nahelegen (Steiner et al., 2018), kann zum jetzigen Zeitpunkt nicht konklusiv beurteilt werden. Denn einerseits fehlen empirische Studien zu wichtigen Aspekten und andererseits wurde serologisch nur eine geringe Überlappung festgestellt (Chen et al., 2017).

Tab. 5.1 fasst Differenzialdiagnosen der Schizophrenie zusammen (S3-Behandlungsleitlinie Schizophrenie/klinische Erfahrung).

Tab. 5.2 Symptome der Schizophrenien

Positiv-symptome	Negativ-symptome	Kognitive Defizite	Agitation	Affektive Defizite
Halluzinationen, Wahnideen, Ich-Störungen	Flacher Affekt, Alogie, Apathie, Anhedonie	Aufmerksamkeit, exekutive Funktionen, Gedächtnis	Unruhe, Aggression	Depression, Suizidalität

MERKE Die Ätiologie der Schizophrenien ist ungeklärt. Auch genetische Komponenten und Umwelt-Variablen spielen eine Rolle. Die Diagnose erfolgt nach der ICD-10, wobei Ich-Störungen, Halluzinationen und Wahn (▸Kap. 5.1) primäre Symptome sind; Negativsymptome oder auch kognitive Störungen kommen hinzu. Die Differenzialdiagnose ist vielfältig und herausfordernd.

5.1 Symptome und Behandlungsziele

Im Wesentlichen werden bei Schizophrenie Positiv-, Negativsymptome, affektive Symptome und Einschränkungen im Denkvermögen beobachtet.

In der ICD-10 sind die folgenden Hauptsymptome festgehalten; mindestens eines dieser Hauptsymptome muss für die Zeitdauer von mindestens vier Wochen ständig und deutlich vorhanden sein, um die Diagnose Schizophrenie stellen zu können:

- Ich-Störungen wie Gedankenausbreitung (eigene Gedanken gehen auf andere über),
- Wahn,
- akustische Halluzinationen,
- bizarrer Wahn.

Oder:

Zwei oder mehr der folgenden Symptome müssen mindestens vier Wochen ständig und deutlich vorhanden sein, um Schizophrenie zu diagnostizieren:

- anhaltende Sinnestäuschungen jeder Sinnesmodalität,
- Störungen des Gedankenflusses, sog. formale Denkstörungen,
- Störungen des psychomotorischen Ausdrucks,
- Negativsymptome.

Diese Symptome können in sehr unterschiedlicher Ausprägung vorkommen, hinzu kann Agitation treten (Tab. 5.2). Man spricht im Englischen von „Treatment Targets", d. h. Behandlungszielen.

Positivsymptome tendieren zu schubweiser Manifestation, können aber auch ständig vorhanden sein. Negativsymptome und kognitive Defizite zeichnen sich durch einen längeren Verlauf aus, sind weniger abhängig von einzelnen Krankheitsschüben. Depressive Symptome können sich während des gesamten Krankheitsverlaufs äußern.

Antipsychotische Pharmakotherapie wirkt am ehesten auf Positivsymptome, weniger auf Negativsymptome und nur im geringen Umfang auf kognitive Symptome.

■ **MERKE** Die Symptome einer Schizophrenie sind vielfältig, einerseits können Halluzinationen oder Wahn als Positivsymptome auftreten, andererseits eine deutliche Rückzugstendenz als Negativsymptom. Kognitive Defizite schränken die Patienten ein; während des Verlaufs können jederzeit Depressionen auftreten, welche für die erhöhte Suizidrate der Schizophrenien mitverantwortlich sind.

5.2 Verläufe und Prognose

Die Krankheitsverläufe der Schizophrenie können viele Formen annehmen und vor noch nicht allzu langer Zeit hat man versucht, Verläufe durch die Ausprägung der Positivsymptomatik zu charakterisieren. So gab es Formen mit einmaligem Schub oder mehreren Schüben. Ein wichtiges Kriterium bestand darin, dass sich die Symptome komplett zurückbildeten oder (teilweise) auch als Negativsymptome bestehen blieben. Etwa 20 % der ersterkrankten Patienten erreichen eine Remission, zwei Drittel der Betroffenen weisen in der Folge einen episodischen Verlauf auf und bei 10–15 % ist der Krankheitsverlauf chronisch progredient.

Die Beachtung sogenannter funktioneller Aspekte im Verlauf der Erkrankung gewann in den letzten Jahren zunehmend an Bedeutung: Arbeits- und Wohnsituation, der Familienstand, Freizeit, aber auch Patientenzufriedenheit. Dazu kam, dass man die Modulatoren eines günstigen oder weniger günstigen Verlaufs untersuchte und dabei herausfand, dass mit Schizophrenie auftretende psychiatrische oder körperliche Komorbiditäten einen Einfluss auf den Krankheitsverlauf nehmen können (▸ Kap. 5.3). Untersuchungen zeigten, dass die Krankheitsverläufe von Patienten mit psychiatrischen Komorbiditäten oftmals herausfordernd sind und mit gehäuften Rückfällen sowie meist einer ungünstigen Beeinflussung der Adhärenz durch eine Substanzproblematik einhergehen. Aber auch körperliche Erkrankungen wie Adipositas oder Diabetes mellitus können die Verläufe ungünstig beeinflussen.

■ **MERKE** Ein intaktes soziales System, eine geregelte Tagesstruktur und das Fehlen von Substanzkonsum können als positive Verlaufsprädiktoren angesehen werden.

Deutschenbauer et al. (2014) fassen einige Faktoren für einen günstigen bzw. ungünstigen Verlauf zusammen (◘ Tab. 5.3).

■ **MERKE** Die Krankheitsverläufe der Schizophrenien lassen sich grob unterteilen in episodisch auftretende und chronische Verläufe. Remissionen, aber auch Residualzustände kommen häufig vor.

Tab. 5.3 Verlaufsprädiktoren der Schizophrenien. Nach Deutschenbauer et al., 2014

Günstiger Verlauf	Komplexer Verlauf
▪ Gutes psychosoziales Funktionsniveau bei Erstbehandlung: höheres Ausbildungsniveau, Hobbys, feste Partnerschaft, soziale Kontakte, ▪ keine psychiatrischen Komorbiditäten bei Erstbehandlung, ▪ gute Adhärenz, ▪ gutes Ansprechen der Therapie, ▪ kurze Dauer der unbehandelten Psychose	▪ Schlechtes prämorbides Funktionsniveau im letzten Jahr vor der Behandlung: fehlende Beschäftigung/Integration, Isolation, dysfunktionale soziale Kontakte, ▪ psychiatrische Komorbiditäten bei Erstbehandlung, ▪ komplexe Adhärenz, ▪ hirnstrukturelle Veränderungen, ▪ lange Dauer der unbehandelten Psychose, ▪ persistierende Negativsymptomatik, ▪ neurokognitive Defizite, ▪ unbehandelte Erkrankungsrezidive

Tab. 5.4 Psychiatrische Komorbiditäten bei Schizophrenie und deren Häufigkeiten

Komorbidität	Häufigkeit
Tabakabhängigkeit	80 %
Alkoholmissbrauch-/abhängigkeit	20 %
Cannabismissbrauch-/abhängigkeit	26 %
Angststörungen	10 %
Depressionen	25 %
Suizidalität	Vollendete Suizide in 5–15 % der Fälle
Posttraumatische Belastungsstörungen	30 %
Schlafstörungen	80 %
Zwangsstörungen	30 %
Persönlichkeitsstörungen	34 %

5.3 Komorbiditäten

5.3.1 Psychiatrische Komorbiditäten

Psychiatrische Komorbiditäten kommen bei Betroffenen mit Schizophrenie häufig vor (Tab. 5.4). Substanzmissbrauch oder -abhängigkeit finden sich in bis zu 60 % der Fälle; bei ersterkrankten Patienten liegt in ca. einem Drittel der Fälle eine Substanzstörung durch Cannabis vor. Für die gesamte Population der Schizophreniekranken nehmen komorbide Substanzstörungen eine klinisch wichtige Stellung ein. Folgende Angaben sind teilweise aus der S3 Behandlungsleitlinie Schizophrenie der DGGPN entnommen.

Psychiatrische Komorbiditäten können dazu führen, dass Schizophrenien einen komplexen Verlauf aufweisen. Vor allem bei Substanzproblematiken finden sich vermehrte

Tab. 5.5 Somatische Komorbiditäten der Schizophrenie

Gruppe der Erkrankungen	Komorbidität
Kardiovaskuläre/zerebrovaskuläre Erkrankungen	Arterielle Hypertonie, Myokardinfarkt, Schlaganfall, andere Kreislauferkrankungen
Metabolische Erkrankungen	Metabolisches Syndrom, Hyperlipidämie, Adipositas, Diabetes mellitus Typ 2
Krebserkrankungen	Lunge, Kolon, Leber, Mamma, Pankreas, hämatopoetisches System, andere Krebserkrankungen (z. B. Blasenkrebs)
Lungenerkrankungen	Chronisch-obstruktive Lungenerkrankung (COPD), Pneumonie, Tuberkulose
Andere Erkrankungen	Infektionserkrankungen (Hepatitis, HIV etc.), gastrointestinale Ulzera, obstruktives Schlaf-Apnoesyndrom, Epilepsie, Karies, verminderte Zahnhygiene

Rückfälle, Zwangseinweisungen, Agitation und Gewalt, Selbstgefährdung, mehr medizinische Komorbiditäten, unerwünschte Arzneimittelwirkungen oder ungünstigeres psychosoziales Funktionsniveau.

Depressionen bei Schizophrenien sind eine sehr ernst zu nehmende Komplikation, weil Suizidalität mit Todesfolge damit einhergehen kann. Auch ersterkrankte Patienten sind bezüglich eines derartigen Suizidversuchs erheblich gefährdet.

5.3.2 Somatische Komorbiditäten

In den letzten Jahren wurde das Augenmerk vermehrt auf körperliche Erkrankungen bei Schizophrenien gerichtet, im Bewusstsein, dass Patienten häufig an metabolischem Syndrom, Adipositas (mehr als 30 %), arterieller Hypertonie (11,8 %) bzw. Diabetes mellitus (11,5 %) leiden. Die Ursachen dieser somatischen Komorbiditäten sind vielfältig. Studien legen nahe, dass die psychische Erkrankung selbst (genetische Prädisposition, Passivität, Lebensgestaltung mit gehäuftem Rauchen, ungesundem Essen) und eine Therapie mit atypischen Antipsychotika wichtige ursächliche Faktoren sind (Tab. 5.5).

Epidemiologische Studien aus Dänemark legen die Vermutung nahe, dass Patienten mit einer Schizophrenie bezüglich körperlicher Erkrankungen schlechter als die Normalbevölkerung behandelt werden. Derartige Ergebnisse sollten Anlass für dringende Verbesserungen sein, weil Schizophrenie mit einer um zehn bis 20 Jahre verkürzten Lebensdauer im Vergleich zur Normalbevölkerung einhergeht. Neben der erhöhten Suizidrate sind somatische Komorbiditäten hauptursächlich verantwortlich für die deutlich verkürzte Lebenszeit dieser Patientengruppe.

■ **MERKE** Schizophrenien weisen oftmals Komorbiditäten auf, welche den Krankheitsverlauf komplizieren. Diagnose und adäquate Therapie helfen, die deutlich erhöhte Mortalität dieser Erkrankung zu senken und die Lebensqualität zu erhöhen.

5.4 Psychosoziale Aspekte

Vor Ausbruch einer Schizophrenie beklagen viele Patienten eine deutliche Rückzugstendenz und unspezifische Symptome wie Müdigkeit, Schlafstörung und Konzentrationsstörungen; man spricht von einem Prodromalstadium. Dieses Stadium kann unterschiedlich lang, Monate bis Jahre, andauern. Reduzierte psychosoziale Kontakte, Abbruch der Schule oder Lehre und konsekutive Isolierung sind oftmals die Folgen, die sich im Verlauf der Erkrankung fortsetzen.

An dieser Stelle sei erwähnt, dass das Prodromalstadium den Ausbruch einer Schizophrenie ankündigen kann, aber dass nicht jede Rückzugstendenz eines Jugendlichen oder jungen Erwachsenen zwangsläufig in eine Schizophrenie mündet.

5.5 Sicht der Patienten und Angehörigen

Bei Patienten kann sich eine Psychose je nach Phase, Ausprägung, Symptomatik und Akuität ganz unterschiedlich manifestieren. In einer ersten Episode kann psychotisches Erleben für Betroffene einen bedrohlichen Charakter annehmen, auch die Suizidrate ist in diesem Anfangsstadium der Erkrankung hoch.

Patienten mit mehreren Schüben einer Schizophrenie erleben u. U. Symptome wie Halluzinationen, Wahn oder Ich-Störungen in einer gewissen Distanz zu sich selber oder im Gegensatz dazu auch unmittelbar. Im Falle einer Distanzierung kann es eher gelingen, dass sich der Patient für eine Therapie bereit erklärt. Im Falle des Erlebens und Handelns entlang der krankhaften Symptome kann der Patient davon so überzeugt sein, dass es zu selbst- oder fremdgefährdendem Verhalten kommen kann.

Antipsychotische Pharmakotherapie erleben Betroffene unterschiedlich. Einerseits kann die Verminderung von Positivsymptomen zu einer Erleichterung und Verbesserung des eigenen Erlebens führen, beispielsweise treten quälende Stimmen in den Hintergrund. Andererseits registrieren Patienten die Nebenwirkungen von Antipsychotika in einschränkender Weise, z. B. als Gewichtszunahme, Einengung durch unerwünschte Arzneimittelwirkungen des extrapyramidalmotorischen Systems (wie Schluckkrämpfe, parkinsonähnlicher Gang, quälende Unruhe der unteren Extremitäten) oder sexuelle Funktionsstörungen.

Eine ständige Problematik für Angehörige stellt die Grenze zwischen Fürsorglichkeit, sich engagieren und sich abgrenzen, Verantwortung abgeben, dar. Beides muss sich nicht zwingend ausschließen, doch ein bewussteres Wahrnehmen dieser Dichotomie erlaubt einen schonenderen Umgang mit Ressourcen, eine bessere Verteilung der Aufgaben und verhindert ein Burnout des Helfersystems.

Sicht des Patienten

Zitat: „Seit Tagen konnte ich nicht mehr schlafen, fand keine Ruhe mehr. Ich zog mich ins Zimmer zurück. Die Gedanken rasten an mir vorbei, es kam mir vor als sei ich in einem Film. Um mein Bett stellte ich Kerzen auf, welche ich anzündete. Ich rasierte mir den Schädel kahl, denn ich wollte aus dem Körper nach oben ausbrechen. Handbewegungen, Gesten, die Sprache veränderten sich. Seit neuestem bin ich sicher, dass die Menschen, welche sich als meine Eltern bezeichnen, in Tat und Wahrheit nicht meine Eltern sind, und ich bin auch nicht ihr Sohn."

Kommentar: Das Erleben dieses Patienten zeichnet sich durch Rückzugstendenz, Beeinträchtigungserleben und bizarres Verhalten aus. Die Eltern sind in das psychotische Erleben des Patienten eingebaut, im Sinne einer wahnhaften Verkennung.

Sicht der Angehörigen

„Nach Absetzen der antipsychotischen Medikation benahm sich unsere Tochter gleich wie beim ersten Schub: sie sagte uns, alles sei in Ordnung. Gleichzeitig zog sie sich zurück, nahm nicht mehr am Familienleben teil. Ihr Blick wurde starr, sie bezog vieles auf sich; sie wusch sich nicht mehr, lag lange Zeit im Bett, schlief in ihren Kleidern, schloss sich im Zimmer ein. Es gelang ihr nicht mehr, regelmäßig die Tagesstätte zu besuchen."

Kommentar: Die Patientin hat nach dem Stoppen der antipsychotischen Medikation einen Rückfall erlitten und ist psychotisch dekompensiert.

- **MERKE** Die Sichtweise der Patienten und der Angehörigen sind in die Therapie einzubeziehen. Unterstützung können zahlreiche Verbände und Gruppen anbieten, um ein Burnout des Helfersystems zu verhindern.

5.6 Fallschilderung 6

Ein 23-jähriger Patient befand sich zum dritten Mal stationär in einer psychiatrischen Klinik. Er hatte fünf Wochen zuvor seine antipsychotische Medikation, Olanzapin 20 mg pro Tag, ohne Rücksprache mit dem behandelnden Arzt abgesetzt. Er ging nicht mehr in die Sprechstunden, konsumierte bis zu viermal täglich Cannabis. Er wies zu Beginn des Aufenthalts ausgeprägt psychotisches Erleben auf, hörte unablässig Stimmen von Verwandten, die ihm etwas zuriefen oder ihn beschimpften. Zusätzlich sprach er kaum, war mutistisch. Wenn er etwas äußerte, waren es nur einzelne Wörter. Die meiste Zeit lag er im Bett, beeinträchtigt von seinen Symptomen.

Die Diagnose einer paranoiden Schizophrenie (ICD-10: F20.0) wurde im Vorfeld gestellt; also eine Form der Schizophrenie mit vornehmlich Wahnerleben und Stimmenhören. Dazu kam eine Abhängigkeit von Cannabinoiden. Eine Bildgebung des Gehirns ergab einen normalen Befund, der Körperstatus und die Laboruntersuchungen waren bis auf die erhöhte Cannabiskonzentration im Urin unauffällig.

Als Medikation hatte der Patient vormals eine Monotherapie mit Olanzapin bis zu 20 mg pro Tag erhalten, wurde fachärztlich in einer Psychiatrischen Institutsambulanz behandelt. Es bestand keine Tagesstruktur. Der Patient lebte mit seinem zwei Jahre älteren Bruder bei der geschiedenen Mutter. Weil er auf Olanzapin nur mit einer teilweisen Verbesserung der psychotischen Symptomatik reagierte und auch unter Gewichtszunahme litt, wurde er nach Aufklärung über Wirkungen und unerwünschte Arzneimittelwirkungen schrittweise auf Amisulprid bis 600 mg pro Tag umgestellt. Es bestand eine strikte Ausgangsregelung, d. h. Ausgang nur in Begleitung von pflegerischen Fachkräften. Über einen Zeitraum von vier Wochen nahm die Rückzugstendenz ab, einhergehend mit einer deutlichen Verminderung der akustischen Halluzinationen und der formalen Denkstörungen. Die Medikamentenspiegel von Amisulprid lagen im therapeutischen Bereich.

Der Patient wurde sichtbar geordneter, es gelang ihm, an den stationseigenen Therapien teilzunehmen. Wiederholte Drogenscreenings wiesen abnehmende Cannabiskonzentrationen auf. Mehrere Familiengespräche zeigten die Hilflosigkeit und Überforderung der Mutter mit der Krankheit ihres Sohnes auf, diese wurden therapeutisch angegangen. Mit Unterstützung des Sozialarbeiters wurden verschiedene Möglichkeiten der Tagesstruktur geprüft. Neben der fachärztlichen Betreuung mit Einbezug der Familie wurde eine suchtspezifische Therapie für die Cannabisabhängigkeit thematisiert – der Patient nahm an einer klinikinternen Gruppenpsychotherapie für Menschen mit Substanzstörungen teil.

Der positive klinische Verlauf wurde getrübt durch eine Erhöhung des Prolaktinspiegels im Blut auf das Fünffache des Normwerts. Der Patient wies keine klinischen unerwünschten Arzneimittelwirkungen durch den erhöhten Prolaktinspiegel auf (Libidoverlust, Potenzstörungen, Galaktorrhö etc.). Er und seine Mutter wurden über diese spezifischen Nebenwirkungen informiert. Amisulprid, welches sehr wahrscheinlich für die Erhöhung des Prolaktins ursächlich verantwortlich war, wurde belassen. Beide waren damit einverstanden.

Nach acht Wochen Krankenhausaufenthalt konnte der Patient schließlich in deutlich gebessertem Zustand entlassen werden. Er erhielt ein Medikamentenrezept, die Termine für die ambulante Nachbehandlung und die Laborkontrollen wurden vor Entlassung verbindlich organisiert. Leider konnte sich der Patient trotz Therapien nicht genügend von Cannabis distanzieren und die Errichtung einer Tagesstruktur blieb bis zur Entlassung in der Schwebe, teilweise wegen fehlender Einsicht und Motivation.

Kommentar: Trotz einer adäquaten intergierten psychiatrisch-psychotherapeutischen Behandlung gelang es nur zu einem ungenügenden Teil, das Funktionsniveau des Patienten zu verbessern. Die Adhärenz blieb v. a. wegen der Substanzabhängigkeit problematisch und weitere Rückfälle waren absehbar; das Funktionsniveau erholte sich nicht in ausreichendem Maße.

6 Therapie der Schizophrenien

6.1 Allgemeines

Die Ausführungen zur Therapie der Schizophrenien werden in diesem Kapitel von der Sichtweise des Klinikers bestimmt; deshalb ergibt sich eine gewisse Überschneidungstendenz mit den Ausführungen im spezifischen pharmakologischen Teil in ▸Kap. 7. Diese Überlappungen wurden so gering wie möglich gehalten.

Für die Behandlung der Schizophrenien muss das aktuelle Zustandsbild berücksichtigt werden, d. h. ein akut psychotischer Patient mit der ersten Episode einer Schizophrenie kann eine sofortige Intervention erfordern, um ihn beispielsweise vor selbstschädigenden oder suizidalen Handlungen zu bewahren. Dies kann eine engmaschige Überwachung in stationärem Rahmen und die Verabreichung einer Notfallmedikation beinhalten. Ein anderer Patient, welcher im Rahmen einer langjährigen Schizophrenie zum ambulanten Kontrolltermin mit seiner Mutter erscheint, kann mit psychotherapeutischen und pharmakologischen Ansätzen behandelt werden. Soziale Aspekte spielen im längeren Verlauf der Schizophrenien eine wichtige Rolle.

Eine sinnvolle therapeutische Haltung im Sinne der therapeutischen Allianz kann darin bestehen, dem Patienten zu vermitteln, dass der Therapeut sein Erleben, wie z. B. Stimmenhören, als gegeben wahrnimmt. Jedoch sollte dem Patienten auch verständlich gemacht werden, dass sein Erleben nicht mit demjenigen der anderen übereinstimmt.

> ■ **MERKE** Eine sorgfältige Kombination von psychopharmakologischen, psycho- und soziotherapeutischen Therapien ist für die meisten schizophrenen Patienten die Basis einer erfolgreichen Therapie.

Zusätzlich gehört zu einer modernen leitlinienorientierten Therapie der Schizophrenien ein besonderes Augenmerk auf die psychiatrischen Komorbiditäten wie Suchterkrankungen, Persönlichkeitsstörungen, Angst- oder Zwangserkrankungen. Auch somatische Komorbiditäten sind in den Fokus der Forschung und der klinischen Praxis gerückt (▸Kap. 6.4): Herzkreislauferkrankungen wie arterielle Hypertonie oder koronare Herzkrankheiten, metabolische Erkrankungen wie Diabetes mellitus und dazugehörend die

Bekämpfung einer ganzen Reihe von Prädiktoren für eben solche Erkrankungen wie Übergewicht, erhöhte Blutfettwerte oder auch verminderte Glukosetoleranz.

6.2 Therapiephasen

Folgende Begriffe werden unterschieden:

- **Notfalltherapie:** meist nicht länger als ein paar Stunden dauernd,
- **Akuttherapie:** Therapie für die ersten 4–6 Wochen,
- **Langzeittherapie:** erstreckt sich über die Zeit nach der Akuttherapie,
- **Rezidivprophylaxe:** beinhaltet die Therapie, welche zur Verhinderung eines Rückfalls notwendig ist,
- **Therapieresistenz:** wenn trotz verschiedener antipsychotischer Pharmakotherapien über eine längere Zeitdauer keine wesentliche Symptomverbesserung eingetreten ist.

6.2.1 Notfalltherapie

Psychiatrische Notfälle stellen eine häufige Komplikation psychiatrischer Störungen dar (▸ Kap. 2.2.1). Nach Pajonk (2015) wurden in Deutschland 2.9 Millionen Notarzteinsätze registriert (2009), davon waren 14,7 % psychiatrische Notfälle. Neben Alkoholintoxikationen waren Erregungszustände und Suizidalität die häufigsten Ursachen für den Einsatz des Notarztes. In bis zu 32 % wurden derartige Einsätze als schwer bis lebensbedrohlich für den Patienten beurteilt.

Ein weiterer wichtiger Aspekt verdient Erwähnung: Jordan (2017) betont in seinem Übersichtsartikel, dass der psychiatrische Notfall für im Rettungsdienst tätige Menschen eine schwere psychische Belastung darstellt; das Risiko für die Entwicklung einer posttraumatischen Belastungsstörung oder einer Depression wird mit 10 % veranschlagt. Der interessierte Leser findet weiterführende Informationen beispielsweise in den Monografien von Bengel (2004) sowie von Hoffmann und Hoffmann (2008).

Unerwünschte Arzneimittelwirkungen durch Antipsychotika können zu Notfallsituationen bei psychiatrischen Patienten führen. Vor allem, aber nicht ausschließlich Antipsychotika der ersten Generation haben ein erhebliches Potenzial, motorische Symptome auszulösen, die für den Patienten sehr unangenehm sind. Diese Symptome werden im klinischen Kontext als extrapyramidalmotorische Symptome (EPMS) bezeichnet, obwohl dies neuroanatomisch betrachtet nicht ganz korrekt ist. Vor allem zwei dieser EPMS können nach klinischer Erfahrung zu Notfallsituationen führen: Akute Frühdyskinesien und die Akathisie. Häufigkeiten von bis zu 35 % wurden beobachtet, meist unter Antipsychotika der ersten, deutlich weniger unter Antipsychotika der zweiten Generation.

Der Kliniker sollte hier bedenken, dass Patienten mit einer Schizophrenie, auch ohne Einnahme von Antipsychotika, motorische Symptome entwickeln können; bei ersterkrankten, neuroleptika-naiven Patienten sind es bis zu 16 %. Mit anderen Worten: Die Grunderkrankung Schizophrenie geht mit einem erhöhten Risiko von motorischen Symptomen einher, unabhängig von der Gabe von Antipsychotika. Der Vollständigkeit halber sei erwähnt, dass eine Reihe von anderen pharmakologischen Substanzen motorische Symptome provozieren können, wie Antiemetika (Metoclopramid), Antimalariamittel (Chloroquin) u. v. m.

Psychiatrische Notfälle bei Patienten mit Schizophrenie umfassen folgende Zustandsbilder:

- Erregungszustand,
- Stupor,
- akute Suizidalität,
- Frühdyskinesien und Akathisie,
- malignes neuroleptisches Syndrom.

Differenzialdiagnose Delir: Manchmal ist die Abgrenzung eines Erregungszustandes im Rahmen einer Schizophrenie sehr schwer von einem Delir zu unterscheiden. Deshalb wird in diesem Kapitel auf diese Diagnose eingegangen.

Erregungszustand

Die akute Exazerbation einer Schizophrenie kann sich als Erregungszustand manifestieren (Faktenblatt ⑥). Der Hausarzt wird nicht alle unten aufgeführten Untersuchungen durchführen können, weil der Patient u. U. sofort eingewiesen werden muss oder weil eine aufwändige Diagnostik aufgrund des Erregungszustands gar nicht möglich ist. Dies gilt in analoger Weise für die Psychopharmakotherapie. Trotzdem soll diese Darstellung dem Hausarzt einen möglichst vollständigen Überblick geben, aus welchem nach seiner Fachmeinung dann geeignete und klinisch realistische Maßnahmen abgeleitet werden können.

Cave: Die i. v. Gabe von Haloperidol darf nur unter kontinuierlichem kardialem Monitoring stattfinden!

■ **MERKE** Der akute Erregungszustand bei einer schizophrenen Grunderkrankung stellt einen bedrohlichen Notfall dar, welcher nach erfolgter Diagnostik Sofortmaßnahmen (Beruhigung, Notfallmedikation, Einweisung in eine psychiatrische Klinik) notwendig macht. Ein Zuwarten ist kontraindiziert.

Stupor

Stuporöse Zustandsbilder sind unter anderem ein klinisches Korrelat bei dekompensierter (meist katatoner) Schizophrenie (Faktenblatt ⑦). Der Hausarzt wird sich in den meisten Fällen für eine sofortige Überweisung in eine somatische Klinik entscheiden und nur bei gesicherter Diagnose in eine psychiatrische Klinik.

■ **MERKE** Bei Stupor handelt es sich um einen schwerwiegenden psychiatrischen Notfall bei Patienten mit Schizophrenie. Die Differenzialdiagnose und die daraus sich ableitenden, unterschiedlichen Sofortmaßnahmen sind zu beachten. Ohne Therapie geht der Stupor bei Schizophrenie mit einem erheblichen Risiko für somatische Komplikationen einher. Deshalb ist ein Zuwarten kontraindiziert und die sofortige Klinikeinweisung indiziert.

Akute Suizidalität

Siehe auch Faktenblatt ① (▸Kap. 2). Bei akuter Suizidalität ist zuerst ein ruhiges, wertneutrales und empathisches Gespräch wichtig und das direkte Ansprechen der suizidalen Gedanken. Mit dem Patienten sollten die Ausprägung dieser Gedanken oder auch Hand-

Faktenblatt ⑥

Diagnostisches bzw. therapeutisches Vorgehen beim Erregungszustand im Rahmen einer Schizophrenie

Assessment

- **Aktuelle Anamnese:** Erstmanifestation einer schizophrenen Grunderkrankung, katatone Schizophrenie, Schizophrenie jeglichen Typs, Absetzen der antipsychotischen Medikation, positive Substanzanamnese.
- **Psychopathologischer Befund:** psychomotorische Erregung/Spannung, formale Denkstörungen, Misstrauen, Wahn, Halluzinationen, bizarres Verhalten, affektiv wenig/nicht erreichbar, verzweifelt/bedrohlich.
- **Körperstatus:** insbesondere internistischer und neurologischer Status, jedoch wegen des Fremdgefährdungspotenzials diesbezüglich zurückhaltend sein.
- **Labor:** bei Verdacht und nur wenn es möglich ist Drogenscreening im Urin, Atemalkohol.

Risikogruppen

- Patienten mit Schizophrenie nach Absetzen der Medikation,
- Erregungszustände, Gewalt in der Anamnese,
- Substanzintoxikation,
- männliches Geschlecht.

Differenzialdiagnosen

Psychosen anderer Genese, Manie, Delirium, Demenz, Angst/Panik, Persönlichkeitsstörungen, Drogen-/Alkoholintoxikation, somatische Erkrankung, UAW (Medikamente), Kombination verschiedener Ursachen.

Komplikationen

Verweigerung therapeutischer Maßnahmen, akute Eigen- und Fremdgefährdung, Gefahr im Verzug.

Grundsätzliches Vorgehen

Auf persönliche Sicherheit achten: Fluchtmöglichkeit? Kann Hilfe gerufen werden? Gefährliche Gegenstände in der Nähe des Patienten? Allein vs. Unterstützung der Polizei vor Ort?

Sofortmaßnahmen, Psychopharmakotherapie

- Reizabschirmung und „Talking down", Beruhigung der Situation.
- Grundsätzlich Einweisung in eine psychiatrische Klinik. Ein Krankentransportwagen kommt bei stark erregten Patienten wegen der räumlichen Enge meist nicht in Frage. Ein Rettungswagen mit mehreren Einsatzkräften inklusive der Polizei ist geeigneter.
- Wegen der zahlreichen möglichen Ursachen mit voreiliger Medikation zurückhaltend sein! Gabe nur bei bekannter Ursache des Erregungszustandes. Bei gesicherter Diagnose, falls der Patient stark erregt ist, folgende Optionen für die Notfallmedikation:
  - p. o.: Lorazepam, 1–2 mg/max. 5 mg/d,
  - p. o.: Haloperidol, 5–10 mg/max. 20 mg/d, evtl. Kombination mit Lorazepam 1–2 mg,
  - i. m.:Haloperidol, 10 mg/max. 20 mg/d, evtl. Kombination mit Lorazepam 2–4 mg,
  - i. v.: Lorazepam 2–4 mg.

Faktenblatt ⑦

Diagnostisches/therapeutisches Vorgehen bei Stupor im Rahmen einer Schizophrenie

Assessment

- **Aktuelle Anamnese:** schizophrene Grunderkrankung, katatone Schizophrenie, Absetzen der antipsychotischen Medikation.
- **Psychopathologischer Befund:** abnorme psychomotorische Hemmung, wächserne Biegsamkeit, Mutismus, fehlende/eingeschränkte Reagibilität, erhaltenes Wachbewusstsein.
- **Körperstatus:** insbesondere internistischer und neurologischer Status (Intoxikation? Fokal neurologische Symptome?), Temperatur, RR, Sp02, EKG.
- **Labor:** Notfalllabor, insbesondere Blutzucker, Elektrolyte, Kreatinkinase.

Risikogruppen

Patienten mit katatoner Schizophrenie, Absetzen der antipsychotischen Medikation.

Differenzialdiagnosen

Affektive Erkrankungen, Delir, Intoxikationen, organische Störungen, dissoziative/psychogene Störungen, internistische Erkrankungen: Hypo- oder Hyperglykämie, Porphyrie etc., neurologische Erkrankungen: Parkinsonismus, Enzephalitis etc., malignes neuroleptisches Syndrom, cave: **perniziöse Katatonie**.

Komplikationen

Cave: Raptus! (Bewegungssturm!), Elektrolyt-, Flüssigkeits- und Temperaturentgleisung, Herz-, Atem-, Niereninsuffizienz. Bei **perniziöser Katatonie**: Fieber (> 38 °C), Rigor, Akinese, Kreislaufstörung mit arterieller Hypertonie, Tachykardie, Störung des Bewusstseins, Nierenversagen, Hämorrhagien, Exitus letalis.

Grundsätzliches Vorgehen

Stupor stellt eine schwergradige Notfallsituation dar. Die Therapie der Unruhe, Anspannung und Erregung sollte unverzüglich erfolgen, möglichst wenig invasiv. Die sofortige Verlegung in das somatische Krankenhaus ist angezeigt. Nur bei gesicherter Diagnose eines Stupors im Rahmen einer Schizophrenie (oder bei affektiver Störung, psychogener Störung) und ohne somatische Komplikationen sofortige Einweisung in eine psychiatrische Klinik mit Überwachungseinheit. Stupor auf Grund einer dissoziativen/psychogenen Störung benötigt primär ein beruhigendes Gespräch.

Sofortmaßnahmen, Psychopharmakotherapie

- Reizabschirmung. I. v. Zugang mit Infusion (Ringeracetat). Sofortige Klinikeinweisung (siehe oben),
- perniziöse Katatonie: Lorazepam 4 × 1 mg und evtl. Dosissteigerung. Intensive Überwachung,
- bei gesicherter Diagnose folgende Optionen für die Notfallmedikation:
  - p. o.: Lorazepam, 1–2 mg/max. 5 mg/d,
  - i. v. Lorazepam 2–4 mg.

lungsentwürfe thematisiert werden. Cave: Das Risiko eines vollendeten Suizids bei Schizophrenien ist im Vergleich zur Normalbevölkerung bis zu 13-fach erhöht, v. a. besteht ein deutliches Risiko bei ersterkrankten Patienten und besonders, wenn Symptome einer Depression vorliegen.

Einleitung von Sofortmaßnahmen gemäß Akuität: Bei akuter Suizidalität empfiehlt sich die sofortige Einweisung in eine akut psychiatrische Klinik, um die Überwachung und weitere Maßnahmen zu gewährleisten. Eine abwartende Haltung wird nicht empfohlen.

Psychopharmakotherapie gemäß Diagnose und Akuität. Als medikamentöse Sofortmaßnahme ist p. o. Lorazepam 1–2,5 mg möglich.

■ **MERKE** Akute Suizidalität bei Schizophrenie stellt einen schwergradigen Notfall dar. Ersterkrankte Patienten, solche die zur Bilanzierung neigen, Patienten mit Komorbiditäten und Suizidversuchen in der Anamnese sind besonders gefährdet. Die unmittelbare Kontaktaufnahme mit dem Patienten, das diagnostische und therapeutische Gesprächsangebot und die meist sofortige Einweisung in eine psychiatrische Klinik sind wichtig. Die Sicherheit des Patienten hat oberste Priorität.

Frühdyskinesien und Akathisie

Frühdyskinesien (akute Dystonien) gehen mit einem erhöhten Muskeltonus der gestreiften und u. U. der glatten Muskulatur einher: Zungen- und Schlundkrämpfe, okulogyre Krise, Torticollis, Arm- und Handverkrampfungen. Die Ausprägung kann mild bis sehr deutlich sein und beim Patienten große Ängste und Verunsicherung verursachen. Frühdyskinesien sind ein Risikofaktor für Spätdyskinesien. Bei **Akathisie** besteht eine quälende innere Unruhe oder Unruhe der unteren Extremitäten (Trippeln), die sich in Ruhe- und Rastlosigkeit des Patienten äußert und in akuter Suizidalität münden kann. Akathisie ist u. U. schwierig von der Agitation im Rahmen eines psychotischen Zustandsbildes zu unterscheiden (▸ Kap. 7.5.1).

Als Sofortmaßnahme empfiehlt sich im Falle der Frühdyskinesien die Gabe von Biperiden/Dosisreduktion des Antipsychotikums und im Falle der Akathisie die Dosisreduktion des Antipsychotikums/Gabe von Lorazepam. Cave: Sofortiges Absetzen von antidopaminergen Substanzen, wenn immer möglich, vermeiden (außer bei vitalen Indikationen), weil damit Rebound-Phänomene oder Absetzpsychosen ausgelöst werden können!

Medikamentöse Strategien bei Frühdyskinesien und Akathisie finden sich in ◻ Tab. 6.1, vergleiche auch ◻ Tab. 7.6.

■ **MERKE** Frühdyskinesien und Akathisie stellen zwei unterschiedliche Bewegungsstörungen bei Schizophrenie dar, die sich als Notfälle manifestieren können. Oft handelt es sich um UAW von Antipsychotika. Reduktion der antipsychotischen Dosis oder Gabe eines Benzodiazepins (bei Akathisie) kann die Symptome lindern. Bei Frühdyskinesien hat sich Biperiden für wenige Tage bewährt.

Malignes neuroleptisches Syndrom

Das maligne neuroleptische Syndrom (MNS) stellt eine seltene, gefährliche Komplikation einer Therapie v. a. mit Antipsychotika bzw. Antidopaminergika dar, in Einzelfällen auch

Tab. 6.1 Frühdyskinesien und Akathisie – medikamentöse Therapie

Symptom	Arzneistoff	Dosis, Maximum
Frühdyskinesien	Biperiden p. o.	2–4 mg bis 6 mg/d
	Biperiden i. v. (in schweren Fällen langsam)	2,5–5 mg, max. 5 mg/d
Akathisie	Lorazepam p. o.	1–2,5 mg, max. 5 mg/d
	Lorazepam i. m./i. v.	0,5–1 mg, max. 4 mg/d

unter Antidepressiva und Stimmungsstabilisatoren wie Lithium. Unerkannt droht eine hohe Letalität (▸ Kap. 7.5.9).

Klinische, laborchemische Charakteristika und Vorgehensweisen sind im Faktenblatt ⑧ zusammengefasst. Der Hausarzt wird, wie auch bei anderen psychiatrischen Notfällen, meist keine derart umfassende Diagnostik und Therapie durchführen können. Jedoch besteht eine Schnittstellen-Problematik zur somatischen Klinik. Das Faktenblatt ⑧ führt durch die verschiedenen klinischen Aspekte des MNS.

MERKE Das maligne neuroleptische Syndrom weist, sofern es unerkannt bleibt, eine hohe Letalität auf. Die Diagnose beruht auf den neurologischen Symptomen (Rigor, Akinese, Tremor, Dystonie und Dysarthrie), die Bestimmung des Kreatinkinase-Werts ist hilfreich. Sofortiges Absetzen der antidopaminergen Substanzen und meist unverzügliche Einweisung ins somatische Krankenhaus sind indiziert.

Delir

Aus klinischer Erfahrung kann es herausfordernd sein, einen deliranten Patienten von einem erregten Schizophrenie-Patienten oder von einem Erregungszustand mit anderer Genese zu unterscheiden. Deshalb wird das Delir in diesem Kapitel behandelt.

Gemäß den diagnostischen Leitlinien des ICD-10 für Delir (F05) müssen leichte oder schwere Symptome in jedem der folgenden Bereiche vorliegen:

- Störungen des Bewusstseins (fluktuierendes Bewusstsein) und der Aufmerksamkeit,
- globale Störungen der Kognition, Wahrnehmungsstörungen (meist optische Halluzinationen), Desorientierung (v. a. zeitlich, u. U. fluktuierend),
- psychomotorische Störungen (hyper- vs. hypoaktives Delir),
- Störungen des Schlaf-Wach-Rhythmus,
- affektive Störungen (Depression, Furcht, Reizbarkeit, Euphorie).

Die ICD-10 unterscheidet Delir bei Demenz (F05.1) oder ohne Demenz (F05.0). Das postoperative Delir wird unter sonstige Formen des Delirs (F05.8) kodiert, das Alkoholdelir als akute Intoxikation mit Delir (F10.03) oder als Entzugssyndrom mit Delir (F10.4), mit oder ohne Krampfanfälle (F10.40/F10.41). Mildere Formen des Delirs werden als Prädelir bezeichnet.

Ein Delir kann verschiedene Ursachen aufweisen. Im somatisch-stationären Setting findet es sich sehr häufig bei Intensiv-Patienten, gemäß Studienlage in mehr als 80 % aller Fälle in solchen mit mechanischer Beatmung. Das Delir ist dabei nicht ein solitäres klini-

Faktenblatt ⑧

Diagnostisches bzw. therapeutisches Vorgehen beim malignen neuroleptischen Syndrom (MNS)

Assessment

- **Aktuelle Anamnese:** Therapie mit Antipsychotika, trizyklischen Antidepressiva, Lithium, vormaliges malignes neuroleptisches Syndrom.
- **Psychopathologischer Befund:** in schweren Fällen Stupor, fluktuierendes Bewusstsein bis zum Koma.
- **Körperstatus:** reduzierter Allgemeinzustand. Im Neurostatus extrapyramidalmotorische und neurologische Symptomatik: Rigor, Akinese, Tremor, Dystonie und Dysarthrie. Im internistischen Status autonome Funktionsstörungen und weitere somatische Symptome: Tachykardie, arterielle Hypertonie, Tachypnoe, Hyperhidrosis, Fieber, Harninkontinenz.
- **Technische Untersuchungen:** Temperatur, RR, Sp02, EKG.
- **Labor:** Kreatinkinase (mind. 4-fach erhöht), Transaminasen, Erhöhung der alkalischen Phosphatase und Lactatdehydrogenase, Leukozytose, metabolische Azidose.

Differenzialdiagnosen

Perniziöse, febrile Katatonie, akuter Schub einer katatonen Schizophrenie, maligne Hyperthermie, Enzephalitis, Serotonin-Syndrom, Delirium, Hitzschlag, Myositis (z. B. durch Statine induziert).

Komplikationen

Rhabdomyolyse, Niereninsuffizienz oder -versagen, Schock, Exitus letalis.

Grundsätzliches Vorgehen

Aus klinischer Erfahrung ist es wichtig, an die Möglichkeit dieser Diagnose zu denken. Die ad hoc Bestimmung des Kreatinkinase-Werts ist wegweisend: Bei einer Erhöhung von mehr als dem 4-fachen muss die Diagnose eines MNS in Betracht gezogen werden.

Sofortmaßnahmen, Psychopharmakotherapie

- Psychopharmakotherapie: Absetzen der auslösenden Pharmaka (Antipsychotika, trizyklische Antidepressiva, Lithium usw.),
- I. v. Zugang legen, Gabe von Lorazepam 2–4 mg i. v.,
- sofortige Verlegung in die intensivmedizinische Abteilung: physikalische Kühlung, Flüssigkeitsersatz, Elektrolytausgleich,
- in der Klinik: Dantrolen (per os: 50 mg bis 4–10 mg/kg KG; i. v. 2,5 mg/kg KG/24 h), oder Bromocriptin (10–30 mg/d bis 60 mg/d), oder i. v. Amantadin (200–400 mg/24 h). Gegebenenfalls Elektrokrampftherapie in einer psychiatrischen Klinik.

sches Phänomen, sondern hängt oft mit Schmerz und Unruhe zusammen (von Haken, 2018). Das postoperativ auftretende Delir mit einer Häufigkeit von bis zu 30 % zeigt, wie wichtig die diesbezügliche Forschung, aber auch Prävention ist. Viele der Patienten für eine elektive Operation weisen nach Brachthäuser (2017) aber auch präoperativ kognitive Defizite (21 %) oder eine Demenz (19 %) auf.

Im psychiatrischen Kontext findet sich bei dementen Patienten ein bis zu 4,7-fach erhöhtes Risiko für ein Delir. Delir ist aber auch bei Alkoholabhängigen, Benzodiazepin-Abhängigen und bei allgemeinpsychiatrischen Patienten eine immer wieder klinisch auftretende und potenziell lebensbedrohliche Komplikation. Unbehandelt weist das Delir eine Mortalität von bis zu 25 % auf (Hewer, 2017). Mit anderen Worten: Das Delir kann sich nicht nur vielgestaltig manifestieren, sondern sollte als dysfunktionale Hirnfunktion („hirnorganisch") unterschiedlichster Ätiologie angesehen werden. Der Arzt muss beim Delir von einer potenziell ernsten Prognose ausgehen und diesen pathologischen Zustand des Gehirns sowie die Ursache dezidiert behandeln. Nach Hewer (2017) gibt es allerdings eine Reihe von (relativ) gut behandelbaren Ursachen für das Delir: Infektionen wie Pneumonie oder HWI; Exsikkose, Hyponatriämie, Blutzuckerentgleisungen, Tachyarrhythmien, UAW.

Das Faktenblatt ⑨ fasst die Diagnose und Therapie des Delirs zusammen.

■ **MERKE** Das Delir ist ein pathologischer dysfunktionaler Zustand des Gehirns, welcher sich u. a. in fluktuierendem Bewusstsein äußert. Verschiedene psychiatrische und somatische Ursachen kommen dafür in Frage. Die Therapie dieses sehr gravierenden Notfalls muss die Ursache des Delirs berücksichtigen. Haloperidol und Diazepam sind geeignete Substanzen, um Agitation und Unruhezustände zu reduzieren. Die sofortige Verlegung in stationäre Behandlung mit Überwachungsmöglichkeiten ist angezeigt.

6.2.2 Akuttherapie

Das primäre Ziel der **Akuttherapie** einer Schizophrenie besteht in der Verringerung der Symptome, im Vordergrund stehen die Positivsymptome. Aus klinischer Sicht ist die Unterscheidung zwischen früher und späterer Phase einer schizophrenen Grunderkrankung relevant. Insbesondere die Erstmanifestation einer Schizophrenie kann zu einer tiefgreifenden Verunsicherung des Patienten führen, welche mit erhöhter Suizidalität einhergeht.

Wirkungen und Dosierungen von Antipsychotika

Im Vergleich zur Ära vor Entdeckung des Chlorpromazins steht fest, dass die heute zur Verfügung stehenden Antipsychotika für die Mehrzahl der Patienten eine bedeutsame Reduktion von Wahnerleben, Halluzinationen, Ich-Störungen, kurz: der Positivsymptome, bewirken. Die Wirkstärke der Antipsychotika weist Unterschiede auf, am wirksamsten ist Clozapin.

Zur Verfügung stehen Antipsychotika der ersten Generation (FGA) und der zweiten Generation (SGA). Beide Gruppen sind nicht homogen (▸ Kap. 7.2). Jede Therapie muss in ihrer Substanzwahl nach dem individuellen Anforderungs- und Risikoprofil des Patienten ausgerichtet werden.

Faktenblatt ⑨

Diagnostisches bzw. therapeutisches Vorgehen beim Delir

Assessment

- **Aktuelle Anamnese:** akute systemische oder zerebrale Erkrankung, substanzinduziert (Alkohol, Drogen oder Mischintoxikation), komplexer Entzug. Überdosierung oder Kombinationsbehandlung mit anticholinerg wirkenden Pharmaka wie Clozapin oder trizyklischen Antidepressiva. Kürzlich stattgefundenes (evtl. nicht abgeklärtes) Schädel-Hirn-Trauma. Abgemagerter Habitus.
- **Risikofaktoren und Auslöser:** Risikofaktoren beim Delir des älteren Menschen: vorbestehende kognitive Störung, Multimorbidität, Polypharmazie, Benzodiazepine, Seh- und Hörstörungen, soziale Isolation. Auslöser: Operationen, anticholinerge Medikamente, Psychopharmaka, akute Infektionen wie HWI, Hyponatriämie, Exsikkose, Hypoxie, Schmerzen, Frakturen (modifiziert übernommen aus Strüwer, 2017).
- **Psychopathologischer Befund:** fluktuierendes Bewusstsein, Desorientierung (v. a. zeitlich), im formalen Denken inkohärent, Wahrnehmungsstörungen (optische Halluzinationen, illusionäre Verkennungen), erhöhte Suggestibilität (Beispielfrage: Sehen Sie den roten Faden zwischen meinen Fingern?), affektiv nicht erreichbar, schreckhaft, reizbar, psychomotorische Störung mit Hyper- oder Hypoaktivität, Agitation, Aggression oder pathologischer motorischer Ruhe. Schlaf-Wach-Rhythmus gestört.
- **Körperstatus:** vegetative Symptome: Schwitzen, Tachykardie, arterielle Hypertonie, Diarrhöe, Übelkeit, Erbrechen. Fokalneurologische Symptome (Tremor, Asymmetrie der Muskeleigenreflexe, Babinski Zeichen bei Schädigung der Pyramidenbahnen usw.), Pupillengröße (Intoxikation?).
- **Technische Untersuchungen:** Temperatur, RR, arterieller Blutdruck.
- **Labor:** Basislabor, Blutzucker.

Ursachen

Alkoholentzugsdelir (meist 2–3 Tage nach Absetzen), Delir bei regelmäßiger, zu hoher Alkohol-Einnahme; Medikamentenentzugsdelir: Benzodiazepine, Barbiturate, selten Analgetika; Medikamentenintoxikation (Clozapin oder trizyklische Antidepressiva), Drogenintoxikation (Amphetamine).
Somatisch: Demenz (Frühsymptom), andere ZNS-Ursachen, postoperativ, mechanische Beatmung auf Intensiv-Station, kardiopulmonal, infektiös, neoplastisch, elektrolytbedingt (Mangelernährung, Exsikkose), anämisch, bei Polytrauma.

Differenzialdiagnosen

Psychiatrisch: Erregungszustand bei manischem oder schizophrenen Zustandsbild, bei Drogenintoxikation, bei Angst und Panik. Affektive Störungen mit Zügen von Verwirrtheit. Zentrales anticholinerges Syndrom (v. a. vegetative Störungen), malignes neuroleptisches Syndrom, maligne Hyperthermie, zentrales Serotonin-Syndrom. Bei hypoaktivem Delir: Stupor.
Somatisch (modifiziert nach Ebert, 2017): Metabolisch-endokrine Störungen, z. B. Diabetes mellitus, Hyperthyreose, Hypophyseninsuffizienz; Störungen des Wasser- und Elektrolythaushalts, z. B. Hypokaliämie; Infektionen, z. B. Endokarditis, AIDS; kardiovaskuläre Störungen, neurologische Erkrankungen, z. B. Trauma, Raumforderung usw., Sauerstoffmangel, Vitaminmangel.

Komplikationen

Psychiatrisch: Persistierende kognitive Defizite, Demenz, Verschlechterung einer Demenz, vermindertes psychosoziales Funktionsniveau, Übersedierung, Invalidität, Aufnahme in ein Pflegeheim, akute Eigen- und Fremdgefährdung.

Somatisch: Sturzgefahr mit erhöhtem Frakturrisiko, Dekubitalulzera, nosokomiale Infektionen, Demenz, Verschlechterung einer Demenz, Inkontinenz, Malnutrition, Kreislaufversagen, Ateminsuffizienz, Schock, Tachykardie, arterielle Hypertonie, Hyperthermie, Elektrolytentgleisungen, Erbrechen mit Aspiration, epileptischer Anfall, erhöhte Sterblichkeit.

Grundsätzliches Vorgehen

Das Delir ist ein pathologischer, lebensbedrohlicher Zustand des Gehirns. Prioritär sollte(n) die Ursache(n) des Delirs konsequent abgeklärt, identifiziert und wenn möglich behandelt werden. Zudem sollte auch eine konstante, stationäre Überwachung des Patienten (Bewusstsein, Kreislauf, Atmung) erfolgen.

Sofortmaßnahmen, Psychopharmakotherapie

- Konsequentes Screening nach den Ursachen eines Delirs,
- Überwachung der Vitalparameter,
- I.v. Zugang legen, Ausgleich des Elektrolythaushaltes,
- Absetzen von delirogenen Substanzen (Clozapin, trizyklische Antidepressiva, Polypharmazie, usw.),
- folgende Optionen für die Notfallmedikation:
  - p.o.: Haloperidol, 5–10 mg/max. 20 mg/d, evtl. Kombination mit Diazepam 5–10 mg,
  - i.m.: Haloperidol, 10 mg/max. 20 mg/d, evtl. Kombination mit i.v. Diazepam 5–10 mg,
- niederschwellige Verlegung in die somatische Klinik zur Überwachung.

Die wichtigsten Vertreter und deren Dosierungsempfehlungen für die Akuttherapie sind in ◘ Tab. 6.2 zusammengestellt (Langversion der Leitlinie Schizophrenie der DGPPN, WFSBP Guidelines; Links ▸ Kap. 6.9.1).

Unerwünschte Arzneimittelwirkungen von Antipsychotika

Nebenwirkungen von Antipsychotika werden ausführlich in ▸ Kap. 7.5 behandelt. Im Folgenden sollen vorab einige Nebenwirkungen aufgeführt werden, mit denen der Hausarzt in der Therapie häufiger konfrontiert werden kann.

Motorische Nebenwirkungen

SGA weisen bei etwa gleicher Wirkstärke wie die Antipsychotika der ersten Generation eine deutlich verringerte Wahrscheinlichkeit auf, unerwünschte Arzneimittelwirkungen (UAW) des extrapyramidalmotorischen Systems (EPMS) hervorzurufen (▸ Kap. 6.2.1 und ▸ Kap. 7.5.1). Für diese UAW werden vier Formen unterschieden (◘ Tab. 7.6): die Frühdyskinesien, das Parkinsonoid, die Akathisie und die Spätdyskinesien.

Tab. 6.2 Häufig verwendete Antipsychotika in der Akuttherapie

Substanz	Empfohlene Startdosis (mg/d)	Dosis-Range bei Ersterkrankung	Dosis-Range bei Mehrfacherkrankung
2. Generation			
Amisulprid	200	100–300	400–800
Aripiprazol	10	15	15–30
Cariprazin	1,5	1,5–4,5	3–6
Clozapin	25	100–250	200–450
Lurasidon	20–40	40–80	40–120
Olanzapin	10	5–15	10–20
Paliperidon	3–6	3–9	3–12
Quetiapin	50	300–600	400–750
Risperidon	2	1–4	2–4
Ziprasidon	40	40–80	80–160
1. Generation			
Benperidol	1–4	1–4	4–16
Chlorprothixen	30–60	30–150	30–200
Flupentixol	2–10	1–3	10–60
Haloperidol	1–10	1–2	5–15
Levomepromazin	12,5–50	25–100	25–150
Melperon	25–50	25–100	25–200
Perazin	50–150	1–2	200–600
Perphenazin	4–24	1–3	12–42
Pipamperon	20–80	20–80	20–120
Zuclopenthixol	2–50	2–10	25–75

Metabolische Nebenwirkungen

Antipsychotika der zweiten Generation können verstärkt metabolische UAW mitverursachen, z. B. Gewichtszunahme, Erhöhung der Triglyceride, des Cholesterins oder verminderte Glucosetoleranz. Somit ist das Risiko sowohl für Herzkreislauferkrankungen, wie arterielle Hypertonie oder koronare Herzerkrankungen, als auch für eine metabolische

Entgleisung im Sinne eines Diabetes mellitus erhöht. Diese UAW sind v. a., aber nicht ausschließlich, unter Therapie mit Olanzapin, Clozapin, Quetiapin und Risperidon zu beobachten (▸ Kap. 7.5.2).

Der Hausarzt wird immer wieder mit Patienten konfrontiert, welche unter Antipsychotika der 2. Generation eine Gewichtszunahme beklagen. Nach eigener klinischer Erfahrung ist etwa die Hälfte aller Patienten mit Schizophrenie übergewichtig/adipös. Ein Szenario betrifft die antipsychotische medikamentöse Einstellung bei Entlassung aus der psychiatrischen Klinik, die für die Akutphase der Erkrankung geeignet war und zu einer Zustandsverbesserung oder gar Remission führte. Jedoch stellen sich dann metabolische Probleme ein und neben der Umstellung der antipsychotischen Therapie gewinnt die Frage nach zusätzlichen Strategien zur Gewichtsreduktion an Bedeutung. Die interdisziplinäre Zusammenarbeit mit dem Psychiater, dem Psychotherapeuten und der Ernährungsberatung ist wichtig. Adipositas ist bei Schizophrenie-Patienten meist nicht alleine auf die Antipsychotika zurückzuführen, sondern v. a. auch auf die Lebensgestaltung.

Das nachfolgende Faktenblatt ⑩ gibt Hinweise/Empfehlungen zum diagnostischen und therapeutischen Vorgehen bei Übergewicht unter antipsychotischer Pharmakotherapie. Angaben aus der AWMF Leitlinie Adipositas (2014) wurden auch berücksichtigt (◘ Tab. 6.6 und ◘ Tab. 7.8).

■ **MERKE** Adipositas unter Therapie mit Antipsychotika der 2. Generation ist ein häufiges klinisches Phänomen. Der Hausarzt ist zusammen mit dem Psychiater in einer Schlüsselposition, um Adipositas zu erkennen und ein wirksames Konzept zur Gewichtsreduktion zusammen mit dem Patienten zu erstellen. Dies kann zu einer verbesserten Lebensqualität und einer Erhöhung der Lebenserwartung führen.

Kardiale Nebenwirkungen

Verlängerungen der QTc-Zeit durch Antipsychotika ▸ Kap. 7.5.3. Zu Myokarditis siehe Faktenblatt ⑬.

Endokrine Nebenwirkungen

Ein häufiges Phänomen unter der Therapie mit Antipsychotika der ersten Generation sind erhöhte Prolaktinspiegel (▸ Kap. 7.5.4). Diese treten aber auch unter folgenden Antipsychotika der zweiten Generation gehäuft auf: Amisulprid, Risperidon und Paliperidon. Die Symptome eines erhöhten Prolaktins können sich klinisch manifestieren: Beim Mann mit Potenzstörungen, verminderter Libido, Gynäkomastie oder Galaktorrhö, bei der Frau mit Amenorrhö, verminderter Libido oder Galaktorrhö. Bei beiden Geschlechtern kann als Folge eine Osteopenie entstehen; auch Störungen der Thermoregulation wurden beschrieben. Die Rolle in der Entstehung von Malignomen ist nicht eindeutig.

■ **MERKE** Auch das Antipsychotikum der ersten Generation Haloperidol kann zu einer Prolaktinspiegelerhöhung führen, allerdings sind die Erhöhungen unter Amisulprid, Risperidon und Paliperidon in der Regel ausgeprägter.

Faktenblatt ⑩

Diagnostisches bzw. therapeutisches Vorgehen bei Übergewicht bzw. Adipositas unter antipsychotischer Pharmakotherapie

Assessment

- **Risikofaktoren aus der Anamnese:** junges Alter, Ersterkrankung, geringer BMI bei Behandlungsbeginn, kognitive Störungen. Hinzu kommen allgemeine Risikofaktoren für Adipositas: Lebensstil, familiäre Faktoren, Schlafmangel, u. v. m.
- **Klinische Prädiktoren:** Therapie mit Clozapin, Olanzapin, Quetiapin und Risperidon, Kombinationstherapien, frühe Gewichtszunahme von 7 % des Ausgangsgewichts und mehr nach 6 Wochen Therapie.
- **Körperstatus:** Übergewicht, Adipositas.

Differenzialdiagnosen

Adipositas anderer Ursache, z. B. endokrinologisch (Cushing-Syndrom).

Komplikationen

Somatisch: Diabetes mellitus, Schlafapnoe-Syndrom, koronare Herzkrankheit, arterielle Hypertonie, Coxarthrose, Gicht, Karzinome, Demenz. Psychisch: Depression, Angststörungen, somatoforme Störungen u. v. m.

Grundsätzliches Vorgehen, Psychopharmakotherapie

- Regelmäßiges Monitoring der Gewichtszunahme und der metabolischen Parameter,
- Cut-off-Wert der Gewichtszunahme mit dem Patienten vereinbaren, bei dem in jedem Fall eine Medikamentenumstellung erfolgt: z. B. max. 5 oder 10 kg,
- Lifestyle-Änderungen auch mithilfe der Familie des Patienten und insbesondere des Hausarztes: Diätberatung, Nordic Walking, Bewegungstherapie, Aqua Fitness,
- Psychoedukation,
- Umstellung auf ein Antipsychotikum mit geringeren metabolischen UAW: Aripiprazol, Amisulprid, Cariprazin, Lurasidon, Ziprasidon, Haloperidol, Flupentixol,
- evtl. Gabe von Topiramat oder Metformin erwägen (Cave: Kontraindikationen und UAW beachten) (▸Kap. 7.5.2).

Weitere UAW der Antipsychotika finden sich in ▸Kap. 7.5.

Beispiele aus klinischer Erfahrung für eine nebenwirkungsgeleitete antipsychotische Therapie finden sich in ◘Tab. 6.3. Der Kliniker sollte eine Abwägung von Verträglichkeit vs. Wirkung vornehmen.

- **MERKE** Die Akuttherapie der Schizophrenie umfasst eine antipsychotische Pharmakotherapie zur Symptomkontrolle innerhalb von vier bis sechs Wochen, zusammen mit psycho- und soziotherapeutischen Elementen.

Tab. 6.3 Antipsychotische Therapie der Schizophrenien bei einer Auswahl von typischen klinischen Situationen

Klinisches Problem	Wirkstoff	Dosis (mg/d)	Zu vermeiden
Adipositas	Aripiprazol Haloperidol Lurasidon Ziprasidon	5–20 5–10 40–120 40–80	Quetiapin, Olanzapin, Risperidon, Clozapin
Alter ab 65 Jahren	Quetiapin	25–100	Zuclopenthixol
Arterielle Hypertonie	Aripiprazol Haloperidol	5–20 5–10	Olanzapin, Clozapin
Hyperprolaktinämie	Aripiprazol Quetiapin Clozapin	5–20 50–600 50–450	Amisulprid, Haloperidol, Paliperidon, Risperidon
Komorbide Alkoholabhängigkeit	Haloperidol	2–10	–
Koronare Herzkrankheit	Aripiprazol Risperidon Flupentixol	5–20 2–4 2–10	Amisulprid, Haloperidol, Clozapin, Ziprasidon
Morbus Parkinson	Quetiapin Clozapin	25–50 6,25–50	Fluphenazin, Haloperidol
Schwangerschaft (▶ Kap. 7.7)			
Stillzeit (▶ Kap. 7.7)			
Leukopenie in der Anamnese	Aripiprazol Quetiapin	5–20 50–600	Clozapin, Flupentixol, Olanzapin
Malignes neuroleptisches Syndrom (MNS) in der Anamnese	Abhängig von verursachender Substanz, initial mit Benzodiazepin Clozapin Quetiapin	– 50–450 50–600	Aripiprazol, Fluphenazin, Haloperidol, Flupentixol, Zuclopenthixol
Zwangserkrankung	Risperidon + Sertralin	2–4 50–100	Olanzapin, Clozapin

6.2.3 Langzeittherapie

Viele Patienten mit Schizophrenie sind auf eine längerfristige Behandlung angewiesen, welche pharmako-, psycho- und soziotherapeutische Komponenten umfasst. Die Psychopharmakotherapie nimmt dabei eine zentrale Stellung ein. Ambulante, tagesklinische und stationäre Therapien sind notwendig, um dem Patienten, entsprechend seinem Zustandsbild und seiner Lebenssituation, eine bestmögliche Behandlung zu ermöglichen. Psychiatrische und somatische Komorbiditäten sollten in ein Behandlungskonzept integriert werden (▸Kap. 6.4). Die Beachtung der Adhärenz bleibt eine stete Herausforderung. Medikamentöse Einstellungen im Rahmen der Langzeitbehandlung von Patienten mit Schizophrenie umfassen vorzugsweise ein Antipsychotikum der zweiten Generation, weniger häufig eines der ersten Generation.

Die aktuelle Behandlungsleitlinie der DGPPN (▸Kap. 6.9.1) gibt keine präzisen Angaben zur Behandlungsdauer; stattdessen wird auf das erhöhte Rezidivrisiko bei Absetzen der antipsychotischen Medikation hingewiesen. Auf eine tabellarische Darstellung der Dosierungsempfehlungen bei Langzeitbehandlung wird hier verzichtet, weil in ◘Tab. 6.2 bereits Dosierungen für Mehrfacherkrankte aufgezeigt sind und diese denen für Langzeitbehandlung im Wesentlichen entsprechen. Der interessierte Leser findet in ▸Kap. 6.9.1 Angaben zu weiterführenden Internetadressen.

Depot-Antipsychotika können für einen Teil der Patienten sinnvoll sein, weil sich dadurch die tägliche orale Medikamenteneinnahme erübrigt oder verringert, sich schneller eine komplexe Adhärenz manifestiert und u. U. der Krankheitsverlauf günstig beeinflusst wird (◘Tab. 7.4).

■ **MERKE** Die Langzeittherapie der Schizophrenien sollte neben der Verhinderung eines Rezidivs stets auch das Funktionsniveau und die Lebensqualität im Auge behalten. Die Beteiligung des Patienten an allen therapeutischen Maßnahmen ist eine geeignete Strategie, um die Adhärenz und den Verlauf günstig zu beeinflussen.

6.2.4 Rezidivprophylaxe

Rezidive sind im Verlauf einer Schizophrenie häufig. Viele Behandlungsleitlinien empfehlen eine Dauertherapie mit einem Antipsychotikum, weil sich bei Dosisreduktion oder Absetzen die Rückfallwahrscheinlichkeit erhöht.

Ein alternativer Begriff ist **Recovery**, gemeint ist das Erreichen des bestmöglichen Funktionsniveaus. Diese Definition entspricht eher der modernen psychiatrischen Therapie, weil nicht nur auf Symptome, sondern auch auf das alltägliche Funktionieren, die sozialen Interaktionen, Freizeitverhalten u. v. m. geachtet wird. Nur etwas mehr als 13 % aller Patienten mit Schizophrenie erreichen einen Zustand mit Recovery und dies trotz zahlreicher Anstrengungen, die Therapie dieser Patienten zu verbessern. Diese geringe Zahl ist im Vergleich zu den früheren Jahrzehnten nicht größer geworden.

■ **MERKE** Rezidive manifestieren sich primär aufgrund sich verschlechternder Krankheitssymptome einer Schizophrenie. Recovery bedeutet Erholung und Erhaltung des Funktionsniveaus. Recovery stellt das komplexere, aber auch umfassendere Maß für die Verlaufsbeschreibung und den Zustand eines Patienten dar.

Tab. 6.4 Abklärungen vor einer Kombinationstherapie mit Antipsychotika

Patientenbezogene Faktoren	Vom Arzt zu beachten
▪ Alter, ▪ Geschlecht, ▪ körperlicher Zustand, ▪ weitere soziodemographische Variablen, ▪ Ernährungsgewohnheiten, ▪ bei gebärfähigen Frauen: Antikonzeption/ Schwangerschaft, ▪ psychische und somatische Komorbiditäten, ▪ Verlauf und aktuelle Präsentation der Schizophrenie, ▪ Adhärenz, ▪ Medikamentenerfahrung	▪ Sorgfältige Medikamentenanamnese (inkl. OTC-Präparate), ▪ ausreichende klinische Erfahrung, ▪ Erfahrung mit der zu verschreibenden Medikamentenkombination, ▪ Einbezug nationaler oder internationaler Behandlungsleitlinien, ▪ Labor- und EKG-Kontrollen gemäß Empfehlungen bei Monotherapien, ▪ therapeutisches Drugmonitoring, ▪ sorgfältige Dokumentation, ▪ Einbezug der Meinung des Patienten, ▪ adäquate Aufklärung des Patienten

6.2.5 Therapieresistenz

Patienten mit Schizophrenie, welche unter mehreren unterschiedlichen, adäquat dosierten Antipsychotika nur wenig Symptomverbesserungen erzielt haben, werden als therapieresistent bezeichnet (Details siehe Behandlungsleitlinie Schizophrenie, DGPPN). Etwa 30 % der Patienten erfüllen die Kriterien einer therapieresistenten Schizophrenie. Persistierende Positiv- und Negativsymptomatik, kognitive Defizite und affektive Symptome kennzeichnen eine therapieresistente Schizophrenie. Das Antipsychotikum der Wahl bei Therapieresistenz ist gemäß Leitlinien Clozapin (▸ Kap. 6.5, ▸ Kap. 6.6).

▪ **MERKE** Therapieresistenz im Rahmen der Schizophrenie kommt häufig vor. Hier hat sich Clozapin in der Therapie bewährt.

6

6.3 Kombinationstherapien

Die Mehrzahl der Patienten mit Schizophrenie, bis zu 80 %, werden mit mehr als einem Psychopharmakon behandelt, obwohl die Behandlungsleitlinien die Monotherapie klar favorisieren. Die wissenschaftliche Evidenz ist bezüglich der Wirksamkeit von Kombinationstherapien limitiert. Immerhin gibt es vereinzelt Untersuchungen, welche eine Therapie mit mehreren Antipsychotika als vorteilhaft erwähnen.

Die pharmakokinetischen und pharmakodynamischen Interaktionen sind im Falle der Kombinationstherapien sehr sorgfältig abzuwägen (▸ Kap. 7.8), ebenso die Verträglichkeitsprofile der verordneten Substanzen. Es gilt, mehrere wichtige Faktoren zu berücksichtigen (Tab. 6.4) und Kontrolluntersuchungen wie EKG und Plasmaspiegelbestimmungen vorzunehmen. Schließlich sollte die verwendete Kombination dem Arzt möglichst bekannt sein und sich in seinen Augen auch bewährt haben. Hilfreich sind Expertensysteme wie psiac.de oder mediQ.ch.

◘ **Tab. 6.5** Kombinations- und Augmentationstherapien bei Schizophrenie

Kombinationstherapie, bewährt	Augmentation, bewährt	Wenig empfehlenswert
Quetiapin + niedrigdosiertes Haloperidol	Aripiprazol + Lorazepam	Olanzapin + Quetiapin
Clozapin + Aripiprazol	Haloperidol + Lorazepam	Olanzapin + Clozapin
Clozapin + Risperidon	Quetiapin + Lorazepam	Risperidon + Amisulprid
	Zuclopenthixol + Lorazepam	Risperidon + Haloperidol
	Clozapin + Lamotrigin	Aripiprazol + Ziprasidon
	Clozapin + Valproat	Clozapin + Diazepam oder + Lorazepam
	Aripiprazol + Mirtazapin	Clozapin + Carbamazepin
	Quetiapin + Duloxetin	

■ **MERKE** Die Kombinationstherapie bei Schizophrenie wird sehr häufig praktiziert, eine Monotherapie ist zu bevorzugen. Kombinationstherapien erfordern ein sorgfältiges Abwägen der Vor- und Nachteile, sprich der Wirkungen und UAW, der Interaktionen u.v.m.

Einige Beispiele von Kombinationstherapien, welche sich nach unseren Erfahrungen bewährt haben, sind in ◘ Tab. 6.5 aufgeführt. Zudem wird auf Kombinationen hingewiesen, die weniger empfehlenswert sind. Beispielsweise ist die Augmentation von Clozapin und einem Benzodiazepin problematisch, weil komatöse Zustände resultieren können. Angezeigt sind hier eine sorgfältige Überwachung wie auch die Verabreichung von zwei Testdosen des Benzodiazepins zur Prüfung der Verträglichkeit.

6.4 Therapie der psychiatrischen und somatischen Komorbiditäten

Bei der Therapieplanung von Schizophrenien müssen psychiatrische Komorbiditäten gebührend berücksichtigt und entsprechende zusätzliche Behandlungen durchgeführt werden. Psychiatrische Komorbiditäten führen in der Regel zu einer komplexen Adhärenz.

Beispielhaft werden in der Folge die Tabakabhängigkeit, der Cannabismissbrauch und die Depression erwähnt (▸ Kap. 5.3.1).

Bei 80 % der Patienten mit Schizophrenie besteht eine **Tabakabhängigkeit**. Gemäß der AWMF Behandlungsleitlinie (2015) sollen Menschen mit Schizophrenie und Tabakabhängigkeit dieselben therapeutischen Optionen angeboten werden wie Rauchern ohne psychische Störungen. Medikamentös kommen neben der Nicotinersatztherapie auch Bupropion oder Vareniclin zum Einsatz. Im Folgenden sind therapeutische Parameter für die Therapie mit Bupropion im Faktenblatt ⑪ zusammengefasst. Für die anderen medi-

Faktenblatt ⑪

Therapie der Tabakabhängigkeit mit Bupropion bei Schizophrenie

Assessment

- **Voraussetzungen:** Patienten müssen in Bezug auf die Schizophrenie stabil sein: Keine Rückfälle in den letzten 6 Monaten, stabile Medikation seit mind. 3 Monaten, keine geplante medikamentöse Umstellung. Vorausgegangen sein sollte eine leitliniengerechte und nicht wirksame Nicotinersatztherapie. Zudem müssen Patienten auf das mögliche Risiko einer Exazerbation der Schizophrenie unter Bupropion hingewiesen werden, weil Bupropion ein Dopamin-Reuptake-Hemmer ist.

Grundsätzliches Vorgehen, Psychopharmakotherapie

- Zu beachten: Medikamentöse Therapie als Teil eines Gesamtkonzeptes zur Nicotinentwöhnung, Patienten über mögliche Risiken der medikamentösen Therapie aufklären, krampfsenkende Eigenschaft von Bupropion beachten, falls Patient unter Clozapin-Therapie: Plasmaspiegel-Kontrollen und Dosisreduktion im Verlauf erwägen,
- Bupropion für die Dauer von insgesamt 7 Wochen,
- erste Phase: Für sechs Tage 1 Tablette Bupropion 150 mg/Tag,
- zweite Phase: Je 1 Tablette Bupropion 150 mg mit mind. 8 Stunden zeitlichem Abstand, max. 2 Tabletten/Tag,
- in der zweiten Woche der Therapie soll mit dem Rauchen aufgehört werden,
- falls eine Rückfallprophylaxe erwogen wird, kann Bupropion für die Dauer von 16–45 Wochen angeboten werden,
- eine begleitende Beratung soll erfolgen, optimal ist ein verhaltenstherapeutisches Tabakentwöhnungsprogramm.

kamentösen Strategien sei der Leser auf die AWMF Behandlungsleitlinie zur Tabakabhängigkeit (2015) verwiesen.

■ **MERKE** Die Bupropion-unterstützte Tabakentwöhnung bedarf eines stabilen Krankheitsverlaufes der Patienten mit Schizophrenie und soll in ein therapeutisches Gesamtkonzept eingebunden werden. Die Schnittstelle zwischen Hausarzt, Psychiater und Psychotherapeut ist wichtig.

In der klinischen Praxis kommt es oftmals vor, dass junge Patienten mit Schizophrenie **Cannabismissbrauch** betreiben: Die medikamentöse antipsychotische Therapie kann eine bessere Wirkung entfalten, wenn auf eine Cannabisabstinenz hingearbeitet wird. Cannabismissbrauch ist mit einem ungünstigeren Krankheitsverlauf der Schizophrenien assoziiert.

Eine gefährliche, weil evtl. lebensbedrohende Konstellation ist das Auftreten einer **depressiven Verstimmung** bei Schizophrenie, klassisch nach einer psychotischen Episode, aber auch zu jedem anderen Zeitpunkt der Erkrankung möglich. Diese Überlagerung weist eine deutlich erhöhte Suizidrate auf und muss frühzeitig erkannt und konse-

6

Tab. 6.6 Metabolische Verträglichkeit von Antipsychotika – Beispiele. Nach De Hert et al., 2011 und eigenen klinischen Erfahrungen

Wirkstoff	Risiko Gewichtszunahme	Risiko Lipid-/Glucosestoffwechsel
2. Generation		
Amisulprid	Neutral	Mild
Aripiprazol	Neutral	Gering
Asenapin	Neutral	Gering
Clozapin	Hoch	Hoch
Lurasidon	Neutral	Gering
Olanzapin	Hoch	Hoch
Paliperidon	Mittelmäßig	Mittelmäßig
Quetiapin	Mittelmäßig bis hoch	Mittelmäßig
Risperidon	Mittelmäßig	Mittelmäßig
Ziprasidon	Neutral	Gering
1. Generation		
Fluphenazin	Gering	Gering
Haloperidol	Gering	Gering
Perphenazin	Gering	Gering

quent therapiert werden: Nach der aktuellen DGPPN Behandlungsleitlinie soll erstens die antipsychotische Medikation optimiert (sprich: aufdosiert) werden, u. U. lohnt sich der Wechsel auf eine Substanz mit deutlich stimmungsaufhellenden Eigenschaften wie Quetiapin. Falls dies eine unzureichende Wirkung entfaltet, kann zweitens eine Kombination mit einem Antidepressivum erfolgen. Dabei sollte eine engmaschige Betreuung gewährleistet sein.

Somatische Komorbiditäten wie Adipositas, Diabetes mellitus oder koronare Herzkrankheiten müssen von einem Facharzt für Allgemeinmedizin oder Innere Medizin konsequent behandelt werden (für Adipositas siehe Faktenblatt ⑩). Die genannten Krankheiten sind durch mannigfache Weise prädisponiert: gemäß Studienlage ergibt sich eine genetische Überschneidung zwischen psychiatrischen und kardiovaskulären Erkrankungen; der Lebensstil der Patienten tendiert beispielsweise Richtung Passivität, Inaktivität, Nicotinkonsum oder unausgeglichenem Verzehr von Nahrung. Dazu kommt die Wirkung von Antipsychotika der zweiten Generation, welche ein ungünstiges metabolisches Profil aufweisen können (Tab. 7.8). In Tab. 6.6 ist die metabolische Verträglichkeit von Antipsychotika dargestellt.

Faktenblatt ⑫

Umstellung der antipsychotischen Therapie

Klinische, patientenbezogene Parameter

- Aktuelle klinische Symptome, insbesondere deren Persistenz,
- aktuelle Dosierung,
- UAW,
- Medikamentenkombinationen,
- Interaktionen,
- psychiatrische und somatische Komorbiditäten und deren Behandlung,
- psychosoziales Funktionsniveau,
- aktuelle Lebenslage,
- Wünsche bzw. Anforderungen des Patienten an eine möglichst optimale Pharmakotherapie.

Grundsätzliches Vorgehen, Psychopharmakotherapie

- Aufklärung über neue Substanz,
- Shared-Decision-Making,
- Modus der Umstellung: a) Überlappend, mit langsamem Ab- und Aufdosieren („Cross-Taper"), b) Beibehalten der ersten Substanz bis die zweite aufdosiert ist und dann langsames Abdosieren der ersten Substanz („Overlap-and-Taper"),
- plötzliches Absetzen der ersten Substanz und Ansetzen der zweiten („Stop-Start") ist nicht zu empfehlen.

6

■ **MERKE** Komorbiditäten der Schizophrenie müssen konsequent diagnostiziert und therapiert werden, weil sie den Verlauf der Schizophrenien auf komplexe Weise beeinflussen und v. a. verschlechtern können.

6.5 Therapieumstellung

Bei fehlender/insuffizienter Wirksamkeit über mehrere Wochen oder mangelnder Verträglichkeit ist eine Umstellung des Antipsychotikums angezeigt. Wichtige Fakten und Fragestellungen einer medikamentösen antipsychotischen Umstellung sollten mit dem Patienten gemeinsam besprochen werden und es sollte eine geeignete Strategie erwogen werden. Der Hausarzt wird in der Regel den Psychiater konsultieren oder den Patienten überweisen, um eine Therapieumstellung des Antipsychotikums vorzunehmen. Die vorstehende Darstellung (Faktenblatt ⑫) ist als Hilfestellung gedacht.

Der Patient sollte in der Umstellungsphase regelmäßig einbestellt werden, um Wirkung und UAW sorgfältig zu beobachten und zu besprechen. Bei der Umstellung eines Antipsychotikums auf Aripiprazol ist die lange Plasmahalbwertszeit von 75 Stunden zu beachten; ein Steady-State im Plasma wird sich erst nach ca. 370 Stunden oder ca. zwei Wochen ergeben. Somit sollte die abzusetzende Substanz während dieser Zeit weiter verabreicht werden (▸ Kap. 7.6).

Einige Darreichungsformen der Depot-Antipsychotika, wie Haloperidol Decanoat oder Paliperidon Palmitat, entfalten ihre Wirkung relativ rasch nach der Injektion. Andere, wie Risperdal Consta®, benötigen mehrere Wochen bis zum vollen Wirkungseintritt. Vor Gabe eines Depot-Antipsychotikums hat sich bewährt, den Patienten zuerst die orale Form der Substanz zu verabreichen, um Wirkung und Verträglichkeit zu überprüfen. Zu den geeigneten Umrechnungsfaktoren der oralen Form auf das zugehörige Depot-Antipsychotikum: ▸ Kap. 7.2.2.

■ **MERKE** Im Idealfall erfolgt die Umstellung der Antipsychotika überlappend und langsam, nach sorgfältiger Berücksichtigung der Meinung des Patienten, der Anamnese, der klinischen und pharmakologischen Variablen.

6.6 Kontrolluntersuchungen

Die Therapie mit Antipsychotika erfordert eine Reihe von Kontrolluntersuchungen, welche allgemein notwendig sind oder spezifisch bei einer bestimmten Substanz: regelmäßige körperliche Untersuchung, EKG und Laborkontrollen. Je nach Leitlinie sind bei komplikationslosem Verlauf unterschiedlich lange Intervalle angegeben. ◘ Tab. 6.7 gibt einen Überblick (adaptiert nach WFSBP Guideline, ▸ Kap. 6.9.1).

Selbstredend gibt es Abweichungen von derartigen Schemata bei vitalen Indikationen, wie dem malignen neuroleptischen Syndrom (s. Faktenblatt ⑧).

Spezialfall Clozapin:

In ▸ Kap. 7.5.8 werden die vorschriftsmäßigen Blutuntersuchungen erläutert. Kurz: Bei Neueinstellung Kontrolle des weißen Blutbildes wöchentlich bis zur 18. Woche, nachher monatlich, wenn keine Anomalien auftreten.

◘ **Tab. 6.7** Kontrolluntersuchungen bei Neueinstellung auf ein Antipsychotikum

Untersuchung	Baseline	4 Wochen	8 Wochen	12 Wochen	Jährlich
Anamnese	✓				✓
Gewicht	✓	✓	✓	✓	✓
Bauchumfang	✓				✓
Arterieller Blutdruck	✓	✓		✓	✓
Nüchternglucose	✓			✓	✓
Triglyceride/Cholesterin	✓			✓	✓
Rotes/weißes Blutbild	✓	✓		✓	✓
Elektrokardiogramm	✓				✓
Elektroenzephalogramm	✓				✓
Schwangerschaftstest	✓				✓

Faktenblatt ⑬

Diagnostik und Vorgehensweise bei Clozapin-induzierter Myokarditis

Assessment

- **Risikofaktoren/Anamnese:** besonderes Augenmerk auf die Aufdosierungsphase, v. a. die ersten 4–8 Wochen. Aus klinischer Erfahrung Schulterschmerzen und Unwohlsein, gemäß Literatur (Goldberg und Ernst, 2012) unspezifisches Engegefühl im Thoraxbereich, praekordialer Schmerz, Palpitationen/Arrhythmie, Tachykardie, Synkope, grippeartige Symptome, Fieber, Dyspnoe, aber auch unspezifische Symptome wie Müdigkeit, u. U. symptomlos, plötzlicher Herztod.
- **Körperstatus:** evtl. flüchtige systolische Geräusche oder 3. Herzton in der kardialen Auskultation, Perikardreiben bei Perimyokarditis.
- **EKG, Labor:** EKG mit u. a. ST-Veränderungen, aber auch unspezifische Veränderungen wie Sinustachykardie, Extrasystolen. Im Labor CRP ↑, CK-MB ↑, Troponin T ↑, Leukozytose.

Differenzialdiagnose

Fieber bei Clozapin-Aufdosierung: Selten malignes neuroleptisches Syndrom, bis zu 20 % der Patienten unter Clozapin-Aufdosierung mit „benignem" und vorübergehendem Fieber. Angesichts der vielfältigen Symptome einer Myokarditis breite internistische/chirurgische Differenzialdiagnose.

Grundsätzliches Vorgehen, Psychopharmakotherapie

- Sofortiges Absetzen von Clozapin,
- Konsultation eines Kardiologen oder unverzügliche Einweisung in die somatische Klinik, dort Therapie mit Betablockern, ACE-Inhibitoren und Diuretika, Einsatz von Kortikosteroiden umstritten,
- kein Re-Challenge mit Clozapin.

Umfangreichere Untersuchungen werden z. B. auch bei der Clozapin-induzierten Myokarditis (Faktenblatt ⑬) notwendig, die in 0,1–1 % der Fälle und besonders in der Aufdosierungsphase auftreten kann und potenziell letal ist. Nach stattgefundener Clozapin-induzierter Myokarditis wird ein Re-Challenge (erneutes Ansetzen) mit Clozapin nicht empfohlen. Nach unserer Einschätzung spielen Hausärzte bei dieser Diagnosestellung eine wichtige Rolle, weil sie die somatischen Komorbiditäten der Patienten behandeln und bei Auftreten von körperlichen Symptomen oftmals zuerst konsultiert werden.

Zu beachten: Neben der Myokarditis kann Clozapin auch eine Perikarditis oder eine Kardiomyopathie verursachen. Der Vollständigkeit halber sollte erwähnt werden, dass sich unter einer Therapie mit Olanzapin oder Quetiapin selten eine Myokarditis manifestieren kann. Zudem steigt besonders bei Clozapin das Risiko einer Thromboembolie an, welche auch durch erweiterte Untersuchungen und Laboranalysen abgeklärt werden sollte. Zu den vorschriftsmäßigen Blutuntersuchungen bei einer Clozapin-Therapie: ▸ Kap. 7.5.8.

■ **MERKE** Eine moderne Therapie mit Antipsychotika bedingt regelmäßige Körper-, Labor- und EKG-Untersuchungen. Bei Clozapin handelt es sich um einen Spezialfall, mit zusätzlichen Kontrolluntersuchungen: Bis zur 18. Woche nach Eindosieren wöchentliche, nachher monatliche Kontrollen des weißen Blutbildes. Cave: Myokarditis-Risiko in der Aufdosierungs-Phase, bei Verdacht CRP- und CK-Bestimmung.

Bei komplexer Adhärenz sind zusätzliche Kontrolluntersuchungen angezeigt, wie Plasmaspiegelkontrollen des Antipsychotikums oder Drogen- und Alkoholscreenings. Das therapeutische Drugmonitoring (TDM) mit Plasmaspiegelbestimmung von Medikamentenkonzentrationen kann sinnvoll sein, z. B. in der Qualitätssicherung bei der Einstellung auf Psychopharmaka. In ▸ Kap. 7.3.3 finden sich Empfehlungsgrade für das TDM. Es gilt allerdings ein paar grundsätzliche Überlegungen anzustellen:

- Grundsatz: „In der klinischen Praxis werden Patienten behandelt, nicht Plasmaspiegel".
- Prinzipiell muss das Zeitintervall für die Blutentnahme von zwölf Stunden nach der letzten Verabreichung eingehalten werden (Talspiegel).
- Die Plasmaspiegelbestimmung eines Medikaments sollte erst nach vier bis fünf Halbwertszeiten erfolgen, um im Steady-State zu messen.
- Die Plasmakonzentration eines Medikaments ist nur ein indirekter Indikator des Metabolismus und der Adhärenz und kann durch andere Variablen (z. B. genetischer Polymorphismus, Interaktionen, Induktionen) beeinflusst werden.

■ **MERKE** Die Plasmaspiegelbestimmung verabreichter Antipsychotika kann ein sinnvolles Instrument darstellen, um Adhärenz, Interaktionseffekte oder Metabolisierung im klinischen Kontext abzuschätzen.

6.7 Adhärenz

Patienten mit Schizophrenie weisen in mehr als 50 % der Fälle eine **problematische Adhärenz** auf. Prädisponierende Faktoren sind:

- Substanzproblematik,
- frühere Gewalt/Aggression,
- fehlende Krankheitseinsicht.

Die Folgen können vermehrte Rückfälle durch Absetzen der Antipsychotika sein und insgesamt ein ungünstigerer symptomatischer und funktioneller Verlauf. Fehlende Krankheitseinsicht als Beispiel: Negative Folgen der Nichteinnahme von Medikamenten können Schlafstörungen, Unruhe, vermehrtes Stimmenhören, häufigere Rückfälle und längere Krankenhausaufenthalte sein. Trotz „logischer" Argumente für die Medikamenteneinnahme sind viele Patienten nicht bereit, längere Zeit Antipsychotika einzunehmen. In vielen Fällen kann es sein, dass der Patient dies nicht offen mitteilt. Recht häufig berichten Patienten, dass sie sich nach Absetzen eines Antipsychotikums wohler fühlen, weil weniger unerwünschte Arzneimittelwirkungen auftreten: Typisch sind nachlassende Sedation und Lustlosigkeit. Dies wird erkauft durch den Wegfall der stabilisierenden Wirkung des Antipsychotikums.

Bei Schizophrenien sind zusätzlich folgende Faktoren für die Adhärenz relevant:

- Wirksamkeit,
- externe Faktoren (Patientenunterstützung, therapeutische Allianz),
- unerwünschte Arzneimittelwirkungen,
- Haltung gegenüber der Medikation von Patienten und Angehörigen.

MERKE Adhärenz bei Patienten mit Schizophrenie wird durch eine Reihe von Faktoren beeinflusst, welche nicht alleine bei den pharmakologischen Eigenschaften eines Medikaments zu suchen sind, beispielsweise Einsichtsfähigkeit oder Vorhandensein einer Substanzstörung.

6.8 Veränderung der Lebensqualität

Nach Karow et al. (2014) gehört eine Reihe von Faktoren zu einer als positiv wahrgenommenen Lebensqualität bei Patienten mit Schizophrenie: Ein kürzerer Zeitraum des Nichtbehandelns bis zum erstmaligen Ausbruch einer Psychose, besseres Funktionsniveau, bessere Therapieresponse, weniger Symptome, weniger Komorbiditäten.

Antipsychotika der ersten und zweiten Generation üben keinen unterschiedlichen Effekt auf die Lebensqualität aus. Der Wert von psychologischen, bewegungstherapeutischen oder soziotherapeutischen Interventionen kann die Lebensqualität der Patienten mit Schizophrenie günstig beeinflussen, z. B. Wohnen, Beschäftigung, Erreichbarkeit der Therapeuten und geringere Stigmatisierung. UAW durch Gewichtszunahme von über 10 kg des Körpergewichts, die Entstehung eines Diabetes mellitus und weitere metabolische und kardiovaskuläre Erkrankungen können die Lebensqualität vermindern.

MERKE Der Begriff „Lebensqualität" umfasst verschiedene Variablen und stellt ein komplexes, aber klinisch relevantes Maß dar.

6.9 Behandlungsleitlinien

Für Schizophrenien existieren nationale und internationale Behandlungsleitlinien, welche im Internet abrufbar sind. Nationale Behandlungsleitlinien im deutschsprachigen Raum stammen aus Deutschland, Österreich und der Schweiz (▸ Kap. 6.9.1), international sind etwa diejenigen der World Federation of Societies of Biological Psychiatry (WFSBP) oder des National Institute for Health and Care Excellence (NICE) aus Großbritannien beachtenswert.

MERKE Behandlungsleitlinien haben in den letzten Jahren an Bedeutung gewonnen, und sind aus einer modernen Therapie der Schizophrenien nicht mehr wegzudenken.

6.9.1 Internetadressen

Deutschland
https://www.dgppn.de/leitlinien-publikationen/leitlinien.html

Österreich
https://oegpb.at/forschung/state-of-the-art-konsensus/

Schweiz
www.sgpp.ch

WFSBP
https://www.wfsbp.org/educational-activities/wfsbp-treatment-guidelines-and-consensus-papers/

NICE
www.nice.org.uk/guidance/

Internet-Suchbegriffe
Alternativ können bei der Suchmaschine folgende Begriffe eingegeben werden: DGPPN Behandlungsleitlinie Schizophrenie, Konsensus Statement Schizophrenie, OEGBP, SGPP, WFSBP guidelines, NICE guidance.

6.10 Tipps und Empfehlungen für die Hausarztpraxis

Vermeiden Sie eine Bewertung der verordneten Arzneimittel nach dem Motto: „schlechte klassische Substanzen“ versus „gute atypische Substanzen“.

Eine strikte Trennung in diese beiden Gruppen ist nach heutigem Kenntnisstand nicht mehr aufrecht zu erhalten. Vielmehr sind die Übergänge fließend und die Auswahl des geeigneten Antipsychotikums wird heute nicht mehr nach Gruppenzugehörigkeit, sondern besser nach dem individuellen Anforderungs- und Risikoprofil des Patienten getroffen.

■ **SCHLAGLICHT** Die medikamentöse antipsychotische Therapie der Schizophrenien stellt eine Herausforderung dar, weil es gilt, verschiedenste Variablen zu berücksichtigen. Ziel muss sein, dem Patienten ein Medikament zu verabreichen, welches ihn zuverlässig vor quälenden Symptomen wie akustischen Halluzinationen/Wahnideen, aber auch Rückfällen bewahrt, gleichzeitig wenige UAW aufweist und die Lebensqualität verbessert. Leider gibt es derzeit keine Substanzen, die all diese Kriterien erfüllen.

Das Nebenwirkungsprofil der SGA ist im Unterschied zu den Gruppen der hoch- bzw. niederpotenten FGA sehr inhomogen. Der entscheidende Unterschied in den Nebenwirkungen, der für alle SGA gegenüber den hochpotenten FGA zum Tragen kommt, ist die deutlich geringere Inzidenz von motorischen Störungen (EPMS). Demgegenüber verursachen fast alle SGA (Ausnahmen sind Aripiprazol und Ziprasidon) mehr metabolische Störungen und Gewichtszunahmen als hochpotente FGA.

Empfehlung

- Eine strikte Trennung in „klassische Substanzen" und „atypische Substanzen" ist heute nicht mehr aufrecht zu erhalten. Vermeiden Sie Bewertungen wie „ältere, schlechte Neuroleptika" und „neuere gute Atypika".
- Bei der Beratung zu Nebenwirkungen sollte betont werden, dass SGA gegenüber hochpotenten FGA einen deutlichen Vorteil bei den EPMS besitzen. Deren Inzidenz ist bei SGA eindeutig niedriger. Dafür verursachen fast alle SGA mehr metabolische Störungen und Gewichtszunahmen als hochpotente FGA.

Die regelmäßige Einnahme von Antipsychotika hat einen deutlichen Vorteil bei den Rezidivquoten zur Folge. Gegenüber der Nichteinnahme der Antipsychotika (ca. 70–80 % Rezidive nach einem Jahr) halbiert die regelmäßige Einnahme die Anzahl der Rezidive. Unter SGA soll die Quote noch etwas besser sein als unter FGA. Die besten Daten bezüglich der Vermeidung von Rezidiven liegen für Depot-Antipsychotika vor (15–25 % nach einem Jahr).

Empfehlung

Bei der Beratung von Patienten, die an der Notwendigkeit einer regelmäßigen Einnahme der Medikation zweifeln, sollte hervorgehoben werden, dass Antipsychotika einen eindeutigen Vorteil bei der Vermeidung von Rezidiven besitzen. Sie halbieren annähernd das Risiko gegenüber den Patienten, die ihre Medikamente absetzen.

Psychopharmaka als Gruppe werden nicht selten mit dem Vorwurf „abhängig zu machen" belastet. Bekannte Abhängigkeitsrisiken von z. B. Benzodiazepinen werden der gesamten Gruppe zugeordnet. Aus vereinzelt auftretenden Absetzsyndromen, die aus einem falschen Umgang mit dieser Medikamentengruppe resultieren, wird gleichfalls die Gefahr von Abhängigkeiten postuliert. Demgegenüber sind unter Antipsychotika nach klinischen Erfahrungen und gemäß Studienlage keine Abhängigkeitsentwicklungen beobachtet worden. Vielmehr ist die Tatsache, dass die Mehrzahl der Patienten leider nicht adhärent ist und ihre Medikation vorzeitig absetzt, ein deutlicher Hinweis darauf, dass keine Abhängigkeit besteht. Arzneimittel mit bekanntem Abhängigkeitsrisiko haben keinesfalls entsprechend hohe Non-Adhärenz-Raten.

Antipsychotika sollten immer, mit Ausnahme eines akuten Notfalls, langsam abgesetzt werden. Eine abrupte Beendigung der Therapie ist grundsätzlich mit der Gefahr von Absetzsyndromen verbunden. Diese können in Form einer „Rebound-Psychose", oder als „Rebound-EPMS" bzw. auch als „vegetatives Entzugssyndrom" bei Substanzen mit deutlich anticholinerger Wirkung auftreten.

Wegen der teilweise deutlichen Nebenwirkungen hinsichtlich metabolischer Störungen und Gewichtszunahme vor allem unter SGA sollte nie vergessen werden, Blutzuckerwerte, Lipidwerte und das Gewicht regelmäßig zu überwachen. Generell sollte dies unter allen Antipsychotika erfolgen.

Empfehlung

Erklären Sie, dass Antipsychotika nicht abhängig machen.

Weisen Sie darauf hin, dass Antipsychotika nie abrupt abgesetzt werden sollen, sondern die Therapie immer langsam beendet werden soll. Bei zu schnellem Absetzen drohen Rezidive bzw. Absetzsyndrome.

Empfehlen Sie dem Patienten, dass er regelmäßig – möglichst vierteljährlich – seine Blutzucker- und Lipidwerte überprüfen lässt. Insbesondere zu Beginn der Therapie sollte das Gewicht engmaschig überwacht werden. Gewichtszunahme in den ersten Therapiewochen ist ein Indikator für langfristige Gewichtszunahme.

Bei der Überprüfung möglicher Interaktionen sind vor allem anticholinerge und kardiale Wechselwirkungen im Auge zu behalten. Auch die Kombination von Substanzen mit ähnlichem Wirkungs- und Nebenwirkungsprofil ist interaktionsträchtig. Bei den pharmakokinetischen Interaktionen ist besonders bei Clozapintherapie auf potenziell riskante Kombinationen zu achten (▸ Kap. 7.8).

7 Antipsychotika

7.1 Definition

Die Therapie der Schizophrenie in der Zeit vor der Entdeckung der modernen Antipsychotika war geprägt durch den Einsatz verschiedener „Schockbehandlungen" wie der Insulinkomatherapie, der Elektrokrampftherapie oder der Fiebertherapie nach Wagner-Jauregg. Medikamentös standen nur wenige Sedativa/Hypnotika wie Barbiturate, Chloralhydrat und Paraldehyd zur Verfügung. Erst mit der Entdeckung des Chlorpromazins durch Delay und Deniker 1952 in Frankreich war es zum ersten Mal möglich, gezielt typische Symptome der Schizophrenie wie z. B. Wahnvorstellungen anzugehen. Allerdings waren diese Effekte verbunden mit deutlicher Sedierung und charakteristischen Bewegungsstörungen (extrapyramidalmotorische Störungen, EPMS ▸Kap. 7.5.1). Die beiden französischen Entdecker schufen auch den Namen dieser neuen Medikamentengruppe: Neuroleptika. Dieser Begriff setzt sich aus den griechischen Begriffen neuron (Nerv) und leptein (ergreifen, dämpfen) zusammen. Damit wurden die psychomotorisch dämpfenden Eigenschaften in den Vordergrund gerückt, gleichzeitig wurden auch die somatischen Wirkungen auf die Beweglichkeit unter dem Begriff Neurolepsie aufgeführt. Mangels geeigneter klinischer Korrelate für die antipsychotischen Effekte im Tierversuch wurde bei der Suche nach ähnlich wirkenden Substanzen gezielt auf entsprechende Wirkungen (EPMS) beim Tier geachtet. Dies führte so weit, dass das Auftreten von EPMS zur Bedingung für die antipsychotische Wirkung gemacht wurde. In Konsequenz dazu wurde in den Folgejahren eine Vielzahl antipsychotischer Medikamente auf den Markt gebracht. Darunter war 1958 auch die wichtigste Substanz aus dieser Reihe: Haloperidol. Zur Klassifizierung dieser Substanzen wurde die „neuroleptische Potenz" eingeführt, die die antipsychotische Wirkstärke mit der Ausprägung der extrapyramidalmotorischen Effekte beim Schreiben korreliert (Schreibtest nach HAASE 1961). Mit der Einführung des Clozapin 1971 geriet diese Theorie ins Wanken. Erstmals stand nun eine Substanz zur Verfügung, die deutliche antipsychotische Wirkungen besaß, ohne relevante Nebenwirkungen auf die Beweglichkeit auszulösen.

■ **ANEKDOTE** Clozapin wurde unter dem Markennamen Leponex® in den Handel gebracht. Es wird erzählt, dass dieser Name auf den Erfinder des Schreibtests und der Klassifizierung der Neuroleptika entsprechend ihrer EPMS-Effekte („neuroleptische Potenz"), Prof. H.-J. Haase, abzielte. Mit der Entdeckung des Clozapin kam eine Substanz auf den Markt, die antipsychotische Wirkungen ohne relevante EPMS-Effekte besaß. Damit war das Postulat, dass antipsychotische Wirkung per se mit extrapyramidalen Nebenwirkungen verbunden sein muss, widerlegt. Deshalb fiktive Bedeutung von Leponex: „aus mit Hase", abgeleitet von **lepus** = Hase und **ex** = aus.

Später kamen eine Vielzahl an weiteren Antipsychotika ohne oder nur mit geringen EPMS-Effekten in den Handel (u. a. Quetiapin, ▸ Kap. 7.2). Der Begriff „Neuroleptika" für diese Substanzen wurde deshalb zunehmend abgelehnt. Warum sollte eine Gruppe von Medikamenten unter einem Begriff summiert werden, der mit bestimmten unerwünschten Nebenwirkungen, die diese nicht oder nur in geringem Ausmaß verursachen, verknüpft wird? Vielmehr ging man dazu über, diese Gruppe von Medikamenten nach ihrer Hauptwirkung, der antipsychotischen Wirkung, als **Antipsychotika** zu benennen. Hierunter versteht man Medikamente, deren wichtigste therapeutische Effekte in der Dämpfung psychomotorischer Erregungszustände und affektiver Spannungen sowie der Beeinflussung psychotischer Denk- und Verhaltensstörungen, Wahrnehmungsstörungen und Ich-Störungen (sog. Positivsymptome) liegen. Streng genommen ist der Begriff „Antipsychotika" für die niederpotenten klassischen Substanzen, die in üblichen Dosen nur geringe antipsychotische Wirkungen besitzen, nicht exakt zutreffend. Für diese Gruppe wird des Öfteren noch zur älteren Bezeichnung „Neuroleptika" gegriffen.

■ **SCHLAGLICHT** Heute sollte bevorzugt der Begriff „Antipsychotika" verwendet werden. Er zielt direkt auf die typische antipsychotische Wirkung dieser Substanzgruppe ab. Die ältere Bezeichnung „Neuroleptika" umschreibt allein die dämpfende Wirkung und ist eng mit bestimmten Nebenwirkungen (EPMS) verbunden. Die Wirkungen vieler neuerer Substanzen werden durch diesen Begriff nur unzureichend charakterisiert.

7.2 Einteilung

Die Einteilung der Antipsychotika kann auf unterschiedliche Weise vorgenommen werden:

- nach der chemischen Struktur,
- nach der neuroleptischen Potenz,
- nach dem Rezeptorbindungsprofil,
- in typische bzw. atypische Substanzen bzw. nach Generationen.

Im Folgenden sollen die einzelnen Möglichkeiten dargestellt werden.

7.2.1 Einteilung nach der chemischen Struktur

- Trizyklische Substanzen:
  - Phenothiazine (z. B. Fluphenazin, Levomepromazin, Perazin, Perphenazin, Thioridazin),
  - Thioxanthene (Chlorprothixen, Flupentixol, Zuclopenthixol),
  - Dibenzoepine (Clozapin, Loxapin, Quetiapin, Olanzapin),
- Butyrophenone (z. B. Haloperidol, Benperidol, Melperon, Pipamperon),
- Benzamide (Amisulprid, Sulpirid),
- neuere heterozyklische Substanzen (Aripiprazol, Asenapin, Cariprazin, Lurasidon, Paliperidon, Risperidon, Sertindol, Ziprasidon).

Besonders für die älteren klassischen Substanzen war die Einteilung in die Gruppen der trizyklischen Neuroleptika (Phenothiazine, Thioxanthene) und Butyrophenone sinnvoll und etabliert. Zum einen konnten aus der Kenntnis der Gruppe bestimmte Wirkungen und Nebenwirkungen abgeleitet werden. Zum anderen war es üblich, bei schlechtem Ansprechen oder vermehrten Nebenwirkungen einer Substanz auf eine alternative Substanz aus einer anderen Gruppe zu wechseln. Mittlerweile gibt es jedoch z. B. eine ganze Reihe weiterer neuerer trizyklischer Substanzen (Dibenzoepine), die nicht mehr dem Profil der klassischen Phenothiazine oder Thioxanthene entsprechen und deshalb ganz andere Rezeptorwirkungen und -nebenwirkungen besitzen.

- **MERKE** Die Gruppe der trizyklischen Antipsychotika umfasst nicht nur die klassischen Phenothiazine und Thioxanthene, sondern auch die neueren Dibenzoepine. Dazu gehören z. B. Clozapin, Loxapin, Quetiapin und Olanzapin. Ein Gruppeneffekt kann für die Phenothiazine und Thioxanthene postuliert werden, die anderen Substanzen unterscheiden sich in ihrem Profil davon deutlich.

Die weiteren neueren Antipsychotika sind, mit Ausnahme der kleinen Gruppe der Benzamide, chemisch uneinheitlich und es können deshalb auch keine Gruppeneffekte abgeleitet werden. Für die klinische Praxis hat sich die Einteilung nach chemischen Strukturen, mit Ausnahme der klassischen Phenothiazine, Thioxanthene und Butyrophenone, nicht durchgesetzt, da daraus keine oder nur geringe Aussagen über die klinische Wirkung gemacht werden können.

7.2.2 Einteilung nach der neuroleptischen Potenz

Basis dieser Methode ist die Beobachtung, dass die Gabe klassischer Antipsychotika ab einer bestimmten Dosis zu Veränderungen in der Feinmotorik führt. Diese als EPMS einzuordnende Nebenwirkung wird über einen Handschrifttest gemessen und als „neuroleptische Schwelle“ wird die Dosis bewertet, ab der diese Veränderungen im Schriftbild beginnen. Je weniger Substanzdosis hierfür notwendig ist, desto höher ist die „neuroleptische Potenz“. Zur Einstufung wird als Bezugssubstanz Chlorpromazin gewählt und dessen Potenz gleich 1 gesetzt. Je nachdem, ob die andere Substanz mehr oder weniger Dosis benötigt als Chlorpromazin, wird sie höher oder niedriger eingestuft. Heute wird nur noch die Unterscheidung in hoch-, mittel- oder niederpotent verwendet. Streng genommen können die neueren Substanzen nach dieser Methode nicht klassifiziert werden, da sie ja keine oder nur geringe Veränderungen der Feinmotorik auslösen. Sie werden des-

Tab. 7.1 Einteilung der Antipsychotika nach neuroleptischer Potenz und chemischer Gruppe

Neuroleptische Potenz	Phenothiazine/Thioxanthene	Butyrophenone	Sonstige
Hochpotent	▪ Fluphenazin, ▪ Flupentixol, ▪ Perphenazin	▪ Haloperidol, ▪ Benperidol	▪ Aripiprazol, ▪ Asenapin, ▪ Cariprazin, ▪ Loxapin, ▪ Olanzapin, ▪ Paliperidon, ▪ Risperidon, ▪ Ziprasidon
Mittelpotent	▪ Perazin, ▪ Zuclopenthixol	–	▪ Amisulprid, ▪ Clozapin, ▪ Lurasidon, ▪ Quetiapin
Niederpotent	▪ Chlorprothixen, ▪ Levomepromazin	▪ Melperon, ▪ Pipamperon	▪ Prothipendyl

halb nur entsprechend der klinischen Erfahrung in dieser Systematik eingeordnet. Die Einteilung ist auch deshalb umstritten, weil sie z. B. suggeriert, dass eine mittelpotente Substanz schlechter antipsychotisch wirkt als eine hochpotente. Die klinische Praxis zeigt aber, dass mittelpotente Substanzen wie Clozapin durchaus sehr gute Antipsychotika sein können. ▫ Tab. 7.1 gibt eine Einteilung nach chemischen Gruppen und neuroleptischer Potenz wieder.

7.2.3 Einteilung nach dem Rezeptorbindungsprofil

Gemeinsame Eigenschaft aller bis heute bekannten Antipsychotika ist die mehr oder weniger selektive Blockade dopaminerger D_2-Rezeptoren im Gehirn (▸ Kap. 7.3, Pharmakologie). Daneben interagieren die Substanzen mit weiteren Neurotransmittersystemen wie dem serotonergen, noradrenergen, cholinergen und histaminergen System. Je nach Rezeptorbindungsprofil können die einzelnen Substanzen klassifiziert und differenziert werden (▫ Tab. 7.3). Diese Einteilung vermittelt auf den ersten Blick einen sehr theoretischen neurobiochemischen Schwerpunkt, hat aber durchaus klinische Relevanz. Aus dem Bindungsverhalten der einzelnen Substanzen kann auf die durch Interaktion mit den verschiedenen Transmittersystemen vermittelten Wirkungen und vor allem auch Nebenwirkungen geschlossen werden. ○ Abb. 7.1 zeigt die Rezeptorbindungsprofile ausgewählter Antipsychotika. Deutlich ist zu erkennen, dass, mit Ausnahme von Amisulprid, alle Substanzen mit verschiedenen Rezeptorsystemen interagieren, also nicht selektiv wirken.

7.2.4 Einteilung in typische bzw. atypische Substanzen bzw. nach Generationen

Entscheidendes Kriterium für die Unterscheidung in „typische" bzw. „atypische" Substanzen ist ein evtl. vorhandener enger Zusammenhang zwischen der antipsychotischen Wirkung und dem Auftreten von extrapyramidalmotorischen Nebenwirkungen. Als typi-

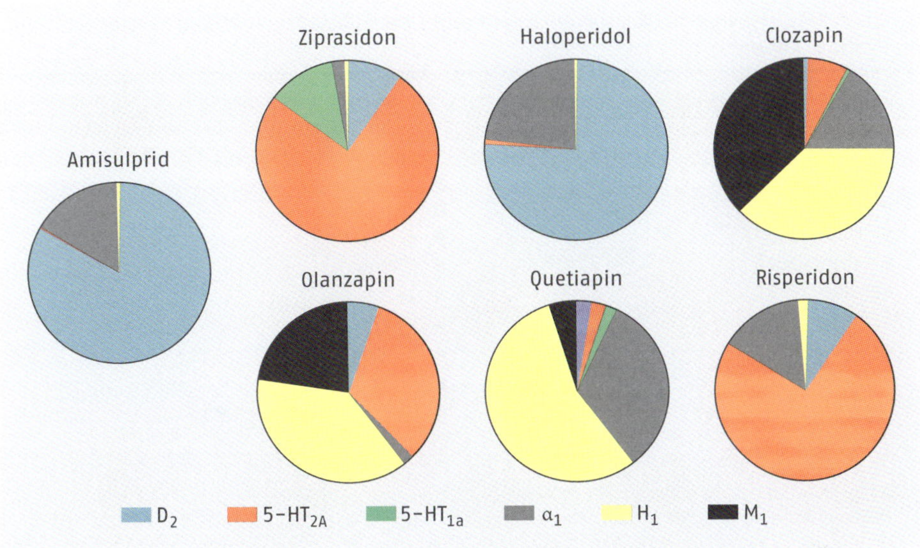

Abb. 7.1 Rezeptorbindungsprofile verschiedener Antipsychotika (Auswahl)

sche bzw. klassische oder konventionelle Antipsychotika werden die älteren, zumeist hochpotenten Substanzen bezeichnet, weil hier die antipsychotische Wirkung in der Regel mit dem Auftreten von EPMS verknüpft ist. Demgegenüber werden Substanzen, die antipsychotisch wirken ohne gleichzeitig EPMS auszulösen, als „atypisch" bezeichnet. In Tab. 7.2 finden sich Beispiele für typische bzw. atypische Substanzen.

SCHLAGLICHT Teilweise wurden Substanzen wie Melperon oder Pipamperon den atypischen Substanzen zugeordnet mit der Begründung, diese würden ebenfalls keine relevanten EPMS auslösen. Unterschlagen wird bei dieser Diskussion, dass das entscheidende Kriterium für „Atypie" die Abwesenheit von EPMS bei einer suffizienten antipsychotischen Dosierung ist. Substanzen, die vor allem wegen ihrer guten sedierenden und dämpfenden Wirkung gegeben werden, wie z. B. Melperon oder Pipamperon, müssen für eine klinisch ausreichende antipsychotische Wirkung wesentlich höher dosiert werden und damit würde auch das EPMS-Risiko steigen.

Wichtig ist der Hinweis, dass es keine allgemein gültige Definition von „Atypie" gibt. Die Trennung von antipsychotischer Wirkung und EPMS ist das einzige Kriterium, das immer aufgeführt wird, daneben werden häufig noch weitere Eigenschaften genannt, die eine atypische Substanz erfüllen sollte. Diese sind allerdings umstritten bzw. werden nicht von allen Substanzen erfüllt. Hierzu gehören z. B. die bessere Wirkung auf Negativ-Symptome, die Verminderung kognitiver Defizite, die Effektivität bei Therapieresistenz, das fehlende oder nur seltene Auftreten von Spätdyskinesien (Tab. 7.6) sowie geringfügige prolaktinerge Wirkungen. Einziges Kriterium, das wirklich einen generellen Vorteil der „Atypika" zeigt, ist das geringere Auftreten von EPMS.

7

◘ Tab. 7.2 Typische und atypische Antipsychotika bzw. Substanzen der 1. (FGA) und 2. (SGA) Generation (Auswahl)

Typische Antipsychotika/FGA	Atypische Antipsychotika/SGA
▪ Benperidol, ▪ Chlorprothixen, ▪ Flupentixol, ▪ Fluphenazin, ▪ Haloperidol, ▪ Levomepromazin, ▪ Melperon, ▪ Pipamperon, ▪ Zuclopenthixol	▪ Amisulprid, ▪ Aripiprazol, ▪ Asenapin, ▪ Cariprazin, ▪ Clozapin, ▪ Lurasidon, ▪ Olanzapin, ▪ Quetiapin, ▪ Risperidon, ▪ Ziprasidon

▪ **MERKE** Ein eindeutiger Vorteil der atypischen Antipsychotika gegenüber hochpotenten klassischen Substanzen ist das seltenere Auftreten von motorischen Nebenwirkungen.

Leider gibt es bisher nur eine einzige Substanz, die annähernd all diese Kriterien erfüllen kann, nämlich Clozapin. Alle anderen „Atypika" zeigen entweder dosisabhängig „typische" Eigenschaften oder konnten bisher Forderungen wie Wirkung auf Negativsymptome oder Kognitionsverbesserung nicht überzeugend nachweisen. Der Begriff „atypisch" ist schon per se kritisch einzustufen, da ein Pharmakon, das gut antipsychotisch wirkt, an dieser Eigenschaft gemessen werden sollte und deshalb gerade nicht „atypisch" sein kann. Aus diesem Grund wird in letzter Zeit zunehmend dazu übergegangen, die aus den angelsächsischen Ländern stammende Klassifikation in Antipsychotika der ersten Generation (FGA = first generation antipsychotics) und Substanzen der zweiten Generation (SGA = second generation antipychotics) zu verwenden. In ◘ Tab. 7.2 finden sich Beispiele für Substanzen der ersten bzw. zweiten Generation.

▪ **MERKE** Heute wird wegen der unklaren Zuordnung der Begriffe „typisch/atypisch" immer häufiger die Unterscheidung in Substanzen der ersten Generation (FGA) und zweiten Generation (SGA) gewählt.

In jüngster Zeit wurden insbesondere von der Gruppe um Leucht verschiedene Metaanalysen publiziert, in denen alle randomisierten Studien zu typischen und atypischen Antipsychotika berücksichtigt wurden. Hierbei zeigte sich, dass eine klare Trennung zwischen beiden Klassen nicht der klinischen Realität entspricht. Vielmehr sind die Übergänge zwischen den beiden Gruppen fließend und zeigen, dass es nur wenig Evidenz für eine Überlegenheit der atypischen Substanzen gegenüber den „typischen" gibt. Antipsychotika unterscheiden sich danach deutlich im Profil ihrer Nebenwirkungen, während bei der Wirksamkeit auf Positivsymptome keine gravierenden Unterschiede bestehen. Deshalb ist eine Unterscheidung in typisch/atypisch oder FGA/SGA aus formalen Gründen vielleicht sinnvoll, aber aus klinischer Sicht eher als willkürlich anzusehen. Auch internationale Fachgesellschaften wie WFSBP (World Federation of Societies of Biological Psychiatry) oder NICE (National Institute for Health and Care Excellence) rücken von der Priorisierung der Atypika/SGA ab.

- **SCHLAGLICHT** Eine generelle Priorisierung der SGA in Bezug auf Wirksamkeit und Nebenwirkungen ist nach den Ergebnissen neuerer großer Metaanalysen nicht mehr begründbar. Die beiden Klassen FGA und SGA stellen keine homogenen Gruppen dar, vielmehr muss jede Therapie in ihrer Substanzwahl individuell am Anforderungs- und Risikoprofil des Patienten ausgerichtet werden.

7.3 Pharmakologie

Bei schizophrenen Störungen beziehen sich die meisten pharmakologischen Untersuchungen auf die Funktion der dopaminergen Neurotransmission. Gegenwärtig geht man davon aus, dass bei Schizophrenen ein Dopaminüberschuss im mesolimbisch-mesokortikalen System des Gehirns vorliegt. Diesen assoziiert man mit dem Auftreten der sog. Positivsymptome der Schizophrenie (▸ Kap. 5.1). Demgegenüber werden die sog. Negativsymptome (▸ Kap. 5.1) und kognitiven Störungen zumindest zum Teil auf eine defizitäre dopaminerge Neurotransmission im präfrontalen Kortex zurückgeführt. ○ Abb. 7.2 lokalisiert in vereinfachter Darstellung die wichtigsten dopaminergen Bahnen des Gehirns. Für die Dopamin-Hypothese spricht, dass alle derzeit bekannten Antipsychotika sog. D_2-Rezeptoren blockieren. Bekannt sind mittlerweile fünf verschiedene Dopaminrezeptoren, essenziell für die antipsychotische Wirkung scheint aber der D_2-Rezeptor zu sein. Substanzen, die keine Blockade dieses Rezeptors auslösen, wirken auch nicht antipsychotisch. Dafür spricht auch die Beobachtung, dass die Gabe dopaminerger Agonisten (z. B. Parkinsonmedikamente) in höheren Dosierungen zu einer psychoseähnlichen Symptomatik führen kann. Allerdings ist die Fokussierung ausschließlich auf das dopaminerge System ebenfalls nicht ausreichend, da wir sehr potente Blocker dieser Rezeptoren besitzen, trotzdem aber ein relativ hoher Anteil der Patienten nicht ausreichend auf diese Substanzen respondiert bzw. therapieresistent ist. Untersuchungen der letzten Jahre zeigen, dass auch andere Transmittersysteme (z. B. Serotonin, Noradrenalin, Acetylcholin, Histamin und Glutamat) eine bedeutsame Rolle in der Neurobiologie der Schizophrenie spielen. Ganz aktuell (Koblan et al. 2020) wurde in einer Phase-2-Studie ein neues Antipsychotikum untersucht, dessen Wirkung offenbar nicht über Dopaminrezeptoren vermittelt wird. Die Bindung soll vielmehr an einen sog. „Trace amine-associated receptor 1" (TAAR1) und am 5-Hydroxytryptaminrezeptor Typ 1A erfolgen. Die neue Substanz, die sich noch im experimentellen Stadium befindet und nur über den Kürzel SEP-363856 beschrieben wird, konnte in der placebokontrollierten Studie deutliche Verbesserungen bei akuten Exazerbationen schizophrener Patienten zeigen. Wegen des frühen Studienstadiums können noch keine gesicherten Aussagen zur Wirksamkeit und Unbedenklichkeit gemacht werden. □ Tab. 7.3 zeigt die unterschiedlichen Rezeptoraffinitäten der Antipsychotika.

Erschwerend für die Therapie ist, dass im ZNS verschiedene dopaminerge Projektionssysteme/-bahnen unterschieden werden. Neben dem bereits genannten mesolimbischen-mesokortikalen System spielt Dopamin auch im nigrostriatalen System eine wichtige Rolle. Dieses ist u. a. zuständig für die Steuerung der Motorik und aus diesem Grund

Tab. 7.3 Rezeptoraffinitäten von Antipsychotika

Substanz	D_2	5-HT_2	α_1	M	H_1
FGA (Antipsychotika der 1. Generation)					
Benperidol	+++	++	+	–	–
Chlorprothixen	+	++	+	+	+++
Flupentixol	+++	++	+	–	+
Haloperidol	+++	–	+	–	–
Levomepromazin	+	+	++	++	++
Melperon	+	++	+	–	+
Perazin	++	++	++	+	+++
Perphenazin	+++	++	++	–	++
Pipamperon	+	++	+	–	–
Zuclopenthixol	+++	+	+++	++	++
SGA (Antipsychotika der 2. Generation)					
Reine D_2-Antagonisten					
Amisulprid	++	–	–	–	–
Sulpirid	+	–	–	–	–
D_2/5-HT_2-α_1-Antagonisten					
Asenapin	+	++	+	–	+
Risperidon	+++	+++	++	–	+
Sertindol	+++	+++	++	–	–
Multirezeptorantagonisten					
Clozapin	+	+++	+	+++	+++
Olanzapin	+++	+++	+	+++	+++
Quetiapin	+	+	+	–	++
Ziprasidon	++	+++	+	–	+
Partialagonisten					
Aripiprazol	+++	++	+	–	+
Cariprazin[1]	++	++	+	–	++

+++ = sehr hohe Affinität, ++ = hohe Affinität, + = moderate Affinität, – = geringe bis fehlende Affinität
[1] partialagonistisch an D_3-Rezeptoren wirksam

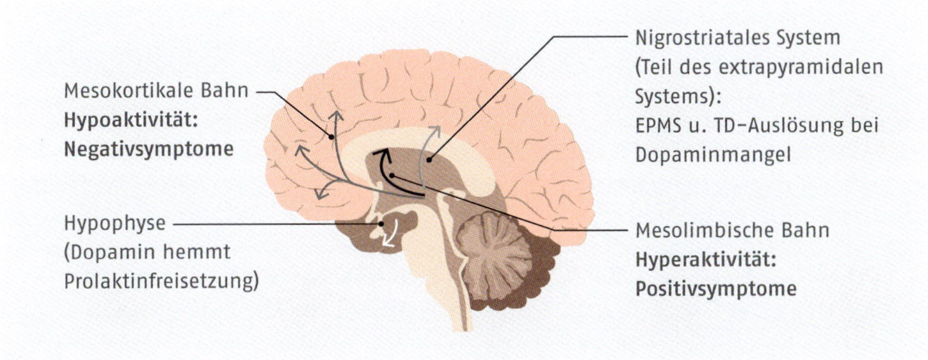

Abb. 7.2 Dopaminerge Bahnen im Gehirn. EPMS: extrapyramidale Störungen, TD: tardive Dyskinesien

besteht ein enger Zusammenhang mit den sog. extrapyramidalmotorischen Nebenwirkungen der Antipsychotika. Im tuberoinfundibulären System (Hypophyse!) ist Dopamin ein körpereigener (intrinsischer) Regulator der Prolaktinausschüttung (PIF = Prolaktin-inhibierender Faktor), wodurch Dopaminblocker deutlich prolaktinerge Effekte auslösen können und dadurch hormonelle/prolaktinerge Nebenwirkungen verursachen. Abb. 7.2 zeigt die verschiedenen wichtigsten dopaminergen Bahnen des Gehirns.

Das Ausmaß der Dopamin-D_2-Rezeptorblockade scheint entscheidend für die antipsychotische Wirkung der meisten Substanzen zu sein. Die durchschnittliche antipsychotische Potenz der Antipsychotika korreliert eng mit ihrer Dopaminrezeptoraffinität. Heute geht man davon aus, dass für einen suffizienten antipsychotischen Effekt mindestens 60 % der Rezeptoren besetzt sein müssen, ab ca. 70 %-Belegung muss mit einem erhöhten Prolaktinspiegel gerechnet werden. Oberhalb eines Schwellenwertes von etwa 80 % nimmt das Risiko für extrapyramidalmotorische Nebenwirkungen deutlich zu. Man spricht deshalb von einem „therapeutischen Fenster" von 60–80 % D_2-Rezeptorbesetzung. Diese Zusammenhänge gelten generell für Dopamin-D_2-Antagonisten. Ein Sonderfall sind partielle Agonisten wie Aripiprazol. Sie besetzen über 90 % der Rezeptoren ohne deshalb vermehrt EPMS auszulösen, da bei ihnen etwa 20–25 % agonistische Wirkung am Rezeptor abzuziehen ist. Cariprazin besitzt partialagonistische Effekte an D_2- und D_3-Rezeptoren. Ein weiterer Dopamin-Partialagonist steht mit Brexpiprazol möglicherweise vor der Zulassung. Eine Besonderheit sind auch Substanzen wie Clozapin oder Quetiapin, die nur sehr schwach an D_2-Rezeptoren binden. Sie besetzen praktisch nie striatale Dopaminrezeptoren und besitzen deshalb praktisch kein EPMS-Risiko. Ihre antipsychotische Wirkung wird vermutlich über präferenzielle Effekte an mesolimbischen D_2-Rezeptoren vermittelt. Abb. 7.3 zeigt die Beziehung zwischen der D_2-Blockade, dem therapeutischen Ansprechen und dem Auftreten von EPMS.

Für viele Antipsychotika der zweiten Generation ist ein kombinierter D_2-/5-HT_{2A}-Antagonismus charakteristisch. So blockiert Clozapin bereits in niedrigen Dosierungen 80–90 % der kortikalen 5-HT_{2A}-Rezeptoren. Auch die meisten anderen SGA zeigen ähnliche Effekte an diesen Rezeptoren. Serotonin gilt als physiologischer Hemmer der Dopaminausschüttung im striatalen Bereich. Durch den 5-HT-Antagonismus wird diese serotonerge Hemmung aufgehoben und es steht striatal mehr Dopamin zur Verfügung. Daraus wird geschlossen, dass eine zentrale Blockade des Serotonin-5-HT_{2A}-Rezeptors das

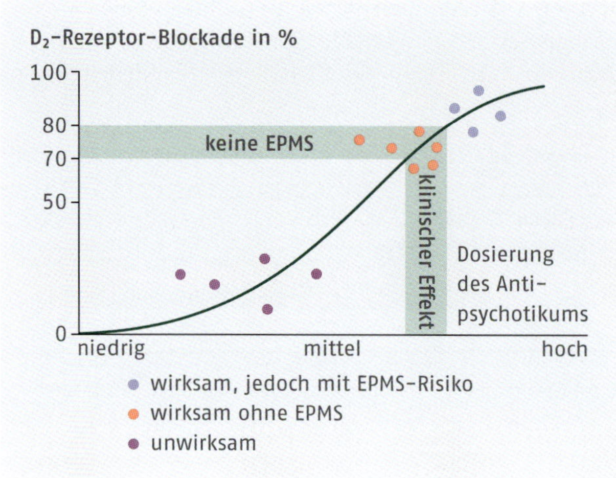

Abb. 7.3 D_2-Rezeptorblockade in %

Ausmaß extrapyramidalmotorischer Effekte vermindern und die schizophrene Minussymptomatik verbessern könnte. Einige SGA wie Aripiprazol, Cariprazin, Clozapin, Quetiapin und Ziprasidon sind zusätzlich auch partielle Agonisten am 5-HT_{1A}-Rezeptor. Dieser Agonismus, der funktionell ähnlich Effekte wie der Antagonismus an 5-HT_{2A}-Rezeptoren erzielt, soll die defizitäre präfrontale Dopaminfreisetzung verbessern und damit eine Erklärung für die Wirkung dieser Substanzen auf die Negativsymptomatik sein.

In letzter Zeit wird auch intensiv an der sog. Glutamat-Hypothese der Schizophrenie geforscht. Defizite an glutamatergen Synapsen scheinen in einem Zusammenhang mit negativen und kognitiven Symptomen zu stehen. Dafür spricht, dass Inhibitoren (z. B. Ketamin) an NMDA(= N-Methyl-D-Aspartat)-Rezeptoren des glutamatergen Systems zu schizophrenieähnlichen und kognitiven Dysfunktionen führen. Bisher haben diese Erkenntnisse noch nicht zur Einführung wirksamer Medikamente zur Beeinflussung des glutamatergen Systems bei schizophrenen Erkrankungen geführt.

■ **MERKE** Dopamin ist nach heutigem Kenntnisstand der bestimmende Neurotransmitter im Zusammenhang mit der Wirkung von Antipsychotika. Bis dato gibt es kein wirksames Antipsychotikum, das nicht Dopamin-rezeptorblockierende Eigenschaften besitzt.

7.3.1 Pharmakokinetik

Resorption: Alle Antipsychotika werden nach oraler Applikation gut resorbiert und überschreiten wegen ihrer hohen Lipophilie auch gut die Blut-Hirn-Schranke. Ausnahmen sind Amisulprid, Sulpirid und Asenapin. Die Bioverfügbarkeit der beiden erstgenannten Substanzen liegt unter 50 %, die von Asenapin unter 2 %. Daher wird die Substanz als Sublingualtablette verabreicht, was ihre Bioverfügbarkeit auf 35 % steigert. Allerdings darf nach Einnahme zehn Minuten lang weder gegessen noch getrunken werden. Bei Ziprasidon und Lurasidon wird die Bioverfügbarkeit durch gleichzeitige Nahrungsaufnahme annähernd verdoppelt.

Metabolismus: Fast alle Antipsychotika werden hepatisch über Cytochromenzyme verstoffwechselt, dabei entstehen oftmals aktive Metabolite (z. B. bei Risperidon und Aripiprazol). Ausnahmen sind hier Amisulprid und Sulpirid, die fast ausschließlich unverändert renal ausgeschieden werden.

Elimination: Die Eliminationshalbwertszeit ($t_{1/2}$) der meisten Antipsychotika liegt zwischen zehn und 40 Stunden. Damit erreichen sie Steady-State-Plasmakonzentrationen nach ca. fünf bis sieben Tagen. Auffällige Ausnahmen sind hier Aripiprazol und Cariprazin mit einer $t_{1/2}$ von 60–80 Stunden bzw. ca. einer Woche. Damit wird mit diesen Substanzen ein Steady-State erst nach ca. 10–14 Tagen bzw. vier bis fünf Wochen erreicht.

■ **SCHLAGLICHT** Aripiprazol und Cariprazin sind wegen ihrer langen Halbwertszeit Antipsychotika mit „eingebauter" Depotwirkung.

7.3.2 Depot-Antipsychotika

Einige hochpotente Antipsychotika aus der Gruppe der FGA sowie verschiedene SGA liegen auch in Form von Depot-Injektionen vor (▸ Kap. 6.2.2). Hierbei handelt es sich um galenisch veränderte Formen der oralen Antipsychotika. Die Lösungen werden intramuskulär verabreicht und setzen die Wirkstoffe verlangsamt aus ihren Depotformulierungen frei (u. a. Spaltung von Esterverbindungen in öligen Lösungen, Freisetzung aus Salzen bzw. aus sog. Microspheres oder aus rekristallisiertem Lyophilisat). Je nach Freisetzungshalbwertszeit werden die unterschiedlichen Injektionsintervalle festgelegt. ◘ Tab. 7.4 zeigt die verschiedenen Depot-Antipsychotika mit ihren Injektionsintervallen und Dosierungen sowie dem Umrechnungsfaktor von der oralen Dosis in die Depotdosis.

7.3.3 Plasmaspiegelbestimmungen

Für einige Antipsychotika wird in der Konsensus-Leitlinie der AGNP (Arbeitsgemeinschaft Neurologie Psychiatrie) von 2017 die Bestimmung des Plasmaspiegels mit dem höchsten Empfehlungsgrad bewertet. Dies bedeutet, dass kontrollierte Studien zu einem evaluierten therapeutischen Referenzbereich vorliegen. Für diese Substanzen ist therapeutisches Drugmonitoring (TDM) zur Dosistitration sehr empfohlen, da es eine hohe Wahrscheinlichkeit für therapeutische Response beim angegebenen Referenzbereich gibt. Plasmaspiegelbestimmungen sind generell sinnvoll zur Kontrolle der Adhärenz, bei Auftreten gravierender und/oder unerwarteter Nebenwirkungen, bei mangelnder klinischer Response bzw. von Nebenwirkungen unter empfohlener Dosierung oder bei Kombinationstherapien (▸ Kap. 6.3). Für Clozapin, das wegen seiner relativ engen therapeutischen Breite bei höherem Plasmaspiegel schnell toxische Effekte zeigen kann, wird TDM besonders empfohlen! In ◘ Tab. 7.5 werden die Antipsychotika mit dem höchsten Empfehlungsgrad und ihre therapeutischen Referenzbereiche aufgeführt.

■ **MERKE** Die Therapie mit Clozapin sollte unter Kontrolle der Plasmaspiegel erfolgen.

Tab. 7.4 Depot-Antipsychotika: Injektionsintervalle, Dosierungen und Umrechnungsfaktoren

Antipsychotikum	Injektionsintervall	Depotdosis	Umrechnungsfaktor[1]
FGA			
Flupentixol	2–4 Wochen	20–100 mg	5
Fluphenazin	3 (2–4) Wochen	25–100 mg	5
Haloperidol	4 Wochen	50–150 mg	10
Zuclopenthixol[2]	2–4 Wochen	100–400 mg	5
SGA			
Aripiprazol	4 Wochen	300–400 mg	20
Olanzapin	2 Wochen	210–300 mg	20
	4 Wochen	300–405 mg	
Paliperidon (Xeplion®)	4 Wochen	50–100 mg	20[3]
Paliperidon (Trevicta®)	3 Monate	175–525 mg	–[4]
Risperidon	2 Wochen	25–50 mg	10

[1] Vorschlag für annähernde Umrechnungsfaktoren nach der Formel: orale Tagesdosis × Umrechnungsfaktor = Depotdosis für das angegebene Injektionsintervall
[2] Für die Substanz existiert auch eine „Kurz-Depotform" mit einer Wirkdauer von 2–3 Tagen
[3] Umstellung von Risperidon oral
[4] Umstellung nur von Xeplion® möglich (nach viermaliger Verabreichung)

Tab. 7.5 Antipsychotika mit höchstem Empfehlungsgrad für TDM und ihre therapeutischen Referenzbereiche. Nach Hiemke et al., 2018

Antipsychotikum	Therapeutischer Referenzbereich (ng/ml)
Amisulprid	100–320
Clozapin	350–600
Fluphenazin	1–10
Haloperidol	1–10
Olanzapin	20–80
Perazin	100–230
Perphenazin	0,6–2,4
Thioridazin	100–200

7.4 Indikationen

Antipsychotika sind im Prinzip bei allen Störungen wirksam, bei denen psychotische Symptome auftreten. Entsprechend breit gestreut sind ihre Indikationsgebiete. Hauptdomäne sind alle **schizophrenen Störungen**; besonders gut ist hier ihre Wirkung auf die Positivsymptomatik. Die Negativsymptomatik beeinflussen sie deutlich schlechter bis gar nicht. Die Substanzen kommen sowohl in der Akut- als auch in der Langzeittherapie zum Einsatz. Besonders gut belegt ist ihre Wirksamkeit in der Rezidivprophylaxe, wo sie eine deutliche Überlegenheit gegenüber Placebo besitzen. Die Substanzen sind auch wirksam bei schizoaffektiven Störungen und wahnhaften Depressionen, obwohl hierfür praktisch keine expliziten Zulassungen vorliegen (Ausnahme: Paliperidon). In der Akutbehandlung der **Manien** sind Antipsychotika Mittel der Wahl; auch in der **Rezidivprophylaxe bipolarer Störungen** besitzen einige Substanzen (Aripiprazol, Olanzapin und Quetiapin) eine Zulassung. Weitere Indikationen sind:

- Verhaltensauffälligkeiten im Rahmen demenzieller Syndrome,
- Entzugssyndrome,
- delirante Syndrome,
- Parkinsonpsychosen,
- Alkoholpsychosen.

Eine Substanz (Quetiapin) besitzt eine Zulassung als Add-on-Therapie bei unipolaren Depressionen. Asenapin ist ausschließlich für die Therapie der Manie im Rahmen einer Bipolar-I-Störung zugelassen. Loxapin wird nur bei leichter bis mittelschwerer Agitiertheit bei Patienten mit Schizophrenie oder bipolarer Störung eingesetzt.

Viele Antipsychotika, insbesondere aus der Gruppe der niederpotenten Substanzen, zeigen eine gute Wirksamkeit bei psychomotorischer Unruhe und Anspannung. Sie werden deshalb bei Erregungszuständen, auch in Notfallsituationen, eingesetzt.

- **MERKE** Antipsychotika sind die einzige Arzneimittelgruppe mit spezifischer Wirkung auf psychotische Symptome. Sie sind deshalb bei medikamentöser Therapie entsprechender Krankheitsbilder ohne Alternative.

7

7.5 Nebenwirkungen und Kontraindikationen

Ein Großteil der Nebenwirkungen von Antipsychotika steht in engem Zusammenhang mit ihrem Rezeptorprofil bzw. neurobiochemischen Wirkungen. Insgesamt sind die Antipsychotika eine – auch bei Überdosierungen – relativ gut verträgliche Arzneimittelgruppe (Ausnahme: Clozapin). Allerdings zeichnen sie sich durch einige nicht selten auftretende Nebenwirkungen aus, die teilweise auch für Außenstehende sichtbar sind (EPMS), oder auch deutliche Risiken für somatische Komorbidität und wahrscheinlich auch für die Lebenserwartung bergen (metabolische Nebenwirkungen). In der Vergangenheit war der Fokus vor allem auf Nebenwirkungen gerichtet, die eng mit der antidopaminergen Wirkung der Substanzen zu tun haben. Heute stehen durch das „Multirezeptorprofil" vieler SGA andere Transmittersysteme (Serotonin, Histamin) im Vordergrund.

Tab. 7.6 Extrapyramidalmotorische Nebenwirkungen

Syndrom	Klinisches Bild	Häufigkeit (bezogen auf mit Antipsychotika behandelte Patienten)	Zeitraum des höchsten Risikos nach Behandlungsbeginn	Mögliche Mechanismen	Empfehlungen zur Therapie
Frühdyskinesien/Dystonien	Muskelspasmen v. a. von Zunge, Gesicht, Hals	5–30 %	1–5 Tage	Verdacht auf überschießende Dopaminsynthese	Anticholinergika (Biperiden) sind schnell wirksam
Parkinsonoid	Bradykinese, Rigor, Tremor, Hypomimie, kleinschrittiger Gang	20–30 %	5–30 Tage	Dopaminerge Unterfunktion bzw. cholinerge Überfunktion	Dosisreduktion, Therapieumstellung, vorübergehend Anticholinergika
Akathisie	Motorische Unruhe mit innerer Getriebenheit (Sitzunruhe)	25 %	5–60 Tage	Unbekannt	Dosisreduktion, Therapieumstellung, vorübergehend Benzodiazepine (Lorazepam) oder Betablocker (Propranolol)
Spätdyskinesien	Orofaziale Dyskinesien, später alle Muskelgruppen betroffen	5 % pro Anwendungsjahr (FGA); ca. 1 % für SGA	Monate bis Jahre	Vermutlich dopaminerge Übersensitivität	Prävention essenziell, SGA einsetzen, Therapie schwierig, meist bleiben Residualsymptome

Im Zusammenhang mit Nebenwirkungen von Antipsychotika soll auf folgende Bereiche näher eingegangen werden:

- Störungen der Beweglichkeit,
- metabolische Nebenwirkungen,
- kardio- und zerebrovaskuläre Nebenwirkungen,
- endokrine Nebenwirkungen,
- vegetative Nebenwirkungen einschließlich Delir,
- Sedierung,
- Krampfanfälle,
- Störungen des hämatopoetischen Systems,
- sonstige Nebenwirkungen (Leber, Haut, malignes Neuroleptika-Syndrom).

7.5.1 Störungen der Beweglichkeit

Diese Nebenwirkungen beruhen vor allem auf der Blockade von Dopaminrezeptoren im nigrostriatalen Bereich (extrapyramidalmotorisches System). Ihre Ausprägung steht in engem Zusammenhang mit der antipsychotischen Potenz einer Substanz. ◘ Tab. 7.6 gibt einen Überblick über die verschiedenen extrapyramidalmotorischen Nebenwirkungen, ihr klinisches Bild, ihre Häufigkeit, den Zeitpunkt ihres Auftretens, mögliche Ursachen sowie Empfehlungen für die Therapie.

Die **Prävention von Spätdyskinesien** hat absolute Priorität, da entsprechende Symptome nach Auftreten nur noch schlecht reversibel sind. Dazu kommt, dass effiziente Behandlungsmöglichkeiten nur sehr begrenzt sind und zusätzlich, wenn überhaupt, nur passager wirken. SGA verursachen deutlich seltener Spätdyskinesien; für Clozapin liegen als einzige Substanz bis dato keine Berichte über Spätdyskinesien vor.

■ **SCHLAGLICHT** In psychiatrischen Kliniken fielen in früheren Jahren viele Patienten auf, die sich mit einem kleinschrittigen, parkinsonähnlichen Gang fortbewegten, charakteristische Folge einer massiven Dopamin-D2-Blockade durch FGA. Heute sind in den Kliniken nur noch selten Patienten mit einer entsprechenden Symptomatik zu beobachten. Ein deutliches Signal, dass viel mehr Antipsychotika der zweiten Generation zum Einsatz kommen bzw. dass FGA niedriger dosiert werden.

■ **MERKE** Biperiden wirkt gut bei Frühdyskinesien und Parkinsonoid, jedoch nicht bei Akathisie.

○ Abb. 7.4 zeigt das EPMS-Risiko einzelner Antipsychotika im Vergleich zu Olanzapin (Odds-Ratio). Benperidol hat das mit Abstand höchste Risiko aller Antipsychotika, Clozapin besitzt die deutlich niedrigste Inzidenz.

Insgesamt verursachen hochpotente FGA dosisabhängig am häufigsten EPMS. Dies gilt jedoch nicht für alle FGA, da die niederpotenten Substanzen nur in geringem Ausmaß entsprechende Nebenwirkungen auslösen. Für SGA ist eine deutlich niedrigere Inzidenz von EPMS durch große Metaanalysen belegt. Es gibt allerdings SGA, die bei höherer Dosierung EPMS auf dem Niveau der hochpotenten FGA auslösen können (Amisulprid, Risperidon, Paliperidon). ○ Abb. 7.5 gibt einen Vorschlag der Klassifizierung der Antipsychotika nach ihrem Risiko, EPMS zu verursachen.

■ **ANEKDOTE** Biperiden hat vor allem in der nicht retardierten Arzneiform eine leicht euphorisierende Wirkung. Manche „erfahrenen" Schizophrenie-Patienten können dyskinetische Symptome simulieren, um eine Biperiden-Verordnung zu erhalten.

7.5.2 Metabolische Nebenwirkungen

Unter diesem Begriff werden Nebenwirkungen wie Gewichtszunahme, pathologische Glucosetoleranz, Diabetes mellitus und Hyperlipidämie zusammengefasst.

Obwohl unter fast allen Antipsychotika eine Gewichtszunahme zu beobachten ist, wird dieses Phänomen überwiegend den SGA zugeordnet. Hier stehen vor allem zwei Substanzen – Clozapin und Olanzapin – im Fokus. 10–40 % der mit diesen Antipsycho-

7

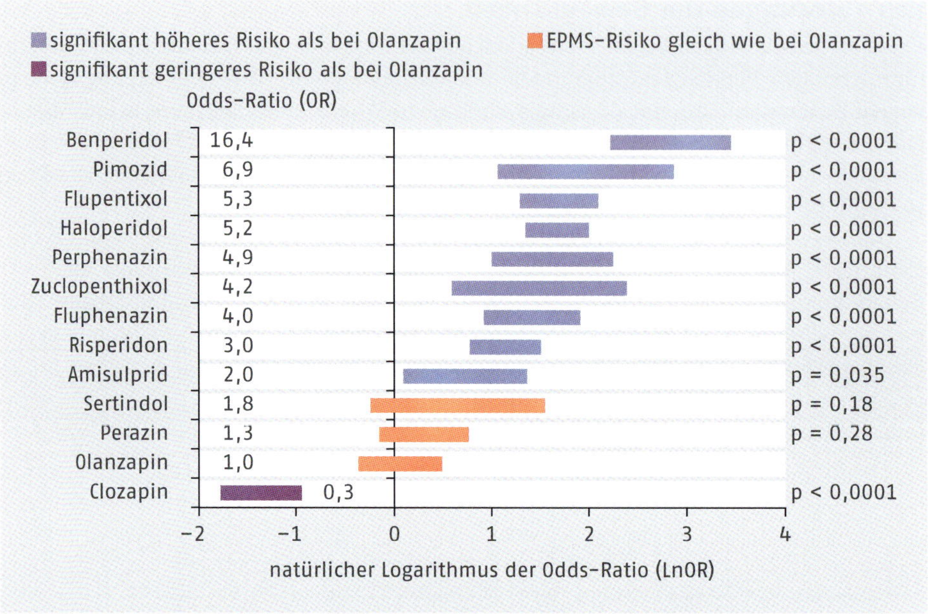

Abb. 7.4 EPMS-Risiko einzelner Antipsychotika: Alle Odds Ratios (OR) beziehen sich auf Antipsychotika-Monotherapie versus Olanzapin-Monotherapie (Balken = 95 % Konfidenzintervall). Beispiel: Risperidon ist signifikant assoziiert mit dreifach höherem EPMS-Risiko als Olanzapin; $p < 0{,}0001$

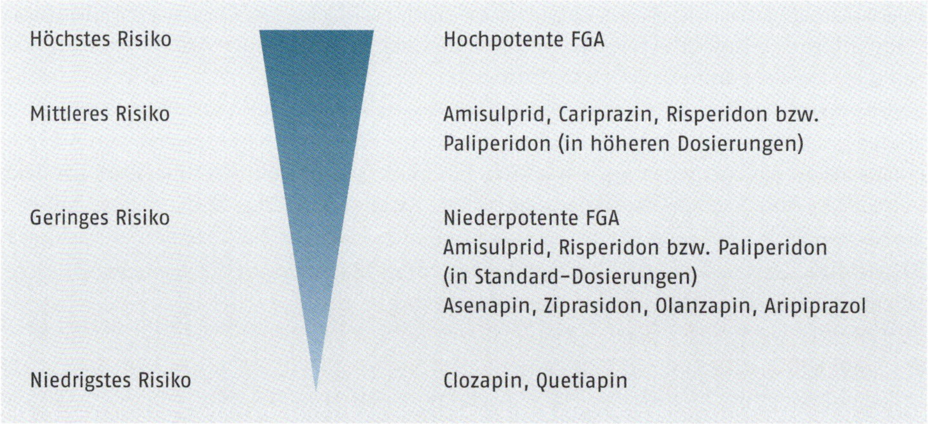

Abb. 7.5 Klassifizierung der Antipsychotika nach EPMS-Risiko

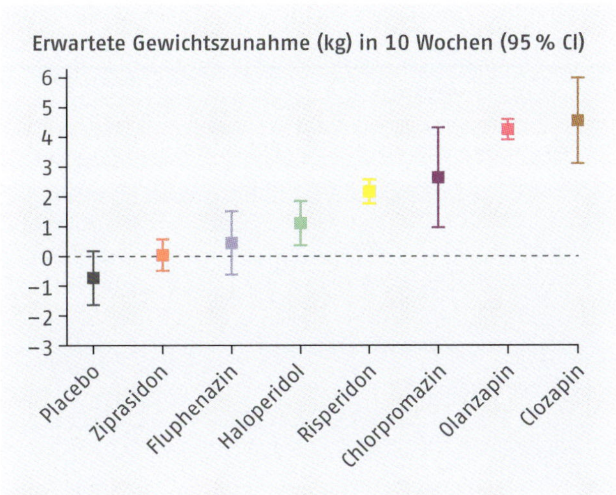

Abb. 7.6 Gewichtszunahme unter ausgewählten Antipsychotika in kg nach zehnwöchiger Therapie. Nach Allison et al. 1999

tika behandelten Patienten sind von einer deutlichen Gewichtszunahme (mehr als 10 % ihres Ausgangsgewichts) betroffen. Bei einigen Patienten können unter diesen beiden Substanzen Gewichtszunahmen von mehr als 20 kg auftreten. Unter Langzeitbehandlung haben mehr als 50 % der Patienten Übergewicht mit einem Body-Mass-Index (BMI) von $\geq 30\,kg/m^2$. Nicht vergessen werden darf in diesem Kontext, dass das Risiko schizophrener Patienten für Übergewicht und Diabetes generell um den Faktor 1,5–2 höher liegt als das der Allgemeinbevölkerung.

Abb. 7.6 zeigt Daten aus einer großen Metaanalyse zur Gewichtszunahme ausgewählter Antipsychotika. Einschränkend muss gesagt werden, dass die Untersuchung sich nur auf einen Zeitraum von zehn Wochen bezog. Hierunter sind die zu erwartenden Gewichtszunahmen natürlich deutlich niedriger als nach Langzeiteinnahmen über z. B. ein Jahr.

Die Daten aus Abb. 7.6 haben unter Berücksichtigung neuerer Erkenntnisse trotz der kurzen Laufzeit durchaus Relevanz. Heute wissen wir, dass der beste Prädiktor für eine langfristige Gewichtszunahme eine kurzfristige Zunahme in den ersten Wochen ist. Essenziell ist deshalb eine häufige Kontrolle des Gewichts, gerade zu Beginn der Therapie. Wichtig im Zusammenhang mit der Gewichtszunahme ist die Erkenntnis, dass die Gewichtszunahme nicht kontinuierlich während der gesamten Einnahmedauer stattfindet, sondern dass nach ca. einem Jahr ein sog. Plateau erreicht ist. Danach ist die Zunahme geringer bzw. kommt es sogar zu einer leichten Abnahme. Von Bedeutung ist gleichfalls, dass keine Dosisabhängigkeit dieser Nebenwirkung existiert. Bei entsprechend veranlagten Patienten ist bereits bei niedrigen Dosen eine Gewichtszunahme zu verzeichnen, während andere selbst bei höheren Dosen nicht zunehmen. In einigen Untersuchungen sind auch Auffälligkeiten im Zusammenhang mit dem BMI beobachtet worden. Patienten mit einem niedrigen BMI nehmen unter Olanzapin mehr zu als jene, die vorher bereits einen höheren BMI hatten.

Tab. 7.7 Metabolische Zielparameter (Über- bzw. Unterschreitung der genannten Werte bei mindesten drei Kriterien definiert ein metabolisches Syndrom)

Parameter	Werte
Abdominelle Adipositas (Bauchumfang)	Männer > 102 cm, Frauen > 88 cm
Nüchternblutzucker	> 110 mg/dl
Triglyceride	> 150 mg/dl
HDL-Cholesterin	Männer < 40 mg/dl, Frauen < 50 mg/dl
Arterielle Hypertonie	> 140/90 mmHg

Empfehlung

Für die Beratung von Patienten mit Gewichtszunahme unter Antipsychotika sind folgende Empfehlungen wichtig:

- Kontrollieren Sie gerade zu Therapiebeginn häufig ihr Gewicht. Eine Zunahme in den ersten Wochen ist der beste Prädiktor für eine langfristige Zunahme. Jetzt wäre, falls notwendig, ein Umsetzen auf eine andere Substanz einfacher als nach Langzeittherapie.
- Ihr Gewicht nimmt nicht kontinuierlich während der gesamten Einnahmedauer zu. Vielmehr ist nach ca. einem Jahr der Einnahme ein sog. Plateau erreicht.
- Bei einer beobachteten Gewichtszunahme bringt eine Dosisreduktion als Gegenmaßnahme nichts.

Im Rahmen großer Metaanalysen (Leucht et al. 2009 und 2013) zeigte sich, dass fast alle SGA zu größerer Gewichtszunahme als Haloperidol führten. Dies gilt für Amisulprid, Clozapin, Olanzapin, Quetiapin, Risperidon und Sertindol. Aripiprazol und Ziprasidon dagegen verursachten nicht mehr Zunahme als Haloperidol. Im Vergleich mit den niederpotenten FGA ergaben sich für die untersuchten SGA keine Vorteile bezüglich der Gewichtszunahme.

Die pathologischen Mechanismen für die Ursache der Gewichtzunahme unter Antipsychotika sind noch nicht endgültig geklärt. Heute wird am ehesten ein Zusammenhang mit der Histaminrezeptorblockade einiger Substanzen gesehen. Gerade die Substanzen, die zu deutlicher Gewichtszunahme führen, besitzen auch starke antihistaminerge Eigenschaften.

Über die Gewichtszunahme hinaus kann es unter Antipsychotika zu weiteren pathologischen Stoffwechselstörungen kommen. Im Vordergrund stehen auch hier wieder die beiden Substanzen Clozapin und Olanzapin. Pathologische Glucosetoleranz, Hyperglykämien und Hyperlipidämien werden besonders unter diesen beiden Substanzen beschrieben, können aber auch unter Quetiapin und Risperidon auftreten. Aripiprazol und Ziprasidon scheinen diesbezüglich kein Risiko darzustellen. Für Clozapin und Olanzapin ist der Zusammenhang zwischen Gewichtszunahme und Erhöhung des Risikos für die Entwicklung eines Typ-2-Diabetes belegt. Die zugrundeliegenden Pathomechanismen sind noch nicht hinreichend geklärt. Diskutiert werden direkte Effekte der Substanzen auf die Insulinsensitivität und auf Veränderungen der Adipokinsekretion.

Tab. 7.8 Metabolische Veränderungen unter Antipsychotika der 2. Generation (Tab. 6.6)

Substanz	Gewichtszunahme	Diabetesrisiko	Lipidstörungen
Clozapin	+++	+	+
Olanzapin	+++	+	+
Risperidon/Paliperidon	++	+/–	+/+
Quetiapin	++	+/–	+/–
Sertindol	++	+/–	+/–
Cariprazin	++	+/–	+/–
Asenapin	+	–	–
Amisulprid	+	–	–
Ziprasidon	+/–	–	–
Aripiprazol	+/–	–	–
Lurasidon	+/–	–	–

+++ = sehr deutlicher Effekt, ++ = deutlicher Effekt, + = moderater Effekt, +/– = geringer Effekt, – = kein Effekt

Kommen drei oder mehr der oben genannten Kriterien zusammen, so spricht man von einem sog. metabolischen Syndrom, wenn die Grenzwerte überschritten werden (Tab. 7.7).

Nicht vergessen werden darf in diesem Kontext, dass Patienten mit schizophrenen Störungen, unabhängig von der Medikation, ein erhöhtes Risiko für ein metabolisches Syndrom haben. So ist die überwiegende Mehrzahl Raucher (mind. 75 %) und 40–80 % weisen einen BMI auf, der gegenüber der Normalbevölkerung um 20 % erhöht ist. In einer großen naturalistischen Studie in den USA (CATIE-Studie) wiesen 43 % der Patienten ein metabolisches Syndrom auf, während dies in der Normalbevölkerung nur halb so häufig auftritt. Bei all diesen Daten ist zu berücksichtigen, dass die Patienten bei Studienbeginn bereits unter Medikation standen und entsprechende Effekte der Medikamente nicht ausgeschlossen sind. Die unter dem Begriff „metabolisches Syndrom" zusammengefassten internistischen Krankheitsbilder können zu entsprechend erhöhten Risiken für das Auftreten kardialer und zerebrovaskulärer Effekte führen. Nicht umsonst geht man davon aus, dass die Lebenserwartung Schizophrener um zehn bis 20 Jahre niedriger liegt als bei der übrigen Bevölkerung (▸ Kap. 5).

Insgesamt stellen die Antipsychotika, was die Risiken für metabolische Effekte betrifft, eine inhomogene Gruppe dar. Zwei Substanzen, Clozapin und Olanzapin, stechen hier besonders negativ heraus, während Aripiprazol und Ziprasidon diesbezüglich am besten verträglich zu sein scheinen. Tab. 7.8 zeigt die Risiken für metabolische Effekte unter verschiedenen SGA (▸ Kap. 6.4).

Empfehlung

Für die Beratung von Patienten mit deutlicher Gewichtszunahme unter Antipsychotika sind folgende Empfehlungen wichtig:

- Gewichtszunahme auf Werte von nicht mehr als 5 % des Ausgangsgewichts sind unter Antipsychotikatherapie im normalen Bereich und „lohnen" keine Umstellungs- oder Therapieexperimente.
- Bei Gewichtszunahme auf Werte von mehr als 5 % des Ausgangsgewichts ist eine Umstellung auf z. B. Aripiprazol oder Ziprasidon in Betracht zu ziehen. Vorsicht jedoch bei eventuellen Kontraindikationen und generell bei umstellungsbedingten Exazerbationen der schizophrenen Symptomatik.
- Generell sind Änderungen des Lebensstils (mehr Bewegung) und Diät empfehlenswert.
- Bei ausbleibendem Erfolg (anhaltende Erhöhung um > 7 % des Ausgangswerts) ist eine Begleitmedikation in Betracht zu ziehen (Aripiprazol zusätzlich zu Clozapin, alternativ als „Gegenmittel" Metformin bzw. Topiramat). Vorsicht: Metformin (750–3000 mg/d) und Topiramat (100–250 mg/d) sind wirksam zur Gewichtsreduktion, ihr Einsatz ist aber bei dieser Indikation off Label (Cave: Laktatazidose unter Metformin).
- (s. auch Faktenblatt ⑩)

7.5.3 Kardio- und zerebrovaskuläre Nebenwirkungen

Viele Antipsychotika, aber auch Antidepressiva oder Methadon, verzögern die kardiale Repolarisation und führen dadurch zu einer Verlängerung der sog. QT-Zeit im EKG. Heute wird in der Regel das Herzfrequenz-korrigierte QT-Intervall berechnet und als QTc-Zeit angegeben. QTc-Zeiten von < 430 ms bei Männern und < 450 ms bei Frauen gelten als normal. Ab Zeiten von > 450 ms bei Männern und > 470 ms bei Frauen spricht man von verlängerter QT-Zeit. QTc-Zeiten von > 500 ms gelten als Risiko und sollten Konsequenzen in Form des Absetzens der eventuell auslösenden Medikamente haben. Besonders bedrohlich sind die in Folge von QT-Zeit-Verlängerungen auftretenden ventrikulären Kammertachyarrhythmien vom Typ „Torsades de Pointes (TdP)". Hierunter kann es zu plötzlichem Herzstillstand kommen. Viele ältere und auch neuere Antipsychotika können zu QT-Zeit-Verlängerungen führen; in der Monotherapie ist dies klinisch oft gut beherrschbar. Problematisch sind insbesondere Situationen, in denen zwei oder mehr Substanzen kombiniert werden, die ähnliche kardiale Effekte auslösen.

Neben Medikamenten, die teilweise direkte Effekte auf die QT-Zeit ausüben, können eine ganze Reihe weiterer Faktoren ein Risiko für eine QT-Zeit-Verlängerung darstellen, wie u. a. weibliches Geschlecht, höheres Alter, Herzerkrankungen (Long QT-Syndrom!), Elektrolytstörungen oder Medikamente, die Bradykardie auslösen. Im Folgenden werden Maßnahmen vorgestellt, die medikamentös bei kardiovaskulären Nebenwirkungen in Betracht kommen und in die Beratung bei entsprechender Problematik mit einbezogen werden sollten:

- Ggf. Dosisreduktion,
- bei QTc-Zeit von > 500 ms Absetzen des verantwortlichen Medikaments,
- Kontrolle des Serumkaliumspiegels (sollte bei Risikopatienten im oberen Normbereich liegen),

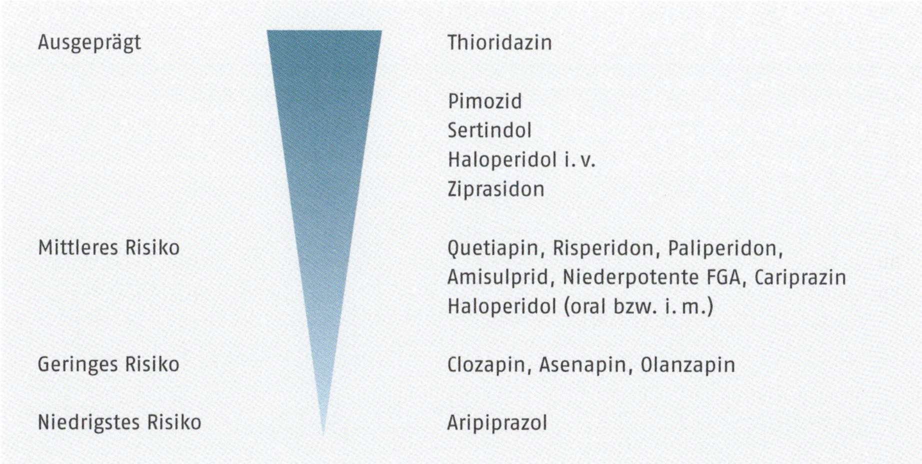

o Abb. 7.7 Klassifizierung der Antipsychotika nach dem Risiko, die QT-Zeit zu verlängern

- mögliche Elektrolytverluste beachten (z. B. bei Diarrhö, starkem Schwitzen, Essstörungen),
- Arzneimittel, die Elektrolytstörungen induzieren können, identifizieren und evtl. Medikation ändern (z. B. Diuretika, Laxanzien, Glucocorticoide),
- Arzneimittel, die Bradykardie induzieren können, identifizieren und evtl. Medikation ändern (z. B. Betablocker, Calciumantagonisten, Clonidin).

In der Gruppe der Antipsychotika sind einige Substanzen besonders problematisch, was QT-Zeit-Verlängerungen betrifft, z. B. Thioridazin, Pimozid oder Sertindol. Unter Haloperidol wurden bei i. v. Gabe Fälle von Torsades de Pointes und plötzlichem Herztod beschrieben. Die i. v. Gabe ist deshalb nur noch unter kontinuierlichem kardialem Monitoring zulässig. Dies gilt nicht für die i. m. Gabe bzw. orale Verabreichung von Haloperidol. Das geringste Risiko für QT-Zeit-Verlängerungen unter Antipsychotika scheint für Aripiprazol, Olanzapin und Asenapin zu bestehen. o Abb. 7.7 gibt eine Übersicht über das Risiko einer QT-Zeit-Verlängerung unter Antipsychotika.

Besonders bei den in o Abb. 7.7 oben stehenden Substanzen sind regelmäßige EKG-Kontrollen dringend zu empfehlen bzw. vorgeschrieben (Sertindol). Grundsätzlich sollte vor Beginn einer Therapie mit Antipsychotika ein (Anfangs-)EKG geschrieben werden.

Das Risiko für einen plötzlichen Herztod ist unter Antipsychotika insgesamt selten, aber gegenüber der Normalpopulation etwa verdoppelt. Besonders hingewiesen werden soll auch auf das erhöhte Risiko für zerebrovaskuläre Zwischenfälle (Schlaganfälle) unter Antipsychotikagabe bei Demenz-Patienten. Auch hier ist das Risiko insgesamt niedrig (Inzidenzen von 1–3 %), aber gegenüber Placebo um den Faktor 2–3 erhöht. In diesem Kontext spielen neben direkten kardialen Effekten auch mögliche metabolische Veränderungen eine Rolle.

Tab. 7.9 Psychopharmaka ohne relevante QTc-Zeit-Verlängerung (mod. nach Wenzel-Seifert et al. 2013)

Antipsychotika	Antidepressiva	Stimmungsstabilisierer
▪ Aripiprazol, ▪ Olanzapin	▪ Agomelatin, ▪ Duloxetin, ▪ Fluvoxamin, ▪ Moclobemid, ▪ Sertralin, ▪ Tranylcypromin, ▪ Vortioxetin	▪ Carbamazepin, ▪ Lamotrigin, ▪ Valproat

MERKE QT-Zeit-Verlängerungen als Nebenwirkung sind dosisabhängig und sprechen häufig auf eine Dosisreduktion an. Vorsicht vor allem bei Kombination von zwei oder mehr QT-Zeit-verlängernden Substanzen! Insbesondere die häufig praktizierte gemeinsame Gabe von Antipsychotika und Antidepressiva ist nicht selten mit kardialen Risiken verbunden. Eine sorgfältige Substanzauswahl ist zu empfehlen (Tab. 7.9).

In Tab. 7.9 werden Psychopharmaka aufgeführt, für die bisher keine relevante QTc-Zeit-Verlängerung bekannt ist.

7.5.4 Endokrine Nebenwirkungen

Endokrine Nebenwirkungen von Antipsychotika kommen vor allem über ihre Wirkung auf Dopaminrezeptoren im Hypothalamus und der Hypophyse zustande. Im Vordergrund stehen dabei die Effekte auf die Prolaktinsekretion. Prolaktin ist ein Polypeptidhormon, das im Hypophysenvorderlappen produziert und pulsatil sezerniert wird. Die wichtigsten physiologischen Funktionen von Prolaktin sind die Förderung der Laktation und die Modulation gonadotroper Funktionen. Prolaktinerhöhungen führen zur verringerten Ausschüttung von Gonadotropinen (GnRH) und infolgedessen kommt es zur Absenkung der Sexualhormonspiegel (Estrogene und Testosteron). Die Prolaktinausschüttung wird endogen vor allem durch Dopamin reguliert. Dopamin wird auch als Prolaktin-inhibierender Faktor (PIF) bezeichnet. Es liegt nahe, dass Substanzen, die teilweise massiv in den Dopaminstoffwechsel eingreifen, wie die Antipsychotika, deutliche Effekte im prolaktinergen System verursachen. Man spricht heute bei Hyperprolaktinämien unter Antipsychotika von Prävalenzraten von 30–40 % bei Männern und 60–75 % bei prämenopausalen Frauen. Bei den SGA Risperidon (70–100 %) und Amisulprid (90–100 %) sind die Prävalenzen am höchsten! Ca. 30–40 % der Patienten mit Hyperprolaktinämie sind asymptomatisch. Erhöhte Prolaktinwerte allein sind deshalb noch kein Grund zum therapeutischen Handeln, sondern nur solche Werte, die mit klinischen Symptomen einhergehen!

Normwerte für Prolaktin sind bei prämenopausalen Frauen 3,3–26,7 ng/ml, bei Frauen in der Menopause 2,7–19,6 ng/ml und bei Männern 2,6–13,1 ng/ml. Von Hyperprolaktinämien spricht man ab Werten von 30–60 ng/ml.

▪ **MERKE** Prolaktinwerte sind auch physiologisch stark variabel. Es kann zu erhöhten Werten z. B. zyklusbedingt, nach Mahlzeiten, nach sexueller Aktivität, durch Stimulation der Brustdrüse, durch Sport oder durch Stress kommen. In der Schwangerschaft werden zehn- bis 20-fach erhöhte Werte beobachtet. Vor allem auch Hypophysentumore müssen differentialdiagnostisch ausgeschlossen werden, wenn stark erhöhte Werte >150–200 ng/ml auftreten.
Die Blutentnahme muss immer morgens nüchtern erfolgen. Niemals darf die Bewertung des Prolaktinspiegels nur auf Basis eines einzigen gemessenen Spiegels erfolgen.

Bei den prolaktinerg verursachten Nebenwirkungen muss zwischen direkten Folgen der Hyperprolaktinämie wie Galaktorrhö (Milchfluss) oder Gynäkomastie (Brustbildung beim Mann) und indirekten Folgen differenziert werden. Die Nebenwirkung Galaktorrhö ist deutlich abhängig von der basalen Estrogenwirkung und deshalb bei prämenopausalen Frauen häufiger als bei Männern bzw. postmenopausalen Frauen. Die Inzidenzen liegen bei 10–50 % aller Patientinnen, bei Männern im niedrigen einstelligen Prozentbereich. Gynäkomastie kann bei Männern im niedrigen einstelligen Prozentbereich auftreten.

Indirekte Folgen kommen durch den prolaktininduzierten zentralen Hypogonadismus und daraus resultierenden reduzierten Estrogen- und Testosteronspiegeln zustande. Dies kann zu Zyklusstörungen, sexuellen Dysfunktionen und langfristig zu kardiovaskulären Risiken und Osteoporoserisiko führen. Zyklusstörungen unter Antipsychotika treten bei Frauen relativ häufig auf; die Zahlen in der Literatur schwanken zwischen 25 und 75 %. Sexuelle Dysfunktionen geben auf Nachfrage ca. 40–70 % der Patienten an. Eine eindeutige Korrelation zwischen Prolaktinspiegel und sexuellen Dysfunktionen scheint jedoch nicht zu bestehen. Sexuelle Dysfunktionen können multifaktoriell bedingt sein; neben den prolaktinergen Effekten können auch andere Transmittersysteme wie das dopaminerge, histaminerge, cholinerge oder alpha-adrenerge System beteiligt sein. Blockierende Rezeptorwirkungen der Antipsychotika können hier entsprechende Nebenwirkungen auslösen. Nicht zuletzt kann natürlich auch die psychische Erkrankung selbst eine Ursache von sexuellen Dysfunktionen sein.

Langfristig können die durch die Hyperprolaktinämie ausgelösten hypogonadalen Effekte das Risiko jüngerer Frauen für Osteoporose oder auch für kardiovaskuläre Erkrankungen dem von postmenopausalen Frauen angleichen.

Für das seit längerem diskutierte möglicherweise erhöhte Risiko eines Mammakarzinoms (Brustkrebserkrankung) unter Langzeittherapie mit deutlich prolaktinergen Substanzen liegen bisher widersprüchliche Angaben vor. Die im Tierversuch deutlichen Hinweise konnten humanmedizinisch nicht belegt werden. Es gilt aber die Empfehlung, dass Patientinnen mit Mammakarzinom in der Anamnese Substanzen mit deutlich prolaktinergen Wirkungen (z. B. Amisulprid, Risperidon) längerfristig nicht verschrieben werden sollten. Dies sollte auch bei entsprechender familiärer Vorbelastung nicht geschehen.

Die prolaktinerge Wirkung von Antipsychotika kann zur Folge haben, dass prämenopausale Frauen in einen Zustand vergleichbar der Menopause gelangen. So können Frauen unter starken Dopaminblockern in der Regel nicht oder nur unter Schwierigkeiten schwanger werden. Umgekehrt können Frauen nach Absetzen von starken Dopaminblockern evtl. leichter schwanger werden.

Tab. 7.10 Antipsychotika und Prolaktin

Kein bzw. geringfügiger Prolaktinanstieg	Deutlicher Prolaktinanstieg
▪ Aripiprazol, ▪ Asenapin, ▪ Clozapin, ▪ Cariprazin, ▪ Lurasidon, ▪ Olanzapin, ▪ Quetiapin, ▪ Ziprasidon	▪ Amisulprid, ▪ hochpotente klassische Substanzen, ▪ Paliperidon, ▪ Risperidon

Empfehlung

Frauen, die Antipsychotika einnehmen, welche zu deutlich erhöhtem Prolaktinspiegel führen und deshalb auf prolaktinneutrale Substanzen umgestellt werden, haben aufgrund der Zyklusnormalisierung ein erhöhtes Risiko/eine erhöhte Chance schwanger zu werden. Es ist deshalb dringend zu raten, dass in diesem Fall über einen gewissen Zeitraum zusätzlich empfängnisverhütende Maßnahmen angewendet werden.

Bei den Antipsychotika finden sich sowohl prolaktinneutrale Substanzen als auch solche, die zu deutlichen Prolaktinerhöhungen führen können (Tab. 7.10).

Empfehlung

Mögliches Vorgehen bei erhöhtem Prolaktinspiegel und klinischer Symptomatik:

- Dosisreduktion des Antipsychotikums. Cave: Rezidivrisiko!
- Umsetzen auf prolaktinneutrales Antipsychotikum (Tab. 7.10). Cave: Bei Frauen in diesem Fall zuverlässige Kontrazeption beginnen! Cave: Rezidivrisiko!
- Gabe eines Dopaminagonisten (Bromocriptin). Cave: Psychotische Exazerbation bei schizophrenen Patienten möglich!

7.5.5 Vegetative Nebenwirkungen einschließlich Delir

Vegetative Nebenwirkungen treten vor allem unter nieder- und mittelpotenten trizyklischen Substanzen (z. B. Chlorprothixen, Levomepromazin, Perazin) auf sowie besonders ausgeprägt unter Clozapin. Im klinischen Bild zeigen sich sowohl anticholinerge Effekte als auch Hypotonie und orthostatische Dysregulation. Orthostatische Hypotonie kommt in der Gruppe der SGA häufiger unter Quetiapin, Sertindol und Risperidon/Paliperidon vor. Abb. 7.8 zeigt eine Klassifizierung der Antipsychotika nach ihrem Risiko vegetative Nebenwirkungen auszulösen.

Die Nebenwirkungen sind dosisabhängig und treten häufiger zu Beginn der Therapie auf; ältere Patienten sind eher empfindlich dafür. Anticholinerge Effekte sind vor allem auf antagonistische Wirkungen an muskarinischen Acetylcholinrezeptoren zurückzuführen; Hypotonie und Kreislaufeffekte haben in der Regel eine α_1-Rezeptorblockade als Ursache. Häufigste anticholinerge Nebenwirkungen sind Mundtrockenheit, Obstipation

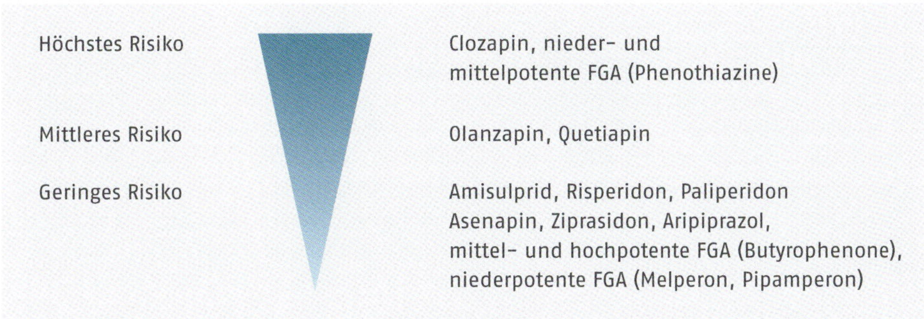

Abb. 7.8 Klassifizierung der Antipsychotika nach dem Risiko vegetativer Nebenwirkungen

Tab. 7.11 Vegetative Nebenwirkungen und therapeutische Gegenmaßnahmen

Nebenwirkung	Gegenmaßnahme
Mundtrockenheit	Zuckerfreie Kaugummis bzw. Bonbons
Obstipation	Macrogol (1–3 Beutel/d), Lactulose (5–10 g/d), Cave: Ileus!
Miktionsstörungen (Störungen beim Wasserlassen)	Distigmin (Ubretid®) 5–10 mg/d
Tachykardie	Betablocker, z. B. Metoprolol (50–100 mg/d)
Hypotonie, orthostatische	Langsame Aufdosierung, evtl. Etilefrin (15–30 mg/d)
Hypersalivation (vor allem bei Clozapin!)	Pirenzepin (Gastrozepin®) 50–100 mg/d, Off-Label-Use! Salbeiextrakt zum Gurgeln (Salvysat®)
Schwitzen	Salbeiextrakt extern bzw. als Dragee (Sweatosan®), Atropinsulfat (Dysurgal®) 0,5–1,5 mg/d

und Akkomodationsstörungen (initiale Sehstörungen). Vereinzelt kann es auch zu Blasenentleerungsstörungen kommen, die sich selten bis zum akuten Harnverhalt steigern können. Anticholinerge Effekte am Herzen zeigen sich vor allem in Form von Reflextachykardien. Diese können bei Bedarf mit einem Betablocker behandelt werden. Besondere Aufmerksamkeit ist auf kognitive Nebenwirkungen zu richten, die sich bei älteren Patienten im schlimmsten Fall bis zum Delir ausweiten können. Beim Delir handelt es sich um ein Krankheitsbild, das durch gleichzeitig bestehende Störungen des Bewusstseins und der Aufmerksamkeit, des Denkens und des Gedächtnisses charakterisiert ist. Häufig sind optische Halluzinationen und ein gestörter Schlaf-Wach-Rhythmus zu beobachten. Die Patienten sind oft desorientiert, im Unterschied zu Schizophrenen, die in der Regel orientiert sind. Die Symptomatik ist – im Unterschied zu einer schizophrenen Erkrankung – stets mit einem auslösenden Faktor in Beziehung zu bringen, wie Medikamente (Tab. 7.12), bestimmte Infektionen, ZNS-Erkrankungen, Entzugssymptomatik oder Operationen (postoperativ). Der Beginn kann akut sein und sich in Form von Hyper- bzw. Hypoaktivität äußern. Die Symptomatik ist nach Absetzen bzw. Beenden des auslösenden Agens schnell reversibel. Delirogene Effekte sind vor allem ein Risiko bei

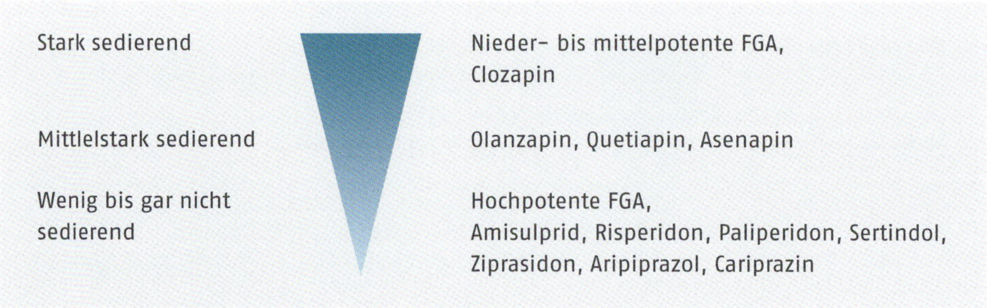

Abb. 7.9 Klassifizierung der Antipsychotika nach ihren sedierenden Eigenschaften

Kombination verschiedener Substanzen mit anticholinerger Wirkung (▸Kap. 7.8). Es können auch gegenteilige (paradoxe) vegetative Nebenwirkungen auftreten. Sie sind in erster Linie als Hypersalivation (Speichelfluss) und Schwitzen zu beobachten und haben agonistische Wirkungen an einzelnen muskarinischen Acetylcholinrezeptoren als Ursache. Besonders häufig zeigt sich stark gesteigerter Speichelfluss als Nebenwirkung von Clozapin. In Tab. 7.11 werden die wichtigsten vegetativen Nebenwirkungen und therapeutischen Gegenmaßnahmen aufgeführt.

MERKE Ältere Patienten sind besonders empfindlich gegenüber anticholinergen Nebenwirkungen. Sie sollten zur Sedierung möglichst keine nieder- bis mittelpotenten FGA aus der Gruppe der Phenothiazine bzw. Thioxanthene erhalten. Mittel der Wahl für diesen Patientenkreis sind Melperon bzw. Pipamperon.

7.5.6 Sedierung

Sedierende Effekte sind initial häufig therapeutisch erwünscht und essenziell für die Substanzauswahl bei akuten Psychosen mit Erregungszuständen und/oder Fremd- bzw. Selbstgefährdung. Entsprechende Wirkungen sind meist nur vorübergehend. Treten sie längerfristig auf, können sie zu Konzentrationsminderungen und kognitiven Einschränkungen führen. Aus diesem Grund werden heute gerne Substanzen aus der Gruppe der SGA ohne wesentliche sedierende Effekte eingesetzt. Hochpotente Antipsychotika aus der Klasse der FGA (z. B. Haloperidol) sind zwar gleichfalls nicht oder nur gering sedierend, aber ihr Einsatz ist demgegenüber mit deutlichen motorischen Nebenwirkungen verbunden. Abb. 7.9 zeigt die Klassifizierung der Antipsychotika nach ihren sedierenden Eigenschaften.

7.5.7 Krampfanfälle

Generell können fast alle Substanzen, die ZNS-Wirkungen besitzen und die Krampfschwelle erniedrigen, zu zerebralen Krampfanfällen führen. Riskant sind diesbezüglich vor allem zu schnelle Aufdosierung und hohe Dosen. Insgesamt ist die Häufigkeit mit einer Rate von deutlich < 1 % aber gering. Clozapin ist das Antipsychotikum mit dem höchsten Risiko. Vor allem bei einem Plasmaspiegel > 1000 ng/ml werden entsprechende Effekte häufiger beschrieben. Ein mittleres Risiko scheinen trizyklische FGA sowie aus der Gruppe der SGA Olanzapin und Quetiapin zu besitzen. Gering ist das Risiko für Krampfanfälle unter den SGA Amisulprid, Aripiprazol, Quetiapin, Risperidon und

Ziprasidon sowie unter Haloperidol. Unter Melperon wurde bisher keine Senkung der Krampfschwelle beobachtet.

7.5.8 Störungen des hämatopoetischen Systems

Hierunter sind vor allem Nebenwirkungen am weißen Blutbild – **Leukopenien** und **Agranulozytosen** – von klinischer Bedeutung. Von einer Leukopenie spricht man bei Leukozytenwerten $<3000/mm^3$. Werte zwischen 3000 und $3500/mm^3$ werden als kritisch beurteilt und bedürfen eines engmaschigen Monitorings. Gefährlich und auch lebensbedrohlich ist die sogenannte Agranulozytose mit Werten $<500\ mm^3$. Hierbei ist das gesamte weiße Blutbild fast vollständig zerstört und betroffene Patienten besitzen gegen invasive Fremdkeime praktisch keine körpereigene Abwehr mehr. Von Bedeutung ist die Problematik in erster Linie bei Clozapin. Hierunter treten bei ca. 0,1 % der damit behandelten Patienten Agranulozytosen auf. Clozapin unterliegt deshalb einer sog. kontrollierten Anwendung. Dies bedeutet, dass Clozapin nur angewandt werden darf, wenn

- eine vorangehende Behandlung mit mindestens zwei vergleichbaren Medikamenten keine ausreichende Besserung erbracht hatte oder mit intolerablen Nebenwirkungen verbunden war,
- ein normaler Leukozytenbefund vor Behandlung vorliegt,
- während der Behandlung mit Clozapin regelmäßige Kontrollen des weißen Blutbilds erfolgen: in den ersten 18 Wochen der Behandlung wöchentlich, danach monatlich.

Die unter Clozapin zu beobachtende Knochenmarkdepression wird wahrscheinlich immunologisch vermittelt und ist deshalb auch dosisunabhängig. Selten kann es auch unter anderen Antipsychotika zu ähnlichen Effekten kommen. So sind für trizyklische Substanzen wie Levomepromazin, aber auch Olanzapin und Quetiapin Einzelfälle beschrieben, sogar unter Risperidon können sehr selten vergleichbare Effekte auftreten. Klinisch zeigt sich eine Leukopenie bzw. beginnende Agranulozytose häufig mit grippeähnlichen Symptomen wie Abgeschlagenheit, Fieber, Halsschmerzen und Entzündungen der Mundschleimhaut. Bei Auftreten derartiger Symptome bei Clozapin-Patienten sollte unverzüglich das weiße Blutbild kontrolliert werden. Keinesfalls darf das Analgetikum Metamizol gegeben werden, da es sogar noch größere Risiken für Blutbildschäden trägt als Clozapin (◘ Tab. 7.13, ◘ Tab. 7.14).

7

Empfehlung

Bei Störungen des weißen Blutbilds unter Clozapin ist folgendes zu beachten:

- bei Werten $<3000/mm^3$ ist eine engmaschige Kontrolle angezeigt; ggf. absetzen,
- keine Therapie der grippeähnlichen Nebenwirkungen mit Metamizol,
- bei evtl. psychotischer Dekompensation keine trizyklischen Antipsychotika einsetzen, sondern z. B. Butyrophenone wie Haloperidol,
- auch nach Absetzen von Clozapin können die Leukozytenwerte noch ca. eine Woche weiter absinken,
- nach Erholung der Blutwerte keine Reexposition mit Clozapin,
- Vorsicht vor gemeinsamer Gabe weiterer Substanzen, die ebenfalls Blutbildschäden auslösen können (▶ Kap. 7.8).

Nach Absetzen erholen sich die Blutbildwerte in der Regel nach ca. zehn bis 14 Tagen. Die Prognose kann durch Gabe von granulozytenstimulierenden Präparaten noch weiter verbessert werden. Gelegentlich kann es unter Antipsychotika zu Thromboembolien kommen. Sowohl FGA als auch SGA können Auslöser sein. Empfohlen wird insbesondere bei immobilen Patienten (z. B. postoperativ oder unter Fixierung) eine prophylaktische Gabe von niedermolekularen Heparinen. Auch andere Störungen wie Leukozytose, Eosinophilie, Thrombozytose oder Anämie können unter Antipsychotika-Behandlung auftreten. Sie sind in der Regel passager und erfordern meist keine Änderung der Behandlung.

7.5.9 Sonstige Nebenwirkungen

Nebenwirkungen an der **Leber** zeigen sich meist als passagere Transaminasenerhöhungen. In der Regel sind diese harmlos und reversibel; Abwarten wird empfohlen. Steigen die Werte in seltenen Fällen auf das >dreifache der Normwerte an, muss die Therapie umgestellt werden. Es gibt auch sehr seltene Berichte über einen Verschlussikterus. In solch einem Fall muss das Antipsychotikum abgesetzt werden.

Unter Antipsychotika können, wie bei anderen Arzneimitteln, Exantheme der **Haut** auftreten. Häufiger ist dies bei trizyklischen Substanzen zu beobachten; auch Photosensibilisierungen wurden unter Phenothiazinen berichtet. In diesen Fällen sollte von einer intensiven Sonnenexposition abgeraten werden.

Eine schwerwiegende, aber sehr selten auftretende Nebenwirkung ist das sog. **maligne neuroleptische Syndrom (MNS)**. Diagnostik und therapeutisches Vorgehen dazu werden in ▸ Kap. 6.2.1 behandelt.

Unter der Therapie mit dem Olanzapin-Depotpräparat Zypadhera® wird vereinzelt über ein sogenanntes **Postinjektionssyndrom** berichtet. Dieses zeigt sich in der Regel zwischen ein und drei Stunden nach Injektionsgabe des Depotpräparats in Form von Schwindel, Schwäche, Angst, Sedierung sowie deliranten Zustandsbildern bis hin zum Koma. Als Ursache wird eine versehentliche intravasale (statt intramuskuläre) Injektion des Präparats und eine dadurch verursachte Überdosierung an Olanzapin diskutiert. Patienten müssen deshalb nach Verabreichung der Depotinjektion für mindestens drei Stunden auf mögliche Symptome einer Überdosierung beobachtet werden.

7.5.10 Kontraindikationen

Generell gilt für alle Substanzen die Kontraindikation „Überempfindlichkeit gegen den Wirkstoff bzw. sonstige Bestandteile". FGA sind bei akuten Intoxikationen mit Alkohol oder anderen zentraldämpfenden Arzneimitteln kontraindiziert.

Antipsychotika mit anticholinerger Wirkkomponente sind kontraindiziert bei Störungen der Harnentleerung, Engwinkelglaukom, Prostatahyperplasie und Myasthenia gravis.

Clozapin und andere trizyklische Substanzen dürfen nicht bei vorbestehender Schädigung des Blutbilds eingesetzt werden. Vorsicht ist bei Epilepsie bzw. zerebralen Krampfanfällen in der Anamnese bei allen Antipsychotika, besonders aber bei Clozapin, geboten.

Bei Morbus Parkinson und anderen Stammganglienerkrankungen sollten Antipsychotika mit Ausnahme von Clozapin und Quetiapin nur unter besonderen Vorsichtsmaßnahmen gegeben werden (◘ Tab. 6.7).

Sertindol und Ziprasidon dürfen bei bekannter QT-Zeit-Verlängerung bzw. in Kombination mit anderen QT-Zeit-verlängernden Substanzen nicht gegeben werden.

Quetiapin, Cariprazin und Lurasidon sind kontraindiziert bei der gemeinsamen Gabe mit Inhibitoren des CYP3A4-Systems (◘ Tab. 7.16).

Antipsychotika mit deutlich prolaktinerger Wirkung dürfen bei Phäochromozytom und prolaktinabhängigen Tumoren nicht gegeben werden.

Im Einzelfall sind stets die Angaben der jeweiligen Fachinformation bindend.

7.6 Fallschilderung 7

Patient: Männlich, 49 Jahre, massiv adipös

Diagnosen: Schizophrenie, Diabetes mellitus, Hypertonie, postschizophrene Depression

Medikamente: Quetiapin 500 mg/d, Amisulprid 800 mg/d, Sertralin 50 mg/d, Enalapril 20 mg/d, Metformin 1700 mg/d

Fragestellung: Patient ist seit Jahren psychisch relativ stabil und gut eingestellt. Leider entwickelt er in letzter Zeit eine zunehmende QTc-Zeit-Verlängerung, daraufhin wurde die Quetiapindosis um 100 mg reduziert, jetzt liegt der QTc-Wert aktuell bei 505 ms. Welches seiner Medikamente ist in Bezug auf eine QTc-Zeit-Verlängerung als kritisch einzustufen? Müssen bei der Medikation therapeutische Konsequenzen gezogen werden? Ist evtl. eine Therapieumstellung erforderlich? Falls ja, auf welche Substanzen?

Diskussion: Es besteht Handlungsbedarf, da QTc-Zeit-Verlängerungen auf Werte > 500 ms nach den geltenden Leitlinien ein Absetzen der verantwortlichen Substanz fordern. In diesem Fall ist die Zuordnung zu einem verantwortlichen Agens jedoch schwierig, da sowohl Quetiapin als auch Amisulprid ein vergleichbares Risiko für QTc-Zeit-Verlängerungen besitzen. Ein Absetzen einer Substanz auf Verdacht wäre deshalb riskant und könnte ein psychotisches Rezidiv provozieren. Da QTc-Zeit-Verlängerungen dosisabhängig sind, empfiehlt sich hier eine Dosisreduktion der höherdosierten Substanz Amisulprid. Längerfristig sollte eine Umstellung auf ein Antipsychotikum mit geringerem oder nicht vorhandenem kardialen Risiko geplant werden. Olanzapin oder Aripiprazol bieten sich hierfür an. Allerdings wäre bei diesem adipösen Patienten Olanzapin mit seinen metabolischen Risiken keine gute Empfehlung, sodass Aripiprazol bevorzugt werden sollte.

Klinisches Vorgehen: Amisulprid sollte unter wöchentlicher EKG-Kontrolle um 200 mg Tagesdosis pro Woche reduziert werden. Falls sich die QTc-Werte verbessern, sollte bei Erreichen einer 400 mg Tagesdosierung von Amisulprid eine Anfangsdosis von 10 mg Aripiprazol parallel dazugegeben werden. Nach 14-tägiger Parallelgabe kann Amisulprid um weitere 200 mg reduziert, gleichzeitig Aripiprazol auf 15 mg gesteigert werden. Schließlich kann nach weiteren zwei Wochen Amisulprid beendet werden. Sollte bei einer Reduktion von Amisulprid auf 400 mg weiterhin die QTc-Zeit verlängert sein, ist das beschriebene Vorgehen mit Quetiapin analog durchzuführen. Durch diese besonders vorsichtige Strategie soll der langjährig stabile Patient einem möglichst geringen Risiko einer psychotischen Exazerbation ausgesetzt werden.

7.7 Schwangerschaft und Stillzeit

Grundsätzlich gilt die Empfehlung, dass bei einer geplanten Schwangerschaft auf eine antipsychotische Behandlung im ersten Trimenon möglichst verzichtet werden sollte. Bei einer ungeplanten Schwangerschaft unter Antipsychotikatherapie ist nach heutigem Kenntnisstand ein Absetzen der Medikation nur nach sorgfältiger Nutzen-Risiko-Abwägung in Betracht zu ziehen. Jede Beendigung einer medikamentösen Therapie bedeutet für Mutter und Kind ein erhöhtes Rezidivrisiko, insbesondere bei nicht vollständig remittierten Psychosen. Für einige Antipsychotika liegen heute relativ gute Erfahrungen zum Einsatz in der Schwangerschaft vor. Die Sicherheit dieser Substanzen konnte auch bei Verabreichung in der Organbildungsphase des ersten Trimenons gezeigt werden. Am besten dokumentiert ist Haloperidol. Für diese Substanz sind in Fallserien und prospektiven Studien an ca. 350 Schwangeren keine Hinweise auf teratogene Wirkungen aufgetreten. Auch Quetiapin und Olanzapin können nach heutiger Datenlage als sicher eingestuft werden. Die Therapie sollte immer in der niedrigstmöglichen Dosis durchgeführt werden. Die Tagesdosis sollte auf mehrere kleinere Einzeldosen verteilt werden; von höheren Einzeldosen sollte abgesehen werden. Vom Einsatz neuerer Substanzen (z. B. Aripiprazol, Cariprazin, Asenapin, Ziprasidon) ist wegen zu geringer Erfahrungen abzuraten. Dies gilt auch für Phenothiazine. Depotpräparate sollten in der Schwangerschaft grundsätzlich, wenn möglich, nicht eingesetzt werden.

Bei antipsychotischer Therapie bis zur Geburt ist mit postnatalen Wirkungen auf das Neugeborene zu rechnen. Diese können in Form von Anpassungsstörungen (verlangsamte Reaktion, Trinkverweigerung), EPMS und Entzugssymptomen auftreten. Empfehlenswert ist ein Absetzversuch ca. 14 Tage vor der Geburt bzw. zumindest eine Dosisreduktion. Hierdurch kann das EPMS-Risiko für das Kind verringert werden. Eventuell auftretende EPMS bilden sich innerhalb von einigen Tagen zurück, wenn das Kind nicht gestillt wird.

Antipsychotika gehen alle in unterschiedlichem Umfang in die Muttermilch über. Vom Stillen unter Antipsychotika ist generell abzuraten.

- **MERKE** Ein Schwangerschaftsabbruch wegen der Einnahme von Antipsychotika im ersten Trimenon ist nach heutigem Kenntnisstand auf keinen Fall anzuraten!
  Bei Planung einer Therapie oder Planung einer Schwangerschaft unter Therapie ist heute wegen der guten Datenlage Haloperidol das Mittel der ersten Wahl. Alternativ besitzen Quetiapin und Olanzapin ebenfalls ein geringes Risiko.
  Unter Antipsychotikatherapie ist vom Stillen abzuraten.

7.8 Interaktionen

Polypharmazie ist bei der Therapie mit Antipsychotika eher die Regel als die Ausnahme. Die hohen Non-Responseraten sowohl unter Mono- als auch Kombinationstherapie sowie hohe Rezidivquoten trotz Pharmakotherapie führen neben häufigen Therapieumstellungen (▸ Kap. 6.5) und Dosisänderungen dazu, dass Antipsychotika sehr oft mit anderen Psychopharmaka kombiniert werden. Auch Krankheitsbilder, die sich durch verschiedene Syndrome (z. B. Schizophrenie plus Depression) auszeichnen, machen Kombinationstherapien oft notwendig (▸Kap. 6.3). Grundsätzlich muss unterschieden werden zwischen therapeutisch erwünschten Kombinationen/Augmentationen und dadurch möglicherweise auftretenden Interaktionen sowie Wechselwirkungen, die durch gemeinsame Gabe von Antipsychotika und Nichtpsychopharmaka verursacht werden können. Auf die erstgenannten Kombinationen wird in ▸Kap. 6.3 eingegangen; problematische Psychopharmaka-Kombinationen mit potenziellem Risiko sollen in diesem Kapitel neben den Interaktionen mit Nichtpsychopharmaka vorgestellt werden.

Im Folgenden wird die in der Pharmakologie übliche Unterscheidung in pharmakodynamische und pharmakokinetische Interaktionen gemacht.

7.8.1 Pharmakodynamische Interaktionen

Einige Arzneistoffgruppen führen bei Kombination zu pharmakodynamischen Interaktionen mit Antipsychotika.

Dopaminantagonisten

Die Wirkungen und Nebenwirkungen von Antipsychotika, die als Gruppe generell dopaminantagonistische Effekte zeigen, können bei Kombination mit anderen Dopaminantagonisten verstärkt werden. In diesem Zusammenhang ist wichtig, dass bestimmte Antiemetika wie MCP oder Domperidon ebenfalls Dopaminblocker sind. Es kann sowohl zu erhöhtem EPMS-Risiko als auch zu verstärkten prolaktinergen Effekten kommen.

Dopaminagonisten

Die Kombination von Dopaminblockern und -agonisten kann zu gegenseitiger Wirkungsabschwächung führen. Hier sind vor allem Dopaminagonisten zu nennen, die in der Therapie des Morbus Parkinson zur Anwendung kommen. Levodopapräparate oder Dopaminagonisten, wie Pramipexol oder Ropinirol, dürfen bei der Therapie mit Antipsychotika wegen der Gefahr einer psychotischen Dekompensation nur mit großer Vorsicht eingesetzt werden. Empfohlen aus der Gruppe der Antipsychotika sind bei Morbus Parkinson nur Clozapin oder Quetiapin. Dopaminagonisten werden wegen ihrer prolaktininhibierenden Wirkung auch zum Abstillen benutzt (z. B. Bromocriptin). Teilweise werden sie deshalb auch bei durch Antipsychotika ausgelöster Galaktorrhö eingesetzt. In diesem Fall bleibt natürlich stets das Risiko einer psychotischen Exazerbation. Nach neueren Untersuchungen scheint ein kurzfristiger Einsatz über ein paar Tage bei Galaktorrhö unbedenklich zu sein.

Arzneimittel mit anticholinergen Eigenschaften

Einige Antipsychotika besitzen deutliche anticholinerge Wirkeffekte (◘ Tab. 7.12) und können in Kombination mit anderen Substanzen, die ebenfalls anticholinerg wirken, zu verstärkten vegetativen Nebenwirkungen führen (▸Kap. 7.5.5). Hierauf ist besonders bei Clozapin und den nieder- bis mittelpotenten Phenothiazinen zu achten, ebenso bei Olanzapin und Quetiapin. Klinisch besonders problematisch sind delirogene Effekte, die vor allem bei älteren Patienten auftreten. Es existieren verschiedene Listen (z. B. Priscus) mit Medikamenten, die speziell im Alter risikobehaftet sind. Bei gleichzeitiger Gabe von drei anticholinergen Medikamenten soll sich das Delir-Risiko um den Faktor 10 erhöhen. ◘ Tab. 7.12 gibt einen Überblick über Antipsychotika und andere Medikamente mit deutlich anticholinergen Wirkungen sowie über Antipsychotika, die sich als Alternative ohne relevante anticholinerge Effekte anbieten.

▫ Tab. 7.12 Antipsychotika und andere Medikamente mit deutlich anticholinerger Wirkung sowie alternative Antipsychotika und weitere Psychopharmaka ohne relevante anticholinerge Effekte

Anticholinerge Aktivität	Antipsychotika	Weitere Psychopharmaka und Nichtpsychopharmaka
Hoch	▪ Clozapin, ▪ Promethazin, ▪ Thioridazin und andere Phenothiazine	▪ Amitriptylin, ▪ Biperiden, ▪ Dimenhydrinat, ▪ Diphenhydramin, ▪ Doxepin, ▪ Hydroxyzin, ▪ Oxybutynin, ▪ Pirenzepin, ▪ Scopolamin, ▪ Tolterodin, ▪ Trimipramin
Gering bis nicht vorhanden	▪ Aripiprazol, ▪ Haloperidol, ▪ Melperon, ▪ Pipamperon, ▪ Risperidon, ▪ Ziprasidon	▪ Agomelatin, ▪ Benzodiazepine, ▪ Citalopram, ▪ Duloxetin, ▪ Lithium, ▪ Mirtazapin, ▪ Sertralin, ▪ Venlafaxin

▪ **MERKE** Vorsicht bei der Gabe von anticholinergen Antipsychotika bei älteren Patienten.

Arzneimittel, die hämatopoetische Risiken besitzen

Vor allem bei Clozapin ist die Kombination mit anderen Arzneimitteln, die ebenfalls potenziell Blutbildveränderungen auslösen können, ein Risiko. So darf Clozapin nicht mit Carbamazepin oder dem Antidepressivum Mianserin kombiniert werden. ▫ Tab. 7.13 listet die Antipsychotika nach ihrem Leukopenie- bzw. Agranulozytoserisiko auf, ▫ Tab. 7.14 zeigt Nichtpsychopharmaka mit ähnlichen Risiken. Bei Metamizol sei auf das hohe Potenzial, Blutbildstörungen zu verursachen, hingewiesen. Die Kombination dieses Analgetikums mit Clozapin ist streng kontraindiziert.

Benzodiazepine

Auf die Problematik der Kombination von Benzodiazepinen mit Clozapin wird in ▸ Kap. 6.3, Kombinationstherapien, eingegangen. Auch die Kombination von Olanzapin i. m. mit Benzodiazepinen ist kontraindiziert.

Arzneimittel, die QT-Zeit-Verlängerungen induzieren können

QT-Zeit-Verlängerungen sind für viele Medikamente bekannt, so auch für einige Antipsychotika (▸ Kap. 7.5.3, Nebenwirkungen). Heute wird in der Regel das Herzfrequenz-korrigierte QT-Intervall berechnet und als QTc-Zeit angegeben. In der Monotherapie sind

Tab. 7.13 Einteilung der Antipsychotika nach ihrem Risiko Blutbildstörungen auszulösen

Leukopenie- bzw. Agranulozytoserisiko	Antipsychotika
Ausgeprägt	Clozapin
Moderat	Trizyklische Phenothiazine, Olanzapin, Quetiapin
Gering	Amisulprid, Aripiprazol, Asenapin, Melperon, Pipamperon, Risperidon, Ziprasidon

Tab. 7.14 Nichtpsychopharmaka, die Blutbildstörungen auslösen können

Arzneistoffgruppe	Arzneistoffe
Analgetika, Antiphlogistika	Metamizol, Diclofenac, Ibuprofen, Indometacin
Antibiotika	Cotrimoxazol, Gyrasehemmer, Metronidazol, Tetrazykline
Antihypertonika	ACE-Hemmer, Betablocker, Calciumantagonisten
Antimykotika	Amphotericin, Flucytosin, Fluconazol, Itraconazol, Terbinafin
Immunsuppressiva	Azathioprin, Ciclosporin
Thyreostatika	Carbimazol, Thiamazol
Zytostatika	Praktisch alle

Tab. 7.15 Nichtantipsychotika, die QT-Zeit-Verlängerungen induzieren können (Auswahl)

Arzneimittelgruppe	Substanzen
Antiarrhythmika	Chinidin, Sotalol, Amiodaron
Antibiotika	Clarithromycin, Erythromycin, Roxythromycin
Antidepressiva	Trizyklische Antidepressiva, Citalopram, Escitalopram
Antihistaminika	Diphenhydramin, Terfenadin
Antimykotika	Fluconazol, Itraconazol, Ketoconazol
Malariamittel	Halofantrin, Mefloquin

diese kardialen Veränderungen meistens klinisch ohne Konsequenzen; in der Kombination mit anderen Substanzen können sie riskant werden. Insbesondere bei Thioridazin, Pimozid, Sertindol und Ziprasidon (Abb. 7.7) dürfen entsprechende Substanzen nicht gemeinsam gegeben werden (Tab. 7.15). Aber auch bei anderen Antipsychotika ist, mit

Tab. 7.16 Antipsychotika als Substrate und CYP-Enzyme

Isoenzym	Substrat	Inhibitoren	Induktoren
1A2	■ Clozapin, ■ Olanzapin, ■ Asenapin	■ Fluvoxamin, ■ Ciprofloxazin, ■ Perazin	■ Rauchen, ■ Omeprazol
2D6	■ Risperidon, ■ Aripiprazol, ■ trizyklische FGA	■ Fluoxetin, ■ Paroxetin, ■ Melperon	–
3A4	■ Quetiapin, ■ Aripiprazol, ■ Cariprazin, ■ Lurasidon	■ Azol-Antimykotika, ■ Makrolid-Antibiotika, ■ Proteaseinhibitoren, ■ Grapefruitsaft	■ Carbamazepin, ■ Johanniskraut, ■ Phenytoin, ■ Phenobarbital

Ausnahme von Aripiprazol und Olanzapin, entsprechend vorsichtig zu kombinieren; alle notwendigen Kontrolluntersuchungen (▸ Kap. 6.6) sind durchzuführen.

7.8.2 Pharmakokinetische Interaktionen

Pharmakokinetische Interaktionen können bei Antipsychotika in erster Linie bei der Metabolisierung über Cytochrom-P450-Enzyme (CYP) auftreten. Resorption, Verteilung und Elimination sind nur peripher betroffen. Bei den kinetischen Interaktionen der Antipsychotika sind vor allem drei CYP-Enzyme tangiert: 1A2, 2D6 und 3A4. Antipsychotika sind hierbei überwiegend als Substrate dieser Isoenzyme beteiligt. Sie sind in der Regel keine Inhibitoren oder Induktoren. Ausnahmen sind Melperon und Perazin.

Tab. 7.16 zeigt Antipsychotika und die für ihren Abbau relevanten Isoenzyme sowie eine Auswahl jeweils klinisch relevanter Inhibitoren und Induktoren.

Besondere klinische Relevanz können die pharmakokinetischen Interaktionen bei Clozapin und Quetiapin besitzen. Bei Clozapin, als relativ toxische Substanz mit eng umgrenzter therapeutischer Breite, können bei Kombination mit dem Antidepressivum Fluvoxamin stark erhöhte Plasmaspiegel (Faktor 10 und mehr) auftreten. Auch mit dem Gyrasehemmer Ciprofloxazin wurden deutlich erhöhte Blutspiegel von Clozapin gemessen. Die Kombinationen sind zu meiden bzw. nur unter engmaschiger Kontrolle der Plasmaspiegel durchzuführen. Diese Empfehlung gilt auch für Olanzapin. Bei Rauchern (ab ca. acht Zigaretten/Tag) kann es deutliche induktive Effekte geben, sodass keine therapeutisch ausreichenden Blutspiegel aufgebaut werden können bzw. entsprechend höher dosiert werden muss. Wichtig ist zu beachten, dass bei einem evtl. Rauchstopp eine sogenannte De-Induktion stattfindet und nach einigen Tagen die Blutspiegel deutlich nach oben steigen; die Dosis ist unbedingt nach unten zu korrigieren.

■ **MERKE** Besonders bei Clozapin müssen wegen dessen enger therapeutischer Breite pharmakokinetische Interaktionen beachtet werden.

Empfehlung

Die induktiven Effekte beim Rauchen werden auf die „Begleitstoffe" im Rauch (polyzyklische aromatische Kohlenwasserstoffe) zurückgeführt. Nicotin selbst ist hingegen kein Induktor. Somit ist bei einer Raucherentwöhnung mithilfe von Nicotinpflastern bei Clozapintherapie dessen Dosis nach unten zu korrigieren.

Genauso muss bei einem Rauchstopp oder bei einer Umstellung auf E-Zigaretten die Clozapindosis, die Patienten vorher als Raucher bekommen hatten, deutlich reduziert werden.

Für Aripiprazol gibt es die Empfehlung bei gleichzeitiger Gabe von Induktoren bzw. Inhibitoren von CYP3A4 bzw. 2D6 die Dosis entsprechend zu erhöhen bzw. zu reduzieren. Da Aripiprazol zu etwa jeweils 50 % über diese beiden CYP-Enzyme verstoffwechselt wird, ist in der Regel bei Beeinflussung eines dieser CYP-Isoenzyme der Weg über das zweite Enzym noch frei, sodass die klinische Relevanz eher gering erscheint. Deutliche Relevanz besitzen pharmakokinetische Interaktionen bei Quetiapin, da diese Substanz zu über 90 % über CYP3A4 metabolisiert wird. Dies kann in der Therapie zur Folge haben, dass bei Gabe des Enzyminduktors Carbamazepin Patienten überhaupt keine klinisch ausreichenden Quetiapin-Plasmaspiegel aufbauen können.

Für die neueren Substanzen Cariprazin und Lurasidon ist die gemeinsame Gabe mit starken bzw. moderaten Inhibitoren bzw. Induktoren des CYP3A4-Systems (◘ Tab. 7.16) kontraindiziert.

■ **ANEKDOTE** Die induktive Wirkung von Carbamazepin auf Quetiapin ist so stark, dass unter dieser Kombination vereinzelt Patienten wegen der niedrigen Quetiapinspiegel verdächtigt wurden, das Antipsychotikum überhaupt nicht oder nur sporadisch einzunehmen.

Einige Antipsychotika sind von pharmakokinetischen Interaktionen über CYP-Enzyme nicht oder nur gering betroffen, da sie unabhängig vom CYP-System verstoffwechselt werden. Hierzu gehören Amisulprid, Paliperidon und Ziprasidon.

7.9 Fallschilderung 8

Patient: Männlich, 59 Jahre

Diagnose: Paranoide Schizophrenie. Seit einigen Jahren medikamentös stabil eingestellt, seit zwei Jahren kein Rezidiv. Jetzt stationäre Aufnahme mit akuter Symptomatik.

Psychiatrischer Befund bei stationärer Aufnahme: Psychische Dekompensation, Stimmenhören, Verwirrtheit, große innere Unruhe, Angstzustände, er könne schlecht schlafen und wache unruhig auf, immer wieder suizidale Gedanken.

Medikation: Bei Aufnahme: Clozapin 500 mg/d, Melperon 500 mg/d, Paroxetin 40 mg/d, Pirenzepin 150 mg/d, Diazepam 5 mg/d, Valdispert® 2 Drg/d, Metoprolol 50 mg/d, Ramipril 10 mg/d, Xipamid 6 mg/d, Zopiclon 7,5 mg zur Nacht, Movicol® 1 Btl./d.

Fragestellung: Ist bei der vorliegenden Polypharmazie evtl. eine CYP-P450-vermittelte Interaktion Ursache der Symptomatik? Welche pharmakologische Intervention ist, falls überhaupt möglich, empfehlenswert?

Diskussion: Ein Interaktionscheck in der Datenbank MediQ erbrachte einige Hinweise auf pharmakokinetische Interaktionen ab durchschnittlicher Interaktionsstärke. Melperon inhibiert CYP2D6 und kann dadurch zu erhöhtem Plasmaspiegel von Metoprolol bzw. Paroxetin führen. Die im Interaktionscheck beschriebenen verstärkten Metoprolol- bzw. Paroxetinwirkungen sind allerdings eher durch dämpfende Effekte gekennzeichnet und passen deshalb nicht zu der in diesem Fall akut aufgetretenen Symptomatik. Theoretisch am relevantesten könnte die CYP-2D6-Inhibition durch Paroxetin sein. Paroxetin ist ein potenter Inhibitor dieses Isoenzyms und kann zu einer Erhöhung der AUC von Metoprolol um 400–600 % führen. Aber auch diese potenzielle Interaktion, die durch Erregung und psychotische Symptome charakterisiert ist, passt nicht zu der Akutsymptomatik dieses Patienten.

Auffällig ist, dass der Patient mit Clozapin, Pirenzepin und Paroxetin drei Medikamente mit deutlich anticholinerger Wirkung einnimmt. Paroxetin wird als Antidepressivum aus der Gruppe der SSRI in der Regel eher nicht mit anticholinergen Nebenwirkungen in Zusammenhang gebracht. Tatsächlich aber ist Paroxetin der einzige SSRI mit klinisch relevanter anticholinerger Wirkung. Auf Nachfrage konnte der Patient auch angeben, dass er das Paroxetin erst seit einer Woche wegen seiner depressiven Symptome verschrieben bekommen hatte. Clozapin und Pirenzepin nimmt er bereits seit zwei Jahren ohne Probleme. Es scheint in diesem Fall möglich, dass der Patient zwei anticholinerge Medikamente – in zwar relativ hoher Dosierung – gut vertragen hatte, aber die zusätzliche Einnahme einer dritten anticholinergen Substanz für den Organismus zu viel war.

Ein psychotisches Rezidiv im Rahmen seiner schizophrenen Erkrankung würde sich längerfristig entwickeln und die akut auftretende Symptomatik spricht deshalb eher für ein Delir. Ein Delir ist gekennzeichnet durch Störungen des Bewusstseins, Halluzinationen, einen gestörten Schlaf-Wach-Rhythmus und Hyper- oder alternierend Hypoaktivität. Dieses klinische Bild passt zur Symptomatik des Falls. Aufgrund der Gabe von drei anticholinergen Substanzen wird das Delir als substanzinduziert bewertet.

Klinisches Vorgehen: Eine vorübergehende Dosisreduktion bei Clozapin auf 400 mg/d und Pirenzepin auf 100 mg/d, das Absetzen von Paroxetin sowie eine kurzzeitige zusätzliche Haloperidolgabe von 10 mg/d erbrachten innerhalb von zwei Tagen eine deutliche Verbesserung des klinischen Bilds. Nach einer Woche war die delirante Symptomatik völlig remittiert. Die weiterhin bestehenden depressiven Symptome wurden auf Empfehlung mit Sertralin 50 mg/d initial und nach zwei Wochen mit 100 mg/d erfolgreich gebessert.

Empfehlung

Bei der Überprüfung von Interaktionen unter einer Antipsychotikatherapie ist ein strukturiertes Vorgehen mit vier wesentlichen Punkten zu empfehlen. Gecheckt werden sollte auf:

- Substanzen mit anticholinerger Aktivität,
- Arzneistoffe mit einem Risiko für QT-Zeit-Verlängerungen,
- Substanzen mit gleichartigem Wirk- oder Nebenwirkungsprofil,
- pharmakokinetische Interaktionen.

Insbesondere bei Clozapin ist auf mögliche toxische Effekte zu achten.

■ **SCHLAGLICHT** Wichtig ist der Hinweis, dass in Interaktionsdatenbanken häufig pharmakokinetische Wechselwirkungen sehr ausführlich aufgeführt werden, pharmakodynamische jedoch eher nicht vollständig und verlässlich wiedergegeben werden.

Literatur

Allison DB, Mentore JL, Moonseong H et al. Antipsychotic-induced weight gain: a comprehensive research synthesis. Am J Psychiatry 156: 1686–1696, 1999

American Psychiatric Association, APA. Diagnostisches und Statistisches Manual Psychischer Störungen DSM-5. Deutsche Ausgabe. Falkai P und Wittchen H-U, Herausgeber. Hogrefe Verlag GmbH, 2015

AWMF-Register Nr. 076–006. Screening, Diagnostik und Behandlung des schädlichen und abhängigen Tabakkonsums, AWMF online, 2015

AWMF-Register Nr. 050/001. Interdisziplinäre Leitlinie der Qualität S3 zur „Prävention und Therapie der Adipositas", 2014

Barnes TR, Drake RJ, Dunn G et al. Effect of prior treatment with antipsychotic long-acting injection on randomised clinical trial treatment outcomes. British Journal of Psychiatry 203, 215–220, 2003

Brachthäuser M. Die PAWEL Studie. 6. Deutschsprachiger Delirtag, Stuttgart, 2017

Bengel J. Psychologie in Notfallmedizin und Rettungsdienst. Springer-Verlag, 2004

Benkert O, Hippius H. Kompendium der psychiatrischen Pharmakotherapie. 11. Aufl., Springer, Berlin Heidelberg 2017

Benkert O. Pocket Guide. Psychopharmaka von A bis Z. 3. Aufl., Springer, Berlin Heidelberg 2015

Burkhard PR. Acute and subacute drug-induced movement disorders. Parkinsonism and Related Disorders 20S1, S108–S112, 2014

Chen C-H, Cheng M-C, Liu C-M et al. Seroprevalence survey of selective anti-neuronal autoantibodies in patients with first-episode schizophrenia and chronic schizophrenia. Schizophrenia Research 190, 28–31, 2017

Czobor P, Van Dorn RA, Citrome L et al. Treatment adherence in schizophrenia: A patient-level meta-analysis of combined CATIE and EUFEST studies. European Neuropsychopharmacology 25, 1158–1166, 2015

DEGAM-Praxisempfehlung Nr. 2. Hausärztliche Versorgung von Patientinnen und Patienten mit Adipositas/Übergewicht. DEGAM 2016

De Hert M et al. Metabolic and cardiovascular adverse effects associated with antipsychotic drugs Nat. Rev. Endocrinol, 2011

Deutschenbaur L, Lambert M, Walter M et al. Pharmakologische Langzeitbehandlung schizophrener Erkrankungen. Nervenarzt 85, 363–377, 2014

Dietmaier O, Schüpbach D. Psychopharmaka in der Apotheke. Deutscher Apotheker Verlag, 2018

Ebert D. Psychiatrische Notfälle, in: Notarzt-Leitfaden. 8. Auflage, von Hintzenstern U (Hrsg.). Elsevier, 2017

Farrell MS, Werge T, Sklar P et al. Expert review. Evaluating historical candidate genes for schizophrenia. Molecular Psychiatry 20, 555–562, 2015

Giusti-Rodríguez P, Sullivan PF. The genomics of schizophrenia: update and implications. The Journal of Clinical Investigation 123, 4557–4563, 2013

Goldberg JF, Ernst CL. Managing the side effects of psychotropic medications. American Psychiatric Publishing, 2012

Gründer G, Baumann P, Conca A et al. Therapeutisches Drug-Monitoring in der Psychiatrie. Nervenarzt 85: 847–855, 2014

Gründer G, Benkert O (Hrsg). Handbuch der Psychopharmakotherapie. 2. Aufl., Springer Berlin Heidelberg 2012

Gründer G, Vernaleken I, Bartenstein P. Anwendungen von PET und SPECT in der Psychiatrie. Nervenarzt 81: 97–108, 2010

von Haken R. Akut- und Notfallpsychiatrie: Delir. Symposium für Akut- und Notfallpsychiatrie, Weinsberg, 2018

Hell D, Schüpbach D. Schizophrenien. Ein Ratgeber, 5. Auflage. Springer-Verlag, 2016

Herdegen T. Neuroleptika – Wirkungen, Nebenwirkungen und Interaktionen. Deutsche Apotheker Zeitung 150: 2466–2485, 2010

Hewer W. Delir im hohen Lebensalter: kurative oder symptomlindernde Therapie? 6. Deutschsprachiger Delirtag, Stuttgart, 2017

Hiemke C, Bergemann N, Clement HW et al. Consensus guidelines for therapeutic drug monitoring in neuropsychopharmalogy. Update 2017. Pharmacopsychiatry 51, 9–62, 2018

Hodgins S, Müller-Isberner R. Schizophrenie und Gewalt. Nervenarzt 85, 273–278, 2014

Hoffmann N, Hoffmann B. Selbstfürsorge für Therapeuten und Berater. Beltz Verlag, 2008

Jordan W. Notfall Psyche – Diagnostik und Krisenintervention in der Präklinik. Notarzt 33, 224–241, 2017

Karow A, Wittmann L, Schöttle D. The assessment of quality of life in clinical practice in patients with schizophrenia. Dialogues in Clinical Neuroscience 16, 185–195, 2014

Katona L, Czobor P, Bitter I. Real-world effectiveness of antipsychotic monotherapy vs. polypharmacy in schizophrenia: To switch or to combine? A nationwide study in Hungary. Schizophrenia Research 152, 246–254, 2014

Kikkert MJ, Schene AH, Koeter MW et al. Medication adherence in schizophrenia: exploring patients', carers' and professionals' views. Schizophrenia Bulletin 32, 786–94, 2006

Köhler S, Heinz A, Sterzer P. Depotantipsychotika – Überblick und Hinweise für die Praxis. Nervenarzt, 85: 1067–1074, 2013

Kühn KU, Wiedemann K, Hellweg R et al. Stellenwert von Depotformulierungen in der Langzeittherapie der Schizophrenie. Fortschr Neurol Psychiatr 82: 557–565, 2014

Lally J, MacCabe JH. Antipsychotic medication in schizophrenia: a review. British Medical Bulletin 114, 169–179, 2015

Laursen TM, Nordentoft M, Mortensen PB. Excess early mortality in schizophrenia. Annual Review of Clinical Psychology 10: 425–448, 2014

Laux G, Dietmaier O. Praktische Psychopharmakotherapie. 7. Aufl., Urban & Fischer, München 2020

Laux G, Dietmaier O. Psychopharmaka. 10. Aufl., Springer Berlin Heidelberg, 2018

Lederbogen F, Schwarz F, Häfner S et al. Kardiale und metabolische Risikofaktoren bei schweren psychischen Erkrankungen. Nervenarzt 86, 866–871, 2015

Leucht S, Cipriani A, Spineli L et al. Comparative efficacy and tolerability of 15 antipsychotic drugs in schizophrenia: a multiple-treatments meta-analysis. Lancet 382: 951–962, 2013

Leucht S, Corves C, Arbter D et al. Second-generation versus first-generation antipsychotic drugs for schizophrenia: a meta-analysis. Lancet 373: 31–41, 2009

Leucht S, Hierl S, KisslingW et al. Putting the efficacy of psychiatric and general medicine medication into perspective: review of meta-analyses. British Journal of Psychiatry 200, 97–106, 2012

Messer T, Schmauss M. Polypharmazie in der Behandlung der Schizophrenie. Psychopharmakotherapie 21: 251–260, 2014

Pajonk F-GB. Zur Situation der Notfall- und Akutpsychiatrie in Deutschland. Nervenarzt 86, 1081–1090, 2015

Paulzen M, Schneider F. Schizophrenie und andere psychotische Störungen im DSM-5. Zusammenfassung der Änderungen gegenüber DSM-IV. Nervenarzt 85: 533–542, 2014

Ringen PA, Engh JA, Birkenaes AB et al. Increased mortality in schizophrenia due to cardiovascular disease – a non-systematic review of epidemiology, possible causes, and interventions. Frontiers in Psychiatry 26; 5: 137, 2014

Robinson D, Woerner MG, Alvir JM et al. Predictors of relapse following response from a first episode of schizophrenia or schizoaffective disorder. Archives of General Psychiatry 56, 241–247, 1999

S2k-Leitlinie Notfallpsychiatrie. AWMF-Registernummer: 038–023, 2019

S3-Leitlinie Schizophrenie. Langfassung, 2019, Version 1.0

Schneider K. Klinische Psychopathologie. 14. Aufl., Thieme, Stuttgart 1992

Schneider F, Weber-Papen S. Notfälle aufgrund psychischer Störungen. Nervenarzt 88, 819–833, 2017

Steiner J, Prüß H, Köhler S et al. Autoimmunenzephalitis mit psychotischer Symptomatik. Nervenarzt 89, 530–538, 2018Tandon R. Antipsychotics in the treatment of schizophrenia: an overview. J Clin Psychiatry 72 (suppl 1): 4–8, 2011

Strüwer E. Psychiatrische Probleme, in: Praxisleitfaden ärztlicher Bereitschaftsdienst, 4. Auflage, Fobbe G, Heßbrügge M, Römer HC (Hrsg.). Elsevier, 2017

Volz HP, Dietmaier O. Welches Antipsychotikum für welchen Patienten? DNP 9: 55–62, 2010

Wenzel-Seifert K, Ostermeier CP, Ben Omar N et al. Unerwünschte kardiovaskuläre Wirkungen von Psychopharmaka. Psychopharmakotherapie 20: 148–157, 2013

World Health Organization, WHO. Internationale Klassifikation psychischer Störungen, ICD-10 Kapitel V (F), Klinisch-diagnostische Leitlinien. Editors: Dilling H, Mombour M, Schmidt MH. 8. Aufl., Hogrefe, Bern 2011

Angststörungen

C

8 Epidemiologie, Ätiologie, Diagnose

Angststörungen stellen eine große Gruppe von psychiatrischen Krankheitsbildern dar, die häufig in der ambulanten Praxis vorkommen. Oftmals ist der Hausarzt die erste Anlaufstelle.

In diesem Kapitel behandeln wir vor allem die **phobischen Störungen**, die **Panikstörung** und die **generalisierte Angststörung**.

Epidemiologie: Angststörungen sind die häufigsten psychiatrischen Erkrankungen. Die Wahrscheinlichkeit, im Leben daran zu erkranken, liegt bei 14–29 %. Frauen erkranken ungefähr zwei- bis dreimal so häufig wie Männer. Die Häufigkeiten bleiben bis zum Alter von etwa 50 Jahren relativ konstant und nehmen dann ab. Man kann also sagen, dass Angststörungen in den meisten Fällen nicht ein Leben lang andauern.

Die Häufigkeiten für verwandte Krankheitsbilder wie Anpassungsstörungen und posttraumatische Belastungsstörungen (PTBS) sind niedriger, bei den akuten Belastungsreaktionen gibt es keine verlässlichen Häufigkeitsangaben. Es ist einleuchtend, dass posttraumatische Störungen während oder nach Kriegen und Konflikten häufiger auftreten.

◻ Tab. 8.1 gibt einen Überblick über Angststörungen und weitere Krankheitsbilder nach ICD-10, inklusive Angaben zur Häufigkeit. In der ICD-10 sind diese im Kapitel F4 „Neurotische, Belastungs- und somatoforme Störungen" aufgeführt.

8

■ **MERKE** Angststörungen sind die häufigsten psychischen Erkrankungen. Sie kommen bei Frauen häufiger vor als bei Männern.

Ätiologie: Nach der deutschen Behandlungsleitlinie und anderen Publikationen wird für Angststörungen eine multifaktorielle Ätiologie angenommen. Wichtige Komponenten sind im Folgenden aufgeführt.

Angst kann im Sinne einer normalen Reaktion, z. B. auf Bedrohung bzw. eine ausweglos erscheinende Situation, oder als natürliche Furcht vor beispielsweise tiefem Wasser (○ Abb. 8.1) auftreten. Angst ist also eine elementare Emotion, die wichtig für das Über-

Tab. 8.1 Angststörungen und weitere verwandte Krankheitsbilder, 12-Monats-Prävalenz, nach Jacobi et al., 2014

Krankheitsbild	12-Monats-Prävalenz
Angst- und Panikstörungen	
Angst- und Panikstörungen gesamt	15,3 %
Generalisierte Angststörung (F41.1)	2,2 %
Panikstörung (F41.0)	2,0 %
Agoraphobie (F40.0)	4,0 %
Spezifische Phobie (F40.2)	10,3 %
Soziale Phobie (F40.1)	2,7 %
Reaktionen auf schwere Belastungen	
Akute Belastungsreaktion (F43.0)	Unklar
Posttraumatische Belastungsstörung (F43.1)	2,3 %
Anpassungsstörungen	
Z. B. kurze oder längere depressive Reaktion (F43.20 bzw. F43.21)	Unklar, 5–20 % in psychiatrischen Kliniken

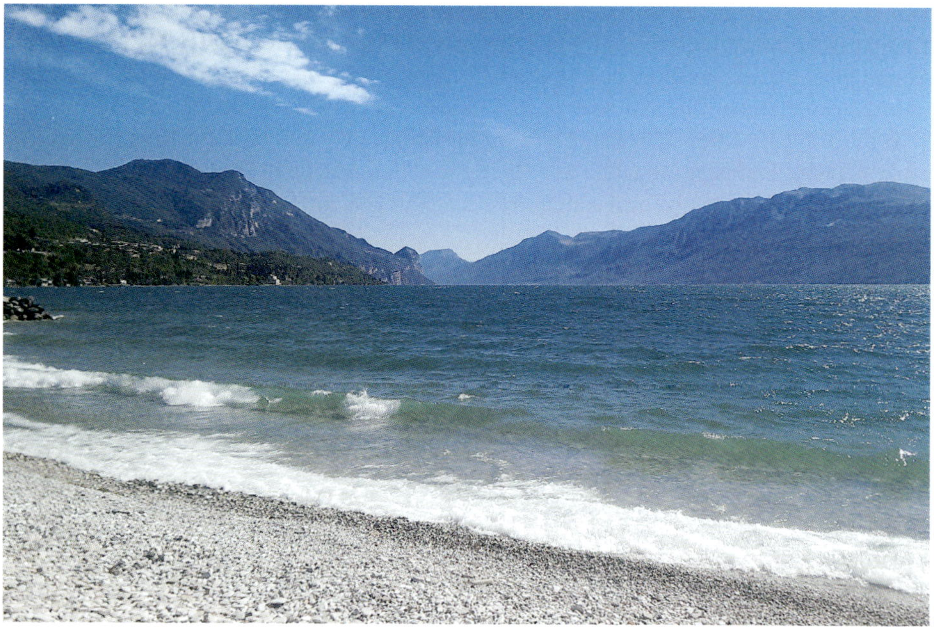

Abb. 8.1 Angst vor tiefem Wasser

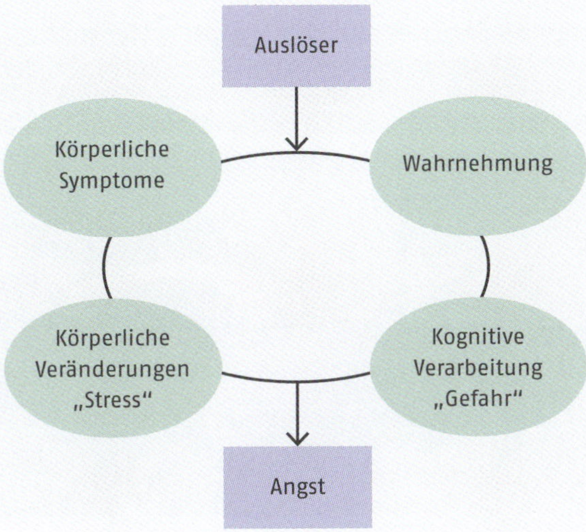

Abb. 8.2 Teufelskreis der Angst: Körperliche und seelische Prozesse, die miteinander verbunden sind, führen zur Angstreaktion.

leben ist und die normalerweise eine schützende Funktion aufweist. Die natürliche Furcht ist bei Angststörungen übersteigert und hat ihre sinnvolle Funktion verloren.

Psychosoziale Faktoren: Kindheitstraumata, aber auch aktuelle Belastungen können eine Angststörung beeinflussen. Beispielsweise könnte ein zu Alkoholkonsum und Gewalt neigender Lebenspartner zu einem längeren Verlauf einer generalisierten Angststörung bei einer Patientin führen.

Soziodemographische Faktoren: Höheres Bildungsniveau und Vollzeittätigkeit sind mit einer geringeren Wahrscheinlichkeit von Angsterkrankungen assoziiert.

Weitere Erklärungsmodelle: Lerntheoretische (Angst als fehlgeleitetes Lernmodell), psychodynamische (frühe Konflikte mit unangemessenen Lösungsversuchen), neurobiologische und weitere Erklärungsmodelle der Angststörungen. Der Erziehungsstil scheint auch mit der Häufigkeit von Angststörungen gekoppelt zu sein. Ungünstig wirken sich z. B. Überbehütung oder Vernachlässigung aus.

Ein gängiges Modell der Angst ist in Abb. 8.2 dargestellt.

■ **MERKE** Angststörungen können zahlreiche Ursachen aufweisen, man spricht von multifaktorieller Ätiologie. Hilfreich ist ein Krankheitsmodell, welches Wahrnehmung, Denkprozesse und körperliche Symptome umfasst.

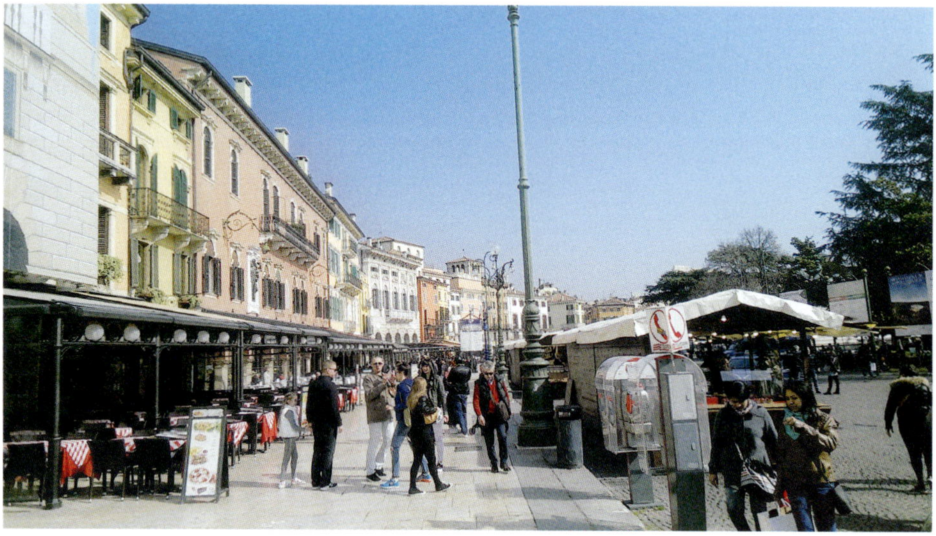

Abb. 8.3 Angst vor öffentlichen Plätzen

8.1 Einteilung der Angststörungen

Diagnose: Die ICD-10 unterscheidet im Kapitel F4 die phobischen Störungen von den „anderen Angststörungen". Letztere umfassen vor allem die Panikstörung und die generalisierte Angststörung.

MERKE Angststörungen werden vornehmlich in die Gruppen der phobischen Störungen, der Panikstörungen und der generalisierten Angststörung unterteilt. Diese Störungen können sich bezüglich Auslösern, Symptomen und zeitlichem Verlauf unterscheiden.

8.1.1 Phobische Störungen

Phobie: Angst vor einer bestimmten, im Allgemeinen ungefährlichen Situation; häufig ist die soziale Phobie, d. h. die spezifische Angst vor sozialen Situationen oder sich in der Gruppe zu äußern. Es besteht eine Tendenz zur Vermeidung der phobischen Situationen.

Agoraphobie: Besondere Form einer phobischen Störung. Nach ICD-10 kann sich die Angst bei der Agoraphobie (F40.0) nicht nur in einer Furcht vor offenen Plätzen äußern (Abb. 8.3), sondern auch in einer Furcht vor Menschenmengen oder in der Angst, die eigenen vier Wände zu verlassen bzw. ein Geschäft zu betreten. Es besteht ein ausgeprägtes Vermeidungsverhalten. Diese Phobie wird häufig als sehr einschränkend empfunden und die betroffenen Patienten haben einen hohen Leidensdruck. Phobien, v. a. die Agoraphobie, können mit oder ohne Panikstörung vorkommen (F40.00 bzw. F40.01); zusätzlich finden sich oftmals Depressionen oder Zwangserkrankungen als Komorbiditäten.

Durch die Angststörung und das daraus resultierende Vermeidungsverhalten kann es nicht nur zu einem Leistungsknick am Arbeitsplatz kommen, sondern auch zu belastenden Auswirkungen auf die Beziehungen zu Familie und Freundeskreis.

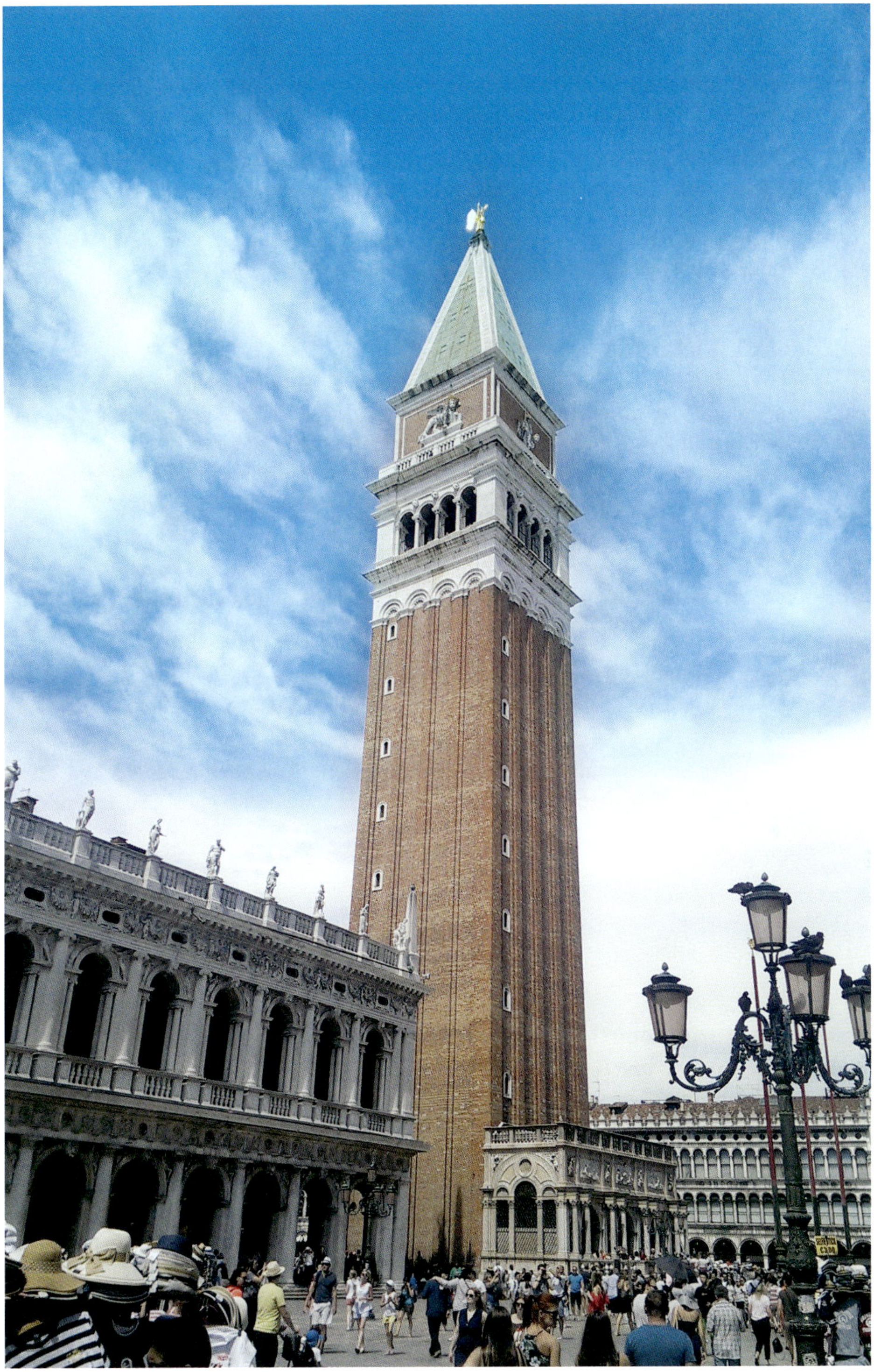

Abb. 8.4 Höhenangst

Neben der sozialen Phobie und der Agoraphobie existieren andere spezifische (isolierte) Phobien (F40.2): Nach ICD-10 handelt es sich um eine Gruppe von Phobien, die auf ganz bestimmte Situationen beschränkt sind: Z. B. Angst vor Spinnen (Arachnophobie), engen Räumen (Klaustrophobie), Höhenangst (o Abb. 8.4) oder auch Angst vor dem Erröten (Erythrophobie).

■ **MERKE** Phobische Störungen zeichnen sich durch Angst vor einer bestimmten Situation oder einem Objekt aus, welche im Allgemeinen ungefährlich sind. Um diesen Reizen auszuweichen, entwickeln Patienten ein Vermeidungsverhalten.

8.1.2 Panikstörungen

Bei der Panikstörung nach ICD-10 (F41.0) kommt es zu wiederkehrenden, schweren Angstattacken mit körperlichen Symptomen, die sich ungleich den Phobien nicht auf eine bestimmte Situation beschränken und auch nicht vorhersehbar sind.

Die Häufigkeit und der Verlauf von Panikattacken sind unterschiedlich. Anfälle dauern typischerweise nur einige Minuten und sind in der Regel selbstlimitierend.

■ **MERKE** Panikstörungen äußern sich durch körperliche, im engeren Sinne vegetative Symptome. Hinsichtlich ihres Auftretens besteht kein Bezug zu bestimmten Situationen.

8.1.3 Generalisierte Angststörungen

Bei der generalisierten Angststörung nach ICD-10 (F41.1) besteht eine allgemeine und anhaltende Angst, welche nicht auf bestimmte Umgebungssituationen beschränkt ist.

Häufig werden Sorgen geäußert, dass Verwandte erkranken oder verunglücken könnten. Diese Störung betrifft oftmals Frauen mit belastenden psychosozialen Faktoren (Gewalt in der Ehe, Mobbing am Arbeitsplatz usw.).

■ **MERKE** Die generalisierte Angststörung ist durch eine allgemeine und anhaltende Angst gekennzeichnet; typische Symptome wie Nervosität, Zittern, Bauchkrämpfe sind ständig vorhanden, ebenso Befürchtungen.

8.1.4 Belastungsreaktion und posttraumatische Belastungsstörung

Belastungsreaktionen und Belastungsstörungen sind eine verwandte Gruppe von Krankheitsbildern mit einer Reaktion auf äußere Ereignisse, die das normale menschliche Erleben deutlich übersteigen und als Katastrophen wahrgenommen werden. Die **akute Belastungsreaktion** nach ICD-10 (F43.0) ist eine sofortige und beträchtliche Störung auf eine außergewöhnliche körperliche oder seelische Belastung. Es zeigt sich meist ein gemischtes oder wechselhaftes Bild: „Betäubung", später Angst, Depression, Ärger, Verzweiflung, Überaktivität und Rückzug, alle üblicherweise von kurzer Dauer, innerhalb weniger Stunden. Die **posttraumatische Belastungsstörung** (PTBS) nach ICD-10 (F43.1) ist eine verzögerte Manifestation auf ein Ereignis schwerwiegenden Ausmaßes mit sogenannten „Flashbacks" – den Nachhallerinnerungen. Zum Trauma muss die wiederholte unausweichliche Erinnerung oder Wiederinszenierung des Ereignisses im Gedächtnis, in Tagträumen oder in nächtlichen Träumen vorkommen. Zudem können Gefühlsabstumpfung und deutlicher emotionaler Rückzug auftreten. In der ICD-11 findet sich neu die komplexe posttraumatische Belastungsstörung, welche sich zusätzlich zu den PTBS-Kriterien durch Schwierigkeiten in der Emotionsregulation, in negativen Grundüberzeugungen und in der Beziehungsfähigkeit äußert (Lotzin et al., 2019).

8.1.5 Anpassungsstörung

Eine heterogene Gruppe reaktiver Störungen sind die Anpassungsstörungen nach ICD-10 (F43.2), welche in Zusammenhang mit einem belastenden Ereignis stehen, z. B. Arbeitsplatzverlust, Trauerfall, Trennung/Scheidung. Auch üblicherweise positiv bewertete Ereignisse können zu Anpassungsstörungen führen, wie eine Beförderung oder die anstehende Hochzeit. Anpassungsstörungen können sich mit verschiedenen Symptomen äußern, zum Beispiel durch Ängste und Depression (gemischt) oder durch gestörte soziale Interaktionen. Zudem gibt es in der ICD-10 die Möglichkeit, ein Zeitkriterium der Störung zu erfassen, wie bei einer Anpassungsstörung mit Depression bis zu zwei Jahren Dauer (Anpassungsstörung mit längerer depressiver Reaktion, F43.21).

8.2 Symptome und Behandlungsziele

Angststörungen manifestieren sich in verschiedenen diagnostischen Entitäten und Symptomen. Vordringlichstes Behandlungsziel ist die Symptomrückbildung, d. h. die Verminderung der Angstsymptome/des Vermeidungsverhaltens. Dabei spielen der Umgang mit pathologischen Ängsten und die Verhinderung eines Rückfalls eine Rolle. Wie bei anderen psychischen Störungen geht es auch um eine Verbesserung der Lebensqualität.

Die Deutsche Gesellschaft für Allgemeinmedizin und Familienmedizin (DEGAM) hat in einer Behandlungsleitlinie die besondere Stellung des Hausarztes in der Diagnostik und Therapie von Patienten mit Angst berücksichtigt und Empfehlungen dazu formuliert.

Nach dieser Quelle finden sich in der Hausarztpraxis neben den hier erwähnten Angststörungen viel häufiger Patienten, welche Angst im Rahmen chronischer Krankheiten zeigen oder unter angstauslösenden Lebenssituationen leiden. Die Rolle somatischer und psychischer Erkrankungen bei Angstsymptomen wird also betont und es wird auf die Vermeidung von Sucht als dysfunktionalem Coping-Versuch hingewiesen (Details siehe DEGAM-Praxisempfehlung „Hausärztliche Versorgung von Patientinnen und Patienten mit Angst“, 2016). Die Ausführungen in diesem Buch befassen sich mit den Angststörungen nach ICD-10.

Phobische Störungen: Patienten, die an einer phobischen Störung leiden, zeichnen sich durch Angstsymptome aus, die durch eine bestimmte Situation oder ein Objekt ausgelöst werden. Die Agoraphobie kann mit oder ohne Panikattacken auftreten. Von einer Agoraphobie betroffene Patienten befürchten, in einer angstbesetzten Situation (z. B. auf öffentlichen Plätzen mit vielen Menschen) z. B. aufgrund von Schwindel in Ohnmacht zu fallen bzw. einen Herzanfall zu erleiden. Auslöser können sein: Menschenmengen, öffentliche Plätze, Reisen über weite Entfernungen von zu Hause, Warteschlangen, Fahrstuhlfahren, usw.

Panikstörungen: Hier finden sich typischerweise körperliche Symptome wie Schweißausbrüche, Herzklopfen oder Nausea. Häufig besteht die Angst vor Kontrollverlust. Typische Symptome von Panikattacken (AWMF-Patientenleitlinie, 2015) sind:

- Herzrasen,
- Schwitzen,
- Zittern oder Beben,
- Mundtrockenheit,
- Atemnot, Erstickungsgefühl,
- Enge im Hals,
- Schmerzen, Druck oder Enge in der Brust,
- Übelkeit oder Bauchbeschwerden,
- Schwindel-, Unsicherheits-, Ohnmachts- oder Benommenheitsgefühle,
- Gefühl, dass Dinge unwirklich sind (wie im Traum) oder dass man selbst „nicht richtig da" ist,
- Hitzewallungen oder Kälteschauer,
- Taubheits- oder Kribbelgefühle.

Generalisierte Angststörung (GAD): Die GAD ist gekennzeichnet durch allgemeine Befürchtungen und Ängste, die sich auf Alltagssituationen beziehen. Nach ICD-10 weist der Patient an mehreren Tagen Angst als primäres Symptom auf und zwar während mehrerer Wochen oder Monate. Einzelne Symptome können Befürchtungen/Sorgen, motorische Spannungen oder eine Übererregbarkeit des vegetativen Nervensystems umfassen. Es finden sich vorherrschend Anspannung, Besorgnis und Befürchtungen zu Alltagsproblemen bei einer Dauer von mindestens sechs Monaten.

> **MERKE** Symptome der phobischen Störungen treten vornehmlich in bestimmten angstbesetzten Situationen auf. Es besteht ein Vermeidungsverhalten. Panikattacken treten meist ohne erkennbaren Auslöser auf. Die generalisierte Angststörung zeichnet sich durch anhaltende Symptome der Angst sowie durch Befürchtungen aus.
> Behandlungsziele der Angststörungen sind Symptomreduktion, Verhinderung von Rückfällen und Verbesserung der Lebensqualität.

8.3 Verläufe

Nach der deutschen Behandlungsleitlinie für Angststörungen (Bandelow et al., 2014) wird auf den in der Regel chronischen Verlauf hingewiesen. Im Durchschnitt ist der Erkrankungsbeginn in der Kindheit, Adoleszenz oder im jungen Erwachsenenalter; nach dem 50. Lebensjahr ist eine deutliche Abnahme der Neuerkrankungen bei Angststörungen zu beobachten. Bei der generalisierten Angststörung und der Panikstörung sind phasenweise Verläufe zu beobachten, bei der sozialen Phobie hingegen durchgehende Verläufe.

In der Literatur gibt es auch optimistische Resultate. Angst et al. (2009) betonten in einer Langzeitstudie zur generalisierten Angststörung über eine Zeitdauer von 20 Jahren, dass etwa die Hälfte der Patienten über die Zeit immer wieder symptomfrei und im Verlauf eine Besserungstendenz zu beobachten sei. Sie schlussfolgerten, dass die generalisierte Angststörung eher keinen chronischen Verlauf aufweist.

Aus klinischer Erfahrung kommen viele Patienten erst nach einiger Zeit mit zunehmendem Leidensdruck in die psychiatrische Praxis. Sie suchen anfänglich Hilfe beim Hausarzt, v. a. wenn der Leidensdruck erheblich geworden ist. Wie bei anderen psychischen Erkrankungen kommt somit dem Hausarzt eine Schlüsselrolle zu. In der psychotherapeutischen Praxis sind reine Angststörungen häufig und können am ehesten mit kognitiv-verhaltenstherapeutischen Methoden behandelt werden. In der psychiatrischen Praxis finden sich Angststörungen auch oftmals im Zusammenhang mit anderen psychiatrischen Leiden.

- **MERKE** Angststörungen weisen unterschiedliche Verlaufsformen auf. Sie beginnen meist in jüngeren Jahren und Neuerkrankungen nehmen nach dem 50. Lebensjahr ab. Generalisierte Angststörungen zeigen eine Besserungstendenz und eher keinen chronischen Verlauf.

8.4 Komorbiditäten

Angststörungen weisen eine erhöhte Wahrscheinlichkeit auf, gemeinsam mit anderen Angststörungen aufzutreten; teils werden Werte von mehr als 70 % dieser Komorbiditäten beschrieben. Zudem sind bei Angstpatienten vermehrt Depressionen, Suchtleiden und Persönlichkeitsstörungen zu beobachten.

Angsterkrankungen treten statistisch betrachtet gehäuft mit Erkrankungen der Schilddrüse, der Atemwege, mit Arthritis, Migräne oder Allergien auf. Bezüglich des Suizidrisikos scheinen Angsterkrankungen ein unabhängiger Risikofaktor zu sein.

Zahlreiche psychiatrische Störungsbilder können zu Angstzuständen führen, ohne dass man explizit von einer Angststörung spricht: Z. B. schizophrene Psychosen, Depressionen, Persönlichkeitsstörungen, substanzinduzierte Störungen. Zudem kann der Konsum von koffeinhaltigen Getränken oder auch von Medikamenten wie Laxanzien oder Antiepileptika, wie Topiramat, Angstzustände auslösen. Klassisch sind vermehrte Angstzustände bei Nicotinentzug. Wichtig ist, dass zwischen (natürlichen) Ängsten und Angststörungen im Sinne des ICD-10 unterschieden wird.

- **MERKE** Angststörungen weisen häufig psychiatrische Komorbiditäten wie andere Angststörungen, Depression oder Suchtleiden auf. Sie treten auch gehäuft bei körperlichen Leiden auf. Zudem können körperliche Erkrankungen Symptome einer Angststörung provozieren. Mit anderen Worten: Bei Angststörungen muss zuerst eine gründliche ärztliche Diagnostik erfolgen.

8.5 Psychosoziale Aspekte

Bekannt ist, dass Belastungen in der Kindheit bei Patienten mit Angststörungen häufig in der Anamnese zu finden sind: Verlust eines Elternteils, Trennung der Eltern, Alleingelassenwerden, problematischer Erziehungsstil mit Zurückweisung oder Überbehütung, Hänseln in der Schule, Alkoholproblematik der Eltern bzw. Missbrauchserfahrung.

Bei Erwachsenen können belastende Lebensereignisse einer Angststörung vorangehen, aus klinischer Erfahrung spielen dabei Trennung, Scheidung oder Tod des Lebenspartners eine wichtige Rolle; auch Überforderung und Mobbing am Arbeitsplatz, Alkoholismus oder Drogenproblematik eines nahen Angehörigen sind in diesem Kontext zu nennen.

- **MERKE** Psychosoziale Faktoren spielen sowohl bei der Entstehung als auch im Verlauf von Angststörungen eine wichtige Rolle. Sie sollten bei Diagnostik und Therapie berücksichtigt werden.

8.6 Sicht der Patienten und Angehörigen

Eine Angststörung kann sich bei Patienten in zahlreichen Bereichen des täglichen Lebens manifestieren. Die generalisierte Angststörung als Beispiel imponiert durch ständige Befürchtungen und Sorge, oft in Zusammenhang mit belastenden äußeren Umständen. Patienten berichten, dass sie sich um die Zukunft, um ihre Gesundheit oder um diejenige von Angehörigen sorgen. Oftmals klagen sie über körperliche Symptome der Angst wie Anspannung, Muskelzittern, oberflächliche Atmung, Herzklopfen, Schwindelgefühle oder auch Bauchschmerzen.

Aus klinischer Erfahrung beklagen Patienten oft Durchschlafstörungen, sind eingeengt auf die Ängste und Sorgen. Wenn die Schlafstörungen sich über mehrere Wochen oder Monate hinziehen, kommen eine allgemeine Irritabilität, Konzentrationsstörungen, Störungen des allgemeinen Denkvermögens, sinkende Frustrationstoleranz und in psychosozialer Hinsicht Streitigkeiten und gar tätliche Auseinandersetzungen mit nahen Angehörigen vor. Dies führt wiederum zu vermehrten Ängsten und Sorgen. Das Gefühl des Ausgeliefertseins und die Hilflosigkeit nehmen dann überhand. Das Fassen eines klaren Gedankens und auch eines Konzepts, wie aus der Krise herausgefunden werden kann, ist erschwert. Wenn eigene Ressourcen, Unterstützung aus der Familie oder von Bekannten nicht weiterhelfen, kann professionelle psychiatrische und psychotherapeutische Hilfe sinnvoll sein. Die erste Anlaufstelle ist in vielen Fällen der Hausarzt.

Aus der klinischen Praxis stammen Aussagen von Angstpatienten wie: „Seit acht Wochen kann ich nur noch ein bis zwei Stunden nachts schlafen, ich bin voller Sorge über meine Zukunft, meine Stelle steht auf dem Spiel." oder „Durch die Alkoholabhängigkeit meines Ehegatten zittere ich oft den ganzen Tag, kann nicht mehr kochen, meine Teilzeitanstellung im Büro kann ich nicht mehr wahrnehmen, die Konzentration ist auf dem Tiefpunkt. Ich traue mich nicht mehr aus dem Haus".

Angehörige wünschen sich oft, dass der Patient seine Ängste in den Griff bekommt, dass andere Lebensinhalte in den Vordergrund rücken. Verständnis und Umsorgen, aber auch aufkeimende Verzweiflung sind klinisch beobachtbare Reaktionsmuster. Kinder von Eltern mit Angststörungen stehen dem Krankheitsbild oft machtlos gegenüber, dies gilt letztendlich auch für andere psychiatrische Störungen wie schizophrene Psychosen, Depressionen oder bipolare Störungen. Im Gegensatz zu diesen sind die Angststörungen mit dem Bezug zur Außenwelt jedoch oftmals besser einzuordnen.

8.7 Fallschilderung 9

Eine 39-jährige Patientin, geschieden und Mutter einer 19-jährigen Tochter, beklagte über mehr als ein Jahr lang phobische Ängste vor dem Supermarkt. Schlafstörungen, allgemeine Unruhe und die Verzweiflung ließen passive lebensmüde Gedanken aufkommen. Sie schämte sich wegen ihrer Ängste und fühlte sich auch in privater und beruflicher Hinsicht minderwertig und schuldig. Sie bekundete Mühe, darüber zu sprechen. Nach mehr als einem Jahr Leidenszeit entschied sie sich auf Drängen ihrer Tochter, endlich Hilfe anzunehmen. Sie meldete sich über ihren Hausarzt zur tagesklinischen psychiatrischen und psychotherapeutischen Behandlung an und vereinbarte eine Therapie von sechs Wochen Dauer. Während der Therapie wurde die Diagnose einer Agoraphobie mit Panikstörung gestellt, d.h. einer Angststörung, welche beim Betreten oder nur schon beim Gedanken an Plätze oder Einkaufszentren auftritt und welche auch Symptome einer körperlichen Angstreaktion aufweist. Mit einer spezifischen Technik der kognitiven Verhaltenstherapie, welche nach einer gebührenden Vorbereitung an Ort und Stelle die Symptome angeht (Expositionstherapie), konnte geholfen werden. Die Vermittlung von Mechanismen, wie Angst entstehen kann, wie lange sie dauert und welche gedanklichen Prozesse (Kognition) diese begleiten können, gehörten ebenso dazu wie eine verstärkte Selbstbeobachtung. Diese wurde im Rahmen eines Angst-Tagebuchs erfasst. Zusätzlich wurde der Patientin ein SSRI (Sertralin) gegen die Angstzustände verordnet. Diese Kombinationstherapie führte zu einem Rückgang der Angstsymptome. Die Patientin konnte, wenn auch noch mit Einschränkungen, wieder zum Einkaufen in den Supermarkt gehen.

■ **SCHLAGLICHT** Diese Patientin wies Symptome einer Agoraphobie mit Panikstörung auf, sie reagierte schon beim Gedanken, in den Supermarkt gehen zu müssen, mit Ängsten und vegetativen Symptomen. Unter der Kombination von kognitiver Verhaltenstherapie und einem SSRI kam es zu einer deutlichen Verbesserung der Symptomatik. Der gute Heilungsverlauf ließ sich durch das Fehlen wesentlicher somatischer oder psychiatrischer Komorbiditäten erklären.

9 Therapie der Angststörungen

9.1 Allgemeines

Bei der psychopharmakologischen Therapie stehen in der Regel an erster Stelle Antidepressiva, insbesondere SSRI, dann Benzodiazepine, gefolgt von Calcium-Kanal-Modulatoren wie Pregabalin und schließlich Antihistaminika. Atypische Antipsychotika sollten nur dann zum Einsatz kommen, wenn Standardtherapien keinen Effekt gezeigt haben.

Gemäß der deutschen Behandlungsleitlinie kommen bei Angststörungen auch psychotherapeutische Ansätze in Frage. Neben der kognitiven Verhaltenstherapie gibt es eine Reihe anderer Psychotherapieverfahren wie Entspannungsverfahren (z. B. progressive Muskelrelaxation), interpersonelle Psychotherapie, klientenzentrierte Gesprächspsychotherapie, tiefenpsychologische, psychoanalytische und systemische Psychotherapien, die zur Anwendung kommen könnten. Sportliche Aktivitäten können u. U. bei der Symptombekämpfung von Angststörungen unterstützend wirken; körperliche Grunderkrankungen sind dabei zu berücksichtigen.

Eine Kombinationstherapie aus Psychotherapie und Pharmakotherapie erscheint bei Angststörungen nach aktuellen wissenschaftlichen Erkenntnissen am erfolgversprechendsten zu sein. In Anbetracht der vielfältigen Ursachen und psychosozialen Faktoren von Angststörungen müssen soziale Aspekte berücksichtigt werden. Sozialarbeiter im ambulanten, tagesstationären oder stationären Setting können hier wichtige Unterstützung anbieten. Komorbide Störungen müssen zusätzlich beachtet und behandelt werden.

Wenn der Leidensdruck des Patienten ansteigt, sich psychosoziale Folgen der Angsterkrankungen manifestieren und Komplikationen wie Suchterkrankungen drohen, sollte eine Therapie begonnen werden.

- **MERKE** Angststörungen sollten präferenziell mit einer Kombination aus Psychotherapie und Pharmakotherapie behandelt werden. Wichtig ist die Berücksichtigung psychosozialer Aspekte und Komorbiditäten wie z. B. Suchtleiden.

9.2 Therapiephasen

9.2.1 Notfalltherapie

Psychiatrische Notfälle bei Angststörungen können sich vielgestaltig manifestieren:

- akute Suizidalität,
- akuter Erregungszustand,
- Stupor psychogener Genese,
- akute Angstanfälle.

Die akute Suizidalität ist im Faktenblatt ①, der akute Erregungszustand im Faktenblatt ③ und der Stupor im Faktenblatt ⑦ für die jeweiligen Störungen dargestellt.

Informationen über die Vorgeschichte und die Umstände der Notfallsituationen sind notwendig, um psychiatrische Notfälle den Angststörungen zuzuordnen und zu behandeln. Dies ist deshalb wichtig, weil sich die therapeutischen Maßnahmen bei Angststörungen von denjenigen bei affektiven Störungen oder Schizophrenien unterscheiden. So zeigt ein psychogener Stupor eher einen kurzfristigen und gutartigen Verlauf. Das beruhigende Gespräch ist hilfreich, was bei einem katatonen Stupor in der Regel keine Wirkung entfaltet.

Bei akuten Angstanfällen ist ein beruhigendes Gespräch angezeigt. Der Einsatz von Medikamenten sollte zurückhaltend erfolgen, da beruhigende Substanzen ein Abhängigkeitspotenzial aufweisen. Akutphasen der Angststörungen, z. B. der Phobien, gehen relativ rasch vorbei. In schweren Fällen kann z. B. p. o. Lorazepam 0,5–1 mg gegeben werden.

9.2.2 Akuttherapie

In Deutschland sind ausgewählte Psychopharmaka für die drei folgenden Angststörungen zugelassen: Generalisierte Angststörung, Panikstörung und soziale Phobie, wenige auch für die posttraumatische Belastungsstörung (◻ Tab. 3.10). In den Kapiteln über Schizophrenie und affektive Störungen sind die Substanzgruppen der Antipsychotika, Antidepressiva und Stimmungsstabilisierer bereits erläutert worden. ◻ Tab. 9.1 zeigt eine Übersicht der Psychopharmakotherapie der Angststörungen.

■ **MERKE** Antidepressiva nehmen in der Therapie der Angststörungen eine prominente und evidenzbasierte Stellung ein. Benzodiazepine sollten wegen des Abhängigkeitspotenzials und der sehr häufigen Komorbiditäten nur zurückhaltend und über maximal vier bis sechs Wochen verabreicht werden.

9.2.3 Langzeit- und Erhaltungstherapie

Prinzipiell sind in der Erhaltungs- und Langzeittherapie die gleichen Dosierungen wie für die Akutphase anzuwenden. Gemäß der deutschen Behandlungsleitlinie soll bei Patienten mit Angststörungen die Therapie für sechs bis zwölf Monate fortgeführt werden. Bei den meisten Angststörungen wird aufgrund der wissenschaftlichen Evidenz eine Kombinationstherapie aus Psychopharmako- und Psychotherapie als wirksam erachtet und befürwortet.

■ **MERKE** Für die Langzeittherapie gelten prinzipiell die gleichen Dosierungsempfehlungen wie für die Akuttherapie.

◻ **Tab. 9.1** Psychopharmakotherapie der Angststörungen. Nach Plag et al., 2014 und gemäß klinischer Erfahrung.

Psychopharmakon	Dosis mg/d
SSRI	
Citalopram	10–40
Escitalopram	10–20
Fluoxetin	20–40
Fluvoxamin	100–300
Paroxetin	20–50
Sertralin	50–150
SSNRI	
Duloxetin	30–120
Venlafaxin	75–225
Trizyklische Antidepressiva	
Opipramol	50–200
Trimipramin	75–200
Atypische Antipsychotika	
Quetiapin	50–300
Stimmungsstabilisierer/Calciumkanal-Modulatoren	
Pregabalin	150–600
Azapirone/Antihistaminika	
Buspiron	15–60
Hydroxyzin	37,5–75
Phythopharmaka	
Lavendel (Silexan)	80
Benzodiazepine siehe ◻Tab. 10.1 und ▸Kap. 14 Anhang (Substanztabelle)	

Die Behandlung mit SSRI, SNRI, Trizyklika und Pregabalin sollte über mehrere Wochen ausgeschlichen werden, um Absetzphänomene möglichst gering zu halten. Benzodiazepine sollten nur über einen Zeitraum von vier bis sechs Wochen verabreicht werden, um einer Abhängigkeit vorzubeugen.

Bei bestehender **Benzodiazepin-Abhängigkeit** und evtl. geplantem Benzodiazepin-Abbau sollte aus klinischer Erfahrung folgendes beachtet werden:

- Patienten sollten auf die lange Einnahme des Benzodiazepins angesprochen werden und bei Vorliegen der ICD-10 Kriterien für eine Substanzabhängigkeit informiert werden, dass aus fachärztlicher Sicht eine Abhängigkeit von Benzodiazepinen besteht.
- Die ICD-10 Kriterien der Abhängigkeit sind u. a. ein starker Wunsch oder eine Art Zwang der Substanzeinnahme, verminderte Kontrollfähigkeit, ein körperliches Entzugssyndrom, Nachweis der Toleranz, fortschreitende Vernachlässigung von Interessen und anhaltender Substanzkonsum trotz Nachweis von schädlichen Folgen. Drei oder mehr dieser Kriterien müssen während des letzten Jahres vorhanden gewesen sein.
- Der Arzt sollte die Wirkungen und UAW der Benzodiazepine erklären.
- Wenn sich der Patient bereit erklärt, Benzodiazepine zu entziehen, sollte der Arzt mit ihm ein geeignetes Abbauschema mit einer Dauer von mindestens mehreren Wochen besprechen. Ziel sollte entweder die Abstinenz oder wenigstens eine Dosisreduktion sein. Aus Erfahrung ist es am besten, wenn eine Abstinenz angestrebt wird (▸ Kap. 10.5).
- Der Patient soll im ärztlichen Gespräch über auftretende Entzugserscheinungen informiert werden wie u. a. Bauchkrämpfe, Wadenkrämpfe, Schweißausbrüche, Unruhe, Zittern, Herzklopfen/-rasen, Angstzustände, epileptische Anfälle und Delir.
- Der Arzt sollte alternative Methoden empfehlen, die dazu beitragen können, die Ängste beim Abbau der Benzodiazepine zu reduzieren, wie körperliche Aktivität (z. B. Nordic Walking), psychotherapeutische Verfahren, Entspannungstees, Entspannungsbäder oder Entspannungstechniken wie Progressive Muskelrelaxation nach Jacobson. Eine begleitende (Gruppen-)Psychotherapie ist angezeigt, um die Suchtmittelabhängigkeit zu thematisieren.
- Nach der Entgiftung kann optional eine Entwöhnungstherapie anvisiert werden, um bei schweren Abhängigkeitszuständen eine dauerhafte Stabilisierung zu erreichen.
- Komorbiditäten wie z. B. weitere Abhängigkeiten sind in der Therapieplanung zu berücksichtigen.
- Der Entzug von Benzodiazepinen ist in der Praxis häufig komplex und mit Rückfällen und Abbrüchen verbunden.

> **MERKE** Der Dosisabbau von Substanzen gegen Angststörungen sollte langsam über mehrere Wochen erfolgen. Bei der Benzodiazepin-Abhängigkeit erfolgt die Dosisreduktion in sehr langsamen Schritten.

9.2.4 Rezidivprophylaxe

Die Dauer der Behandlung kann unter folgenden Umständen verlängert werden: Bei Wiederauftreten der Symptome, bei besonderer Schwere der Symptomatik oder bei aus der Anamnese erkennbaren Gründen für eine lange Behandlungsdauer.

> **MERKE** Die Behandlungsdauer beträgt bei Angststörungen sechs bis zwölf Monate, unter besonderen klinischen Umständen auch länger.

9.2.5 Therapieresistenz

Insgesamt ist die Studienlage bei Nichtansprechen der Therapie bei Angststörungen uneinheitlich. Komorbiditäten wie Persönlichkeitsstörungen, Suchtleiden oder das Nichtansprechen auf frühere Therapien können mitverantwortlich für eine Therapieresistenz von Angststörungen sein.

Bevor von einer Therapieresistenz gesprochen wird, gilt es zu beachten, dass es hierfür keine allgemein gültigen Definitionen für Angststörungen gibt. Die korrekte Diagnose, die zuverlässige Einnahme der Medikamente, eine Dosis im therapeutischen Bereich, eine ausreichende Behandlungsdauer und eine adäquate Psychotherapie sind nach der schweizerischen Behandlungsleitlinie im Zusammenhang mit dem Begriff „Therapieresistenz" bei Angststörungen maßgeblich für die Beurteilung.

Die deutsche Behandlungsleitlinie unterscheidet zwei pharmakologische Strategien:

- Wechsel von einem Standardmedikament zu einem anderen, beispielsweise Ersetzen eines SSRI durch ein anderes Antidepressivum.
- Wechsel zu Nichtstandard-Medikamenten: Zum Beispiel auf Substanzen, die nicht für Angststörungen zugelassen sind, in Studien jedoch positive Wirkungen gezeigt haben, wie Mirtazapin oder Quetiapin. Alternativ können auch Kombinationen wie Olanzapin plus SSRI versucht werden.

MERKE Therapieresistenz ist bei Angststörungen uneinheitlich definiert; sie scheint ein klinisch häufiges Phänomen zu sein. Wechsel des Psychopharmakons oder Kombinationstherapien auch mit Psychotherapie werden in den Behandlungsleitlinien empfohlen.

9.3 Kombinationstherapien

Im Zusammenhang mit Angststörungen ist unter Kombinationstherapie vorwiegend, aber nicht ausschließlich, die Kombination von Pharmakotherapie und Psychotherapie zu verstehen.

9.4 Therapie der psychiatrischen und somatischen Komorbiditäten

Bei Angststörungen sollten gleichzeitig auftretende andere Angsterkrankungen, Depressionen, Persönlichkeitsstörungen und Suchtleiden konsequent mitbehandelt werden. Diese psychiatrischen Komorbiditäten treten bei Angststörungen häufig auf (▸ Kap. 8.4). Beispiel: Bei einem Patienten mit Agoraphobie und Abhängigkeit von Cannabis sollten Benzodiazepine vermieden werden, stattdessen sind eine suchtspezifische Psychotherapie und ein SSRI angezeigt. Somatische Komorbiditäten müssen immer gründlich mitbehandelt werden.

9.5 Therapieumstellung

Die Umstellung von Antidepressiva ist im ▸Kap. 2.5 angesprochen worden. In den Behandlungsleitlinien aus Österreich findet sich ein Stufenschema zur medikamentösen Behandlung von Angststörungen. Nach der Diagnose wird ein Antidepressivum für die Dauer von vier Wochen empfohlen; bei Nichtansprechen wird die Dosis erhöht (gilt nicht für SSRI, siehe deutsche Behandlungsleitlinie) und bei erneutem Nicht-Ansprechen auf ein Antidepressivum mit einem anderen Wirkmechanismus umgestellt, beispielsweise von einem SSRI auf ein Trizyklikum.

Siehe auch ▸Kap. 9.2.3 und ▸Kap. 10.5.1 mit Hinweisen zum Ausschleichen von Pharmaka für Angststörungen.

9.6 Kontrolluntersuchungen

Zu Laboruntersuchungen siehe ▸Kap. 2.6, affektive Störungen. Grundsätzlich sind bei der Einnahme von Benzodiazepinen keine Laboruntersuchungen notwendig. Bei Pregabalin und Buspiron sollten Leber- und Nierenwerte geprüft werden.

Die regelmäßige Einnahme von Pregabalin kann zu einer Abhängigkeit führen, welche beim Absetzen von Entzugssymptomen wie Unruhe und Schlafstörungen begleitet ist. Pregabalin kann zu einer Gewichtszunahme führen, deshalb sind regelmäßige Kontrollen des Körpergewichts angezeigt.

■ **MERKE** Zusätzlich zu den Laboruntersuchungen sollte bei Angststörungen das Augenmerk auf klinisch feststellbare Symptome einer Benzodiazepin-Abhängigkeit gerichtet werden.

9.7 Adhärenz

Vor- und Nachteile einer Therapie sollten dem Patienten sorgfältig erklärt werden, wie z. B. verzögerter Wirkungseintritt oder mögliche UAW. Bei der Einnahme von trizyklischen Antidepressiva ist im Vergleich zu SSRIs mit einer insgesamt geringeren Adhärenz zu rechnen.

Wie bei anderen psychiatrischen Störungen kann die Therapieadhärenz durch Komorbiditäten komplex werden. Patienten mit Angststörungen haben krankheitsbedingt mitunter übersteigerte Ängste vor der Einnahme von Medikamenten. Vor allem die unerwünschten Arzneimittelwirkungen stehen dann im Fokus, das Abhängigkeitspotenzial ist ebenfalls ein relevantes Thema. Eine sachliche Aufklärung über Wirkungen und Nebenwirkungen der vorgeschlagenen Medikation ist hilfreich. Falls Benzodiazepine zum Einsatz kommen, sind Warnhinweise zum Suchtpotenzial und eine nur über wenige Tage bis maximal sechs Wochen dauernde Verschreibung wichtig. Man sollte möglichst gemeinsam mit dem Patienten eine passende Medikation finden, auch im Sinne des „Shared-Decision-Making“.

■ **MERKE** Die Adhärenz bei Angststörungen kann durch sachliche Aufklärung, gemeinsame Entscheidung und Einbindung von Angehörigen verbessert werden.

9.8 Veränderung der Lebensqualität

Angststörungen können die Lebensqualität deutlich beeinträchtigen. Betroffen sind die berufliche Leistungsfähigkeit, der soziale Status, die Bewältigung von Alltagsaktivitäten, die finanzielle und familiäre Situation.

Ziel ist, durch eine geeignete Therapie der Angststörungen die Lebensqualität zu verbessern. Dadurch sollen Situationen besser bewältigt werden, die Vermeidungsverhalten verursacht haben.

Wenn Angsterkrankungen mit komorbiden Leiden wie z. B. chronischen Schmerzstörungen auftreten, kann trotz umfangreicher Therapien (medikamentös, psychotherapeutisch oder in Kombination) oftmals keine eindeutige Verbesserung der Lebensqualität erzielt werden. Aus klinischer Erfahrung finden sich in vielen Fällen psychosoziale Belastungsfaktoren wie Vereinsamung, Leben in Armut, Migrationshintergrund oder belastende familiäre Situationen, die einer Besserung der Angsterkrankungen im Wege stehen.

Oftmals erhalten solche Patienten sehr viele Pharmaka, welche nur bedingt wirksam sind. Aus klinischer Erfahrung ist besonders die über Monate oder Jahre andauernde Verabreichung von Analgetika und Benzodiazepinen zu beachten. Beide Substanzgruppen sind bei Dauereinnahme problematisch. So können nichtsteroidale Analgetika das Risiko für kardio- und zerebrovaskuläre Erkrankungen erhöhen, daneben können sie selbst zu einem medikamentös-induzierten Kopfschmerz führen. Benzodiazepine können eine Abhängigkeit verursachen und weisen eine ganze Reihe von UAW auf. Relevant in der Psychiatrie sind z. B. Schlafstörungen, Einschränkungen des Denkvermögens und der Impulskontrolle, Enthemmung sowie Delir. Orthopädisch werden Benzodiazepine mit vermehrtem Auftreten von Frakturen und Stürzen assoziiert; internistisch mit arterieller Hypotonie u. v. m.

Besonders problematisch sind Benzodiazepine bei chronischen Schmerzen auch deshalb, weil diese Substanzen durch die muskelrelaxierende Wirkung Rückenschmerzen fördern können. Chronischer Benzodiazepingebrauch kann mit pathologischer Schmerzverarbeitung einhergehen. Benzodiazepine können im Alter zu paradoxen Reaktionen führen und sind in Überdosis zusammen mit Alkohol u. U. lebensbedrohlich. Mit anderen Worten: Eine langdauernde Einnahme von Analgetika und/oder Benzodiazepinen ist grundsätzlich, insbesondere aber bei Patienten mit Angststörungen und komorbider Schmerzstörung kontraproduktiv.

Veränderungen der Lebensqualität bedingt durch Nebenwirkungen der anderen anxiolytisch eingesetzten Medikamente finden sich in ▸Kap. 10.5.1.

■ **MERKE** Die Lebensqualität kann durch Angststörungen deutlich beeinträchtigt werden. Eine Dauermedikation von Analgetika und/oder Benzodiazepinen ist bei komorbiden Schmerzstörungen wegen vielfältiger unerwünschter Arzneimittelwirkungen nicht zielführend.

9.9 Behandlungsleitlinien

Es gibt für Deutschland, Österreich und die Schweiz Behandlungsleitlinien zu Angststörungen, welche online abgerufen werden können. Auf der Seite der DGPPN findet sich eine Behandlungsleitlinie für Patienten. Eine englischsprachige Behandlungsleitlinie ist auf der Website der World Federation of Societies of Biological Psychiatry (WFSBP) abrufbar.

Die Deutsche Gesellschaft für Allgemeinmedizin und Familienmedizin e. V. (DEGAM) hat eine Praxisempfehlung zur hausärztlichen Versorgung von Patientinnen und Patienten mit Angst auf ihrer Website bereitgestellt.

Deutschland
Internet-Suchbegriffe: DGPPN, Behandlungsleitlinie, Angststörungen.

Österreich
Internet-Suchbegriffe: Österreich, Biologische Psychiatrie, Konsensus, State of the Art, Angststörungen.

Schweiz
Internet-Suchbegriffe: Schweizerische Gesellschaft für Psychiatrie und Psychotherapie, Behandlungsempfehlungen, Angsterkrankungen.

10 Tranquilizer

10.1 Definition

Der Begriff Tranquilizer leitet sich vom lateinischen „tranquillare/tranquillitas", beruhigen/die Ruhe ab. Tranquilizer haben typischerweise beruhigende, antiaggressive und angstlösende Eigenschaften. Sie werden deshalb auch als Anxiolytika (angstlösende Mittel) bezeichnet. Wichtigste Gruppe sind die Benzodiazepine. Viele der Substanzen besitzen neben den anxiolytischen Effekten zusätzlich auch hypnotische, muskelrelaxierende und antikonvulsive Wirkungen. Anxiolytika sind nicht per se sedierende Medikamente. Häufig gibt es allerdings einen dosisabhängigen fließenden Übergang von den sedierenden hin zu den hypnotischen Eigenschaften.

■ **MERKE** Der Begriff „Tranquilizer/Anxiolytika" ist nicht gleichzusetzen mit dem Begriff „Beruhigungsmittel". Anxiolytische Effekte sind klinisch häufig ohne zusätzliche beruhigende/sedierende Wirkungen erwünscht.

10.2 Einteilung

Substanzen aus der Gruppe der Tranquilizer unterscheiden sich sowohl nach ihrer chemischen Struktur als auch nach ihren klinischen Wirkungen. Sie werden heute üblicherweise in folgende Gruppen eingeteilt:

- Benzodiazepine,
- chemisch andersartige Substanzen (Non-Benzodiazepine): Buspiron, Hydroxyzin, Opipramol,
- Pregabalin,
- Phytopharmaka: Lavendel (daneben auch Baldrian, Melisse, Hopfen, Passionsblume),
- Antidepressiva und Antipsychotika mit anxiolytischen Eigenschaften,
- Betablocker.

Benzodiazepine: Sind die dominierenden Substanzen in der Gruppe der Tranquilizer. Oftmals wird der Begriff „Benzodiazepine" synonym für Tranquilizer verwendet. Benzo-

Tab. 10.1 Benzodiazepine mit überwiegend anxiolytischem bzw. hypnotischem Wirkprofil

Wirkstoff	Präparatebeispiele®
Benzodiazepine mit überwiegend anxiolytischem Wirkprofil	
Alprazolam	Tafil
Bromazepam	Lexostad
Chlordiazepoxid	Librium
Clobazam	Frisium
Diazepam	Diazepam-Generika
Dikaliumclorazepat	Tranxilium
Lorazepam	Tavor
Medazepam	Rudotel
Oxazepam	Adumbran
Prazepam	Demetrin
Benzodiazepine mit überwiegend hypnotischem Wirkprofil	
Brotizolam	Lendormin
Flunitrazepam	Rohypnol (BTM!)
Flurazepam	Dalmadorm
Lormetazepam	Noctamid
Nitrazepam	Mogadan
Temazepam	Remestan
Triazolam	Halcion

diazepinen kommt in der Psychopharmakotherapie ein hoher Stellenwert zu. Oftmals werden sie auch bei Indikationen wie Schizophrenie oder Depression initial als Begleitmedikation eingesetzt. Benzodiazepine mit anxiolytischem Wirkungsschwerpunkt sind von den Substanzen aus dieser Gruppe mit überwiegend hypnotischen Eigenschaften abzugrenzen. Tab. 10.1 zeigt Benzodiazepine mit anxiolytischen bzw. hypnotischen Wirkungsschwerpunkten.

Alle Benzodiazepine besitzen anxiolytische, hypnotische, muskelrelaxierende und antikonvulsive Eigenschaften. Je nach Substanz sind die Wirkungsschwerpunkte allerdings unterschiedlich ausgeprägt. Die Erfolgsgeschichte dieser Substanzgruppe ist eng mit ihrer schnellen und zuverlässigen Wirkung bei relativ guter Verträglichkeit verknüpft. Problematisch ist allerdings ihr Abhängigkeitsrisiko, das bei längerfristigem Gebrauch immer droht.

Buspiron ist chemisch nicht mit den Benzodiazepinen verwandt und besitzt auch einen völlig anderen Wirkmechanismus als diese (▸Kap. 10.3). Der anxiolytische Effekt tritt langsamer ein als unter Benzodiazepinen und soll geringer ausgeprägt sein. Insbesondere bei vorherigem Benzodiazepin-Gebrauch wird häufig über mangelnde bzw. schwache Wirksamkeit geklagt. Als Vorteil ist die fehlende Abhängigkeitsgefahr zu nennen.

Hydroxyzin ist aufgrund seines Wirkmechanismus in erster Linie ein Antihistaminikum. Die sedierenden Eigenschaften überwiegen und lassen die Substanz nicht als Anxiolytikum der ersten Wahl einordnen.

Opipramol ist von der chemischen Struktur eine trizyklische Substanz, besitzt aber ein gegenüber trizyklischen Antidepressiva untypisches Rezeptorprofil. Die Substanz ist sedierend, jedoch nicht hypnotisch wirksam. Sie weist kein Abhängigkeitspotenzial auf und ist aus diesem Grund bei suchtgefährdeten Patienten eine therapeutische Option. Die Wirkung tritt nur mit Verzögerung ein, ähnlich den TZA.

Pregabalin ist eigentlich ein Antikonvulsivum, besitzt aber auch die Zulassung bei generalisierten Angststörungen (GAS/GAD) sowie bei neuropathischen Schmerzen. Die Substanz ist, trotz geringerer akuter Wirksamkeit, gegenüber den Benzodiazepinen eine therapeutische Alternative, insbesondere bei GAS und sozialen Phobien. Pregabalin besitzt ein Missbrauchspotenzial.

Lavendelöl ist als Phytopharmakon zur Behandlung von Unruhezuständen bei ängstlicher Verstimmung zugelassen. Ein Präparat, das Lavendelöl (Silexan) enthält, ist Lasea®. Die anxiolytische Wirkung wurde in einer randomisierten, Placebo-kontrollierten Studie nachgewiesen. In dieser Studie waren der anxiolytische und der antidepressive Effekt etwa gleich stark ausgeprägt. Weitere bei Angstzuständen eingesetzte Phytopharmaka, jedoch nicht mit vergleichbarer guter Evidenz wie Lavendelextrakt, sind Passionsblume, Melisse, Hopfen und Baldrian.

▪ **MERKE** Das Lavendelölpräparat (Lasea®) muss mindestens zwei Wochen lang einmal täglich eingenommen werden, damit seine Wirksamkeit beurteilt werden kann.

Antidepressiva zeigen neben antidepressiven Effekten auch anxiolytische Wirkungen. So besitzen z. B. Citalopram, Duloxetin, Escitalopram, Paroxetin, Sertralin und Venlafaxin die Zulassung zur Therapie von Angststörungen, teilweise auch bei generalisierter Form. Weitere Erkrankungen aus dem affektiven Formenkreis wie Zwangserkrankungen, Panikstörungen, Phobien und posttraumatische Belastungsstörungen können mit einzelnen Substanzen aus dieser Gruppe behandelt werden (▫ Tab. 3.10). Der Vorteil gegenüber den Benzodiazepinen ist ihr fehlendes Abhängigkeitspotenzial.

Antipsychotika, insbesondere jene der zweiten Generation, werden in der Therapie von Angststörungen zunehmend geprüft und auch teilweise bereits klinisch eingesetzt. Eine allgemeine Therapieempfehlung kann allerdings hierfür noch nicht gegeben werden. Verschiedene niederpotente klassische Antipsychotika (u. a. Melperon, Pipamperon, Chlorprothixen) wurden in der Vergangenheit – oftmals auch off Label – als Anxiolytika eingesetzt. Heute werden sie wegen ihrer guten sedierenden Wirkung vor allem bei Symptomen wie ängstlicher oder motorischer Unruhe verwendet. Einige hochpotente klassische Antipsychotika kommen in niedriger Dosierung auch als Anxiolytika oder sog. „minor tranquilizer“ (Flupenthixol, Fluphenazin) bzw. in der Depotspritze (Fluspirilen/

Imap) zum Einsatz. Trotz ihres Vorteils eines fehlenden Abhängigkeitsrisikos sollten diese bei Angststörungen wegen der Gefahr extrapyramidaler Störungen und Spätdyskinesien nicht mehr gegeben werden.

Betablocker werden in erster Linie bei somatischen Ängsten eingesetzt, wie sie im Rahmen psychischer Stresssituationen (Redner- und Prüfungsangst, Lampenfieber) auftreten können. Hier wirken sie aufgrund ihrer betaadrenolytischen Effekte auf typische betaadrenerg vermittelte Symptome der Angst wie Zittern oder Herzjagen. Zum Einsatz kommen vor allem lipophile Betablocker (Metoprolol, Propranolol).

■ **MERKE** Betablocker werden bei somatischen Ängsten in der Regel als Einmalgabe eingesetzt und deutlich niedriger dosiert als z. B. in der Therapie der Hypertonie (Propranolol 20 mg einmalig, Metoprolol 50 mg einmalig).

10.3 Pharmakologie

10.3.1 Benzodiazepine

Benzodiazepine wirken über eine spezifische Bindungsstelle, die eng mit dem sog. GABA (Gamma-Aminobuttersäure)-Rezeptor assoziiert ist. GABA ist ein wichtiger inhibitorischer Neurotransmitter im ZNS. Nach Aktivierung von GABA kommt es zu einem Einstrom von Chloridionen in die Zelle und dadurch zu einer Hyperpolarisation. Durch die Kopplung an die allosterische Bindungsstelle, die auch Benzodiazepinrezeptor genannt wird, wirken Benzodiazepine zusätzlich modulierend auf den GABA-Rezeptor und führen zu einer Verbesserung der Kopplung mit dem Chloridionenkanal. Der Chloridioneneinstrom in die Nervenzelle soll der entscheidende Mechanismus der dämpfenden Effekte von GABA im ZNS sein. Benzodiazepine sind keine direkten GABA-Agonisten, sondern Verstärker der Chloridionen-vermittelten GABA-Wirkung. Mittlerweile sind mehrere Untereinheiten des GABA-Rezeptors bekannt. Diese werden je nach spezifischer Bindung eines Benzodiazepins an die Untereinheiten sowohl mit Wirkungen und Wirkpotenz als auch mit Nebenwirkungen in Beziehung gebracht. Es existiert auch ein reiner Antagonist des Benzodiazepinrezeptors, der mit hoher Affinität bindet, aber keine eigene intrinsische Aktivität besitzt. Dieser Antagonist (Flumazenil) kann in kürzester Zeit Benzodiazepinwirkungen aufheben und ist insbesondere bei Benzodiazepin-Intoxikationen ein wichtiges Gegenmittel, mit dem sich eine Benzodiazepinüberdosierung sowohl diagnostizieren als auch, zeitlich limitiert, behandeln lässt.

◻ Tab. 10.2 zeigt Wirkpotenzen/Rezeptoraffinitäten der Benzodiazepine mit anxiolytischem Einsatzschwerpunkt und daraus abgeleitete Äquivalenzdosen.

■ **ANEKDOTE** Warum besitzt der menschliche Organismus Rezeptoren für Substanzen, die erst Anfang der 60er Jahre des 20. Jahrhunderts entdeckt wurden? Die Vermutung liegt nahe, dass es – ähnlich wie beim Opiatrezeptor die Endorphine – physiologische, endogene Liganden dieser Rezeptoren geben muss. Interessant ist, dass auch bei Pflanzen, z. B. in chemisch unbehandelten Kartoffeln, benzodiazepinartige Substanzen nachgewiesen wurden.

Tab. 10.2 Wirkpotenzen/Rezeptoraffinitäten (Inhibitionskonstante K_i[1]) der Benzodiazepine mit anxiolytischem Einsatzschwerpunkt sowie deren Äquivalenzdosen

Substanz	K_i	Äquivalenzdosis in mg
Alprazolam	4	1
Bromazepam	30	6
Chlordiazepoxid	30–50	25
Clobazam	170	20
Diazepam	10	10
Dikaliumclorazepat	30–50	20
Lorazepam	1,5	1
Medazepam	30–50	20
Oxazepam	30–50	30
Prazepam	300	20

[1] K_i = Inhibitionskonstante (je niedriger K_i desto höher die Rezeptoraffinität)

SCHLAGLICHT Lorazepam besitzt die höchste Affinität für den Benzodiazepinrezeptor und wird deshalb auch als stärkstes Benzodiazepin-Anxiolytikum bewertet. Andererseits ist auch das Problem der Abhängigkeitsentwicklung bei dieser Substanz besonders zu beachten.

MERKE Alle Wirkungen und Nebenwirkungen der Benzodiazepine werden über eine Bindung an einer spezifischen, allosterischen Untereinheit (sog. Benzodiazepinrezeptor) des GABA-Rezeptors vermittelt. Sie können durch die Gabe eines Antagonisten (Flumazenil), zeitlich limitiert, terminiert werden.

Buspiron

Hauptmechanismus der anxiolytischen Wirkung von Buspiron ist der Agonismus an präsynaptischen Serotonin(5-HT_{1A})-Rezeptoren. Diese sind Autorezeptoren, die inhibitorisch auf die Ausschüttung und Synthese von Serotonin wirken. Der Neurotransmitter Serotonin wird mit angstverstärkenden Effekten in Verbindung gebracht.

Hydroxyzin

Die Substanz ist vorrangig antihistaminerg wirksam, daneben besitzt sie auch adrenolytische und anticholinerge Eigenschaften. Der sedierende Effekt ist im Vergleich zur anxiolytischen Wirkung deutlich vorherrschend.

Opipramol

Die Substanz ist chemisch ein Trizyklikum, weist jedoch ein gegenüber trizyklischen Antidepressiva abweichendes Wirkprofil auf. Opipramol besitzt eine hohe Affinität für die sog. Sigma-Rezeptoren und soll auf diese Weise modulierend im NMDA(N-Methyl-D-Aspartat)-System wirken. Trotz der trizyklischen Struktur zeigt die Substanz in therapeutischen Dosen keine Wiederaufnahmehemmung von Monoaminen, jedoch postsynaptisch Blockaden an H_1-, α_1- sowie 5-HT_2- und D_2-Rezeptoren. Der für die anxiolytische Wirkung verantwortliche Mechanismus ist unklar.

Pregabalin

Die Substanz ist strukturchemisch ein GABA-Abkömmling, verfügt jedoch über keine eigenen Effekte an GABA-Rezeptoren. Sie bindet mit hoher Affinität an spannungsabhängige Calciumkanäle im ZNS und reduziert den Calciumeinstrom in die Zelle. Dieser Vorgang soll zu einer verminderten Freisetzung exzitatorischer Transmitter (wie z. B. Glutamat) führen.

Phytopharmaka

Lavendelöl (Silexan) soll die Response von $GABA_A$-Rezeptoren auf GABA verstärken und damit indirekt die inhibitorische Wirkung von GABA im ZNS beeinflussen. Silexan bindet nicht an den „Benzodiazepinrezeptor“. Zusätzlich soll es spannungsabhängige Calciumkanäle im ZNS hemmen und dadurch den Calciumeinstrom in die Zelle vermindern. Dieser Vorgang führt zu einer verminderten Freisetzung exzitatorischer Transmitter (wie z. B. Glutamat). Damit weist Silexan einen ähnlichen Wirkmechanismus auf wie Pregabalin, wirkt allerdings an einer anderen Bindungsstelle als dieses. Das erklärt auch Unterschiede im pharmakologischen Profil. So wirkt Silexan beispielsweise nicht sedierend wie Pregabalin.

Für die anderen Phytopharmaka mit postulierten anxiolytischen Wirkungen sind die pharmakologischen Daten relativ ungenau; in der Regel können keine wirksamkeitsbestimmenden Inhaltsstoffe isoliert werden, sondern es wird der Gesamtextrakt für eine Wirkung verantwortlich gemacht. Meist werden verstärkende Effekte auf GABA postuliert.

Betablocker

Betablocker wirken aufgrund ihrer betaadrenolytischen Effekte auf typische betaadrenerg vermittelte Symptome der Angst wie Zittern oder Herzjagen.

10.3.2 Pharmakokinetik

Alle Benzodiazepine weisen ein relativ einheitliches pharmakologisches Profil auf. Allerdings bestehen erhebliche pharmakokinetische Unterschiede zwischen den einzelnen Substanzen. Dies betrifft v. a. die Resorptionsgeschwindigkeit, die Halbwertszeit und die Metabolisierung.

Diazepam und Dikaliumclorazepat werden sehr schnell resorbiert (0,5–1 h), Alprazolam und Lorazepam werden relativ schnell resorbiert (1–2 h); Oxazepam (2–3 h) und Prazepam (3–7 h) dagegen werden langsam resorbiert. Das Benzodiazepin mit der schnellsten Resorptionszeit (wenige Minuten!) ist Midazolam. Diese Substanz besitzt allerdings nur die Zulassung als Kurznarkotikum.

▫ **Tab. 10.3** Halbwertszeiten und Hauptmetaboliten der anxiolytischen Benzodiazepine

Benzodiazepin	Halbwertszeit (HWZ) in h (Muttersubstanz)	Therapeutisch wirksamer Hauptmetabolit
Alprazolam	12–15 (inkl. Hauptmetabolit)	α-Hydroxyalprazolam
Bromazepam	15–35 (inkl. Hauptmetabolit)	3-Hydroxybromazepam
Chlordiazepoxid	5–48	N-Desmethyldiazepam (Nordazepam), (HWZ: 80–103 h)
Clobazam	18–30	N-Desmethylclobazam (HWZ: 70–80 h)
Diazepam	20–50	N-Desmethyldiazepam (Nordazepam), (HWZ: 80–103 h)
Dikaliumclorazepat	2–2,5	N-Desmethyldiazepam (Nordazepam), (HWZ: 80–103 h)
Lorazepam	9–19	Kein aktiver Metabolit
Medazepam	2–5	N-Desmethyldiazepam (Nordazepam), (HWZ: 80–103 h)
Oxazepam	5–15	Kein aktiver Metabolit
Prazepam	1–3	N-Desmethyldiazepam (Nordazepam), (HWZ: 80–103 h)

Bei der Metabolisierung ist die Kenntnis pharmakologisch aktiver Metaboliten wichtig. Einige Benzodiazepine sind sog. Prodrugs, d. h. sie werden erst zum wirksamen Benzodiazepin (Desmethyldiazepam/Nordiazepam) umgewandelt (▫ Tab. 10.3). Benzodiazepine, die einem oxidativen Abbau unterliegen (Phase I: Demethylierung, Dealkylierung, Hydroxylierung), werden bei Leberfunktionsstörungen sowie bei älteren Menschen langsamer metabolisiert und ausgeschieden. Demgegenüber werden Lorazepam und Oxazepam über nichtoxidative Phase-II-Reaktionen (Glucuronidierung, Reduktion) metabolisiert und in ihrer Biotransformation durch die genannten Faktoren kaum beeinflusst.

Im Zusammenhang mit den Halbwertszeiten (HWZ) der Benzodiazepine ist wichtig, dass bei langer HWZ die Hang-over-Effekte mit Morgenmüdigkeit und Konzentrationsschwäche zunehmen. Je kürzer die HWZ und je weniger aktive Metaboliten vorhanden sind, desto besser ist die Benzodiazepintherapie steuerbar.

▫ Tab. 10.3 gibt einen Überblick über die Halbwertszeiten und Hauptmetaboliten der anxiolytischen Benzodiazepine.

In der klinischen Praxis ist die Konzentration/Affinität am Wirkort (Benzodiazepinrezeptor) entscheidend für die Wirkung der Substanzen. Die höchste Rezeptoraffinität unter den anxiolytischen Benzodiazepinen weisen Lorazepam und Alprazolam auf. Eine etwa mehr als 100-fach geringere Rezeptoraffinität haben Clobazam und Prazepam (▫ Tab. 10.2).

■ **MERKE** Hohes Alter bzw. Leberfunktionsstörungen führen zu deutlicher Verlängerung der Halbwertszeit von Phase-I-metabolisierten Benzodiazepinen. Lorazepam und Oxazepam unterliegen nicht diesen Einschränkungen und sind deshalb bei Patienten mit eingeschränkter Leberfunktion bzw. generell bei älteren Patienten Substanzen der ersten Wahl.

10.3.3 Plasmaspiegelbestimmungen

Plasmaspiegelbestimmungen für die Gruppe der Benzodiazepine werden nach dem neuen AGNP-Konsensus-Update 2017 nur mit dem niedrigsten Empfehlungsgrad 4, „möglicherweise nützlich" eingeordnet. Die anxiolytische Wirkung tritt in der Regel schnell (innerhalb von Stunden) ein, sodass für die Behandlung in erster Linie der klinische Eindruck und nicht der Blutspiegel entscheidend ist. Es gibt allerdings einige Situationen, bei denen ein TDM durchaus angebracht sein kann. So u. a. bei Non-Response unter klinisch üblichen Dosierungen oder aufgrund Toleranz-Entwicklung bei vorhergehendem Abusus. Auch bei Entgiftungsbehandlungen kann TDM zur Adhärenzkontrolle eingesetzt werden.

Etwas besser als bei Benzodiazepinen wird TDM bei Buspiron, Antihistaminika, Opipramol und Pregabalin beurteilt. Hier gilt der Empfehlungsgrad 3, „nützlich"; ein Einsatz von TDM bei speziellen klinischen Fragestellungen ist sinnvoll. Eine Korrelation zwischen Plasmaspiegel und klinischer Wirkung ist allerdings nicht herzustellen.

10.4 Indikationen

Benzodiazepine

Benzodiazepin-Tranquilizer wirken schnell und zuverlässig, sind sehr gut verträglich und haben eine große therapeutische Breite. Dies alles führte dazu, dass die Substanzen aus dieser Gruppe ein sehr breites therapeutisches Anwendungsspektrum besitzen; sie werden auch häufig von Internisten und Allgemeinmedizinern/Hausärzten eingesetzt. Wichtigste Zielsymptome sind Angst und Unruhe; hierbei helfen sie auch oft, den Teufelskreis aus Angst und psychovegetativen somatischen Störungen zu durchbrechen. Bei vielen Haupteinsatzgebieten der Benzodiazepine oder generell der Tranquilizer stehen psychotherapeutische Verfahren oftmals an erster Stelle. Tranquilizer werden ergänzend dazu gerne eingesetzt. Ein weiteres wichtiges Einsatzgebiet ist eine Gabe zur Überbrückung der Wirklatenz anderer Psychopharmaka. Wichtig ist allerdings bei jedem Einsatz von Benzodiazepinen, die Indikation und vor allem die Therapiedauer genau zu überprüfen, da die Therapie mit Substanzen dieser Gruppe, insbesondere bei längerfristiger Behandlung, ein Abhängigkeitsrisiko beinhaltet.

Im Folgenden soll eine Auswahl wichtiger Indikationen von Benzodiazepinen gegeben werden. Substanzen aus dieser Gruppe werden eingesetzt bei:

- Angststörungen (generalisierte Angststörung/GAD, Panikstörung, soziale Angststörung/Phobie),
- posttraumatischen Belastungsstörungen (PTBS),
- Depressionen, insbesondere initial als Kombination mit Antidepressiva,

- Schizophrenietherapie, insbesondere bei akuten Erregungszuständen, bei ausgeprägten psychomotorischen Störungen (Katatonie) und bei extrapyramidal-motorischen Störungen (Akathisie),
- Notfallmedizin, u. a. bei akutem Herzinfarkt und beim Status epilepticus.

MERKE Bei medikamentöser Therapie von Angststörungen sind Antidepressiva Mittel der Wahl; in der Akutbehandlung besitzen allerdings auch Benzodiazepine einen hohen Stellenwert.

Buspiron

Buspiron kann bei Angstzuständen wegen des fehlenden Abhängigkeitsrisikos als therapeutische Alternative zu Benzodiazepinen verwendet werden. Allerdings benötigt es bis zum Wirkungseintritt mehrere Tage und seine Wirkpotenz soll nicht mit der von Benzodiazepinen vergleichbar sein.

Hydroxyzin

Hydroxyzin kann als Mittel der zweiten Wahl bei Ängsten zur Anwendung kommen, insbesondere, wenn deutliche Sedierung erwünscht ist oder Schlafstörungen vorherrschen.

Opipramol

Opipramol besitzt eine Zulassung bei somatoformen Störungen und kann auch bei Angststörungen alternativ zu Benzodiazepinen eingesetzt werden, insbesondere wenn ein Missbrauchspotenzial vorliegt.

Pregabalin

Pregabalin ist für den Einsatz bei generalisierten Angststörungen zugelassen und eine wichtige Alternative zu Benzodiazepinen. Allerdings gilt für Pregabalin die Warnung vor einem Missbrauchspotenzial. Pregabalin ist auch bei sozialen Phobien wirksam und kann – off Label – als zweite Wahl nach Benzodiazepinen eingesetzt werden.

Phytopharmaka

Für Lavendelöl gibt es eine Studie zum Einsatz bei Angststörungen mit Vorteilen gegenüber dem Antidepressivum Paroxetin.

Betablocker

Bei Ängsten, bei denen körperliche Symptome wie Zittern oder Herzjagen dominieren, können Betablocker zum Einsatz kommen.

MERKE Benzodiazepine zeigen bei Angststörungen oftmals eine gute therapeutische Wirkung. Trotzdem sollten sie, wenn überhaupt, wegen ihres Missbrauchsrisikos nur kurzfristig und nach Ausschöpfen anderer Therapien (Psychotherapie bzw. Antidepressiva) zum Einsatz kommen.

◘ Tab. 10.4 Nebenwirkungen von Benzodiazepinen bei kurz- und langfristiger Einnahme

Art der Einnahme	Nebenwirkungen
Kurzfristige Einnahme	Sedierung, Tagesmüdigkeit, Konzentrationsminderung, Schwindel, Ataxie, Amnesie
Langzeiteinnahme	Persönlichkeitsveränderungen (Gleichgültigkeit, Realitätsflucht), dysphorisch-depressive Verstimmung, Abhängigkeit

10.5 Nebenwirkungen und Kontraindikationen

10.5.1 Nebenwirkungen

Benzodiazepine

Benzodiazepine weisen ein sehr gutes Verträglichkeitsprofil auf. Auch bei Überdosierung gelten sie als sichere Medikamente mit sehr geringer Toxizität. Mit Flumazenil steht bei Intoxikationen ein spezifisches Antidot zur Verfügung.

Nebenwirkungen, die häufiger vorkommen, betreffen vor allem sedierende Effekte. So können verstärkte Tagesmüdigkeit, Schläfrigkeit und Beeinträchtigung des Konzentrationsvermögens auftreten. Besonders wichtig ist die mögliche Beeinträchtigung des Fahrvermögens. Unter Benzodiazepinen steigt das Unfallrisiko in Abhängigkeit von der Dosis und dem letzten Einnahmezeitpunkt. Besonders kritisch sind Kombinationen mit Alkohol. Unter Benzodiazepinen sind auch Amnesien beschrieben.

Bei zu schneller i. v. Gabe von Benzodiazepinen kann es zu Atemdepression, Blutdruckabfall bis hin zum Herzstillstand kommen!

Vor allem bei älteren Patienten sind Nebenwirkungen wie Benommenheit, Schwindel, Verwirrtheit und Ataxie zu beachten. Die muskelrelaxierende Wirkung der Benzodiazepine kann die Sturzgefahr zusätzlich steigern. Auch paradoxe Effekte (Schlafstörungen, Erregungszustände, feindseliges Verhalten) können v. a. bei Älteren auftreten. Wenn überhaupt, dann sollten kurzwirksame Benzodiazepine ohne aktive Metaboliten (z. B. Oxazepam) vorgezogen werden. Zur Anxiolyse sollten bevorzugt Antidepressiva ohne wesentliche anticholinerge Nebenwirkungen eingesetzt werden. Erste Wahl als sedierende Präparate sind niederpotente Antipsychotika mit fehlendem anticholinergem Wirkprofil (Melperon, Pipamperon).

■ **MERKE** Bei älteren Menschen, insbesondere bei Patienten mit Demenz, sollten Benzodiazepine wegen der negativen Effekte auf die Kognition, der erhöhten Sturzgefahr und möglicher paradoxer Reaktionen sehr zurückhaltend und nur mit besonderer Vorsicht eingesetzt werden.

Bei Langzeitgebrauch kann es zu Persönlichkeitsveränderungen (Gleichgültigkeit, Antriebsverlust) und dysphorisch-depressiven Verstimmungszuständen kommen (◘ Tab. 10.4).

Besonders zu beachten ist das Abhängigkeitsrisiko bei längerfristiger Gabe. Die Empfehlung ist deshalb, Benzodiazepine nicht über einen Zeitraum von länger als sechs Wochen zu verordnen. Das Abhängigkeitsrisiko steigt bei höherer Dosierung; es über-

◘ **Tab. 10.5** Absetz-(Entzugs-)Symptome unter Benzodiazepinen

Schweregrad	Symptome
Rebound-Phänomene (die ursprüngliche Krankheitssymptomatik tritt verstärkt auf)	Angst, Schlafstörungen, Unruhe
Leichtere Absetzsymptome	Vegetative Störungen wie Tremor, Schwitzen, Tachykardie, auch Muskelverspannungen, Kopfschmerzen, Übelkeit, Erbrechen
Spezifische Absetzsymptome	Sensorische Empfindungsstörungen (z. B. Liftgefühl, Lichtempfindlichkeit), Verwirrtheit, Fahrigkeit, Zerstreutheit
Schwere Absetzsymptome	Psychotische Zustände, Krampfanfälle, Delir

wiegen allerdings die sog. „Low-dose-Abhängigkeiten", bei denen Patienten immer dieselbe niedrige Dosis einnehmen. Werden Benzodiazepine nach längerer Einnahme abrupt abgesetzt, können schwere Absetz- bzw. Entzugssymptome auftreten (◘ Tab. 10.5). Typisch ist die schnelle Besserung der Entzugssymptomatik nach erneuter Gabe des Benzodiazepins.

■ **MERKE** Benzodiazepine sollten nie länger als sechs Wochen eingenommen werden. Ist aus therapeutischen Gründen eine längerfristige Gabe notwendig, sollte immer ein Psychiater hinzugezogen werden.

Der Entzug von Benzodiazepinen bei Abhängigkeit ist therapeutisch nicht einfach und nicht selten durch fehlerhaftes Vorgehen auch erfolglos. Ein besonders vorsichtiges Vorgehen ist dringend anzuraten. Benzodiazepine dürfen nach längerer Anwendung niemals abrupt abgesetzt werden (s. o.). Eine stufenweise Dosisreduktion über Wochen, besser Monate, ist notwendig. Bewährt hat sich aufgrund der besseren Feindosierung eine Umstellung auf ein Benzodiazepin in Tropfenform (Clonazepam) oder eine mittellang wirkende Substanz ohne aktive Metaboliten (Oxazepam). Ein paralleler Einsatz von Antidepressiva und Antikonvulsiva soll die Entzugsbehandlung erleichtern.

Empfehlung

Besteht der Wunsch nach der Beendigung einer langfristigen Benzodiazepin-Einnahme, dann empfiehlt sich ein Vorgehen nach folgendem Schema:
Die ersten 50 % der Dosis sollten innerhalb der ersten zwei Wochen ausgeschlichen werden, dann ist eine Pause von einer Woche unter der reduzierten Dosis anzuraten, danach können die nächsten 25 % über drei Wochen reduziert werden. Erfahrungsgemäß ist die Reduktion der letzten 25 % am schwierigsten und sollte sehr langsam erfolgen, z. B. über die nächsten sechs Wochen.

Buspiron

Die am häufigsten beobachteten Nebenwirkungen von Buspiron sind Benommenheit, Übelkeit, Kopfschmerzen, Nervosität, Schwindelgefühl und Erregung. Außerdem ist häufig mit Schwitzen, feuchten Händen, Hautekzemen, Taubheitsgefühl, Missempfindungen wie z. B. Kribbeln, Muskelschmerzen, Tinnitus, Halsentzündung, verstopfter Nase, Verschwommensehen, Schläfrigkeit, Verwirrtheit, Albträumen und nichtspezifischen Brustschmerzen zu rechnen.

Hydroxyzin

Die Nebenwirkungen von Hydroxyzin hängen eng mit den antihistaminergen und anticholinergen Eigenschaften zusammen. Sehr häufig tritt Müdigkeit auf, häufig auch Kopfschmerzen und Mundtrockenheit. Die Substanz kann relativ oft zu QT-Zeit-Verlängerungen im EKG führen. Aus diesem Grund wurde 2015 ein Roter-Hand-Brief der Europäischen Arzneibehörde (EMA) und des BfArM mit Sicherheitshinweisen und Anwendungseinschränkungen veröffentlicht. So wurde die maximale Tagesdosis bei Erwachsenen auf 100 mg beschränkt, bei Älteren wird Hydroxyzin nicht mehr empfohlen.

Opipramol

Häufig sind Müdigkeit, Mundtrockenheit, verstopfte Nase, Hypotonie und orthostatische Dysregulation zu beobachten. Diese Nebenwirkungen können vor allem zu Beginn der Behandlung auftreten. Vorsicht wegen möglicher QT-Zeit-Verlängerungen im EKG. Das Nebenwirkungsprofil entspricht insgesamt dem der trizyklischen Antidepressiva (▸ Kap. 3.5). Die unerwünschten anticholinergen Effekte treten allerdings wegen der bei Opipramol geringeren anticholinergen Aktivität deutlich weniger auf.

Pregabalin

Sehr häufig sind Benommenheit und Schläfrigkeit. Diese Nebenwirkungen sind bei langsamer Aufdosierung deutlich geringer ausgeprägt. Außerdem ist häufig mit gesteigertem Appetit, Gewichtszunahme, Euphorie, Verwirrtheit, Reizbarkeit, verringerter Libido und erektiler Dysfunktion, Ataxie, Tremor, Dysarthrie, Gedächtnis- und Aufmerksamkeitsstörungen, Parästhesien, Verschwommensehen, Diplopie, Vertigo, Erbrechen, Mundtrockenheit, Obstipation, Flatulenz, Gangstörungen, Ödemen sowie Trunkenheitsgefühl und Abgeschlagenheit zu rechnen.

Neuere Untersuchungen zeigen für Pregabalin, wie auch für andere Antiepileptika, ein leicht erhöhtes Risiko für das Auftreten von Suizidgedanken und suizidalem Verhalten. Patienten sollten auf die Möglichkeit des Auftretens derartiger Symptome hingewiesen und entsprechend überwacht werden.

■ **MERKE** Pregabalin besitzt ein Missbrauchspotenzial. Die Substanz ist keine Alternative bei einem bekannten Benzodiazepin-Abusus.

10

Phytopharmaka (Lavendelöl)

Als Nebenwirkungen von Lavendelöl treten überwiegend Magen-Darm-Beschwerden (vornehmlich Aufstoßen) auf; daneben können auch allergische Hautreaktionen vorkommen.

Betablocker

Häufigste Nebenwirkung der Betablocker ist Müdigkeit. Daneben treten häufig Schwindelgefühl, Kopfschmerzen, Erschöpfungszustände, Bradykardie, Orthostase-Syndrom, gelegentlich mit Synkopen, Belastungsdyspnoe und auch Übelkeit, Erbrechen sowie Abdominalschmerzen auf.

An psychischen Nebenwirkungen können gelegentlich Depression, Verwirrtheitszustände, Albträume oder verstärkte Traumaktivität und Halluzinationen auftreten.

10.5.2 Kontraindikationen

Benzodiazepine

Wegen ihrer muskelrelaxierenden Wirkung dürfen Tranquilizer bei Myasthenia gravis nicht verwendet werden. Auch akute Alkohol-, Analgetika- und Psychopharmakaintoxikationen sind absolute Kontraindikationen. Vorsicht bei schwerer bzw. chronischer Ateminsuffizienz; Leber- und Nierenerkrankungen erfordern eine Dosisanpassung. Patienten mit Suchtanamnese sollten keine Benzodiazepin-Tranquilizer erhalten.

Buspiron

Kontraindikationen von Buspiron sind akutes Engwinkelglaukom, Myasthenia gravis, Epilepsie und schwere Leber- oder Nierenfunktionsstörungen.

Hydroxyzin

Kontraindikationen von Hydroxyzin sind Porphyrie, erbliche oder erworbene Verlängerungen des QT-Intervalls, gleichzeitige Einnahme von Arzneimitteln, die das QT-Intervall verlängern und/oder Torsade de Pointes induzieren.

Opipramol

Kontraindikationen sind akutes Engwinkelglaukom, Pylorusstenose, Prostatahypertrophie mit Restharnbildung, akuter Harnverhalt, paralytischer Ileus, akutes Delir, kardiale Reizleitungsstörungen und Zustand nach frischem Herzinfarkt sowie der Einsatz bei Kindern unter sechs Jahren.

Pregabalin

Außer Unverträglichkeit gegen die Substanz liegen keine Kontraindikationen vor.

Phytopharmaka (Lavendelöl)

Es liegen keine spezifischen Kontraindikationen vor. Bei Kindern und Heranwachsenden unter 18 Jahren darf das Mittel nicht angewandt werden.

Betablocker

Kontraindikationen der Betablocker sind vor allem im kardialen Bereich zu beachten: dekompensierte oder manifeste Herzinsuffizienz (diese Kontraindikation gilt nur bei Dosierungen wie sie in der Therapie von somatischen Ängsten verwendet werden; bei sehr niedrigen Dosierungen ist Herzinsuffizienz sogar eine Indikation!), kardiogener Schock, AV-Block 2. oder 3. Grades, Sinusknoten-Syndrom (sick sinus syndrome), sinuatrialer Block, Bradykardie (Ruhepuls kleiner als 50 Schläge pro Minute vor Behandlungsbeginn), arterielle Hypotonie (systolisch kleiner als 90 mmHg). Die Anwendung von Betablockern ist bei Patienten mit Myokardinfarkt, die eine Herzfrequenz < 45–50 Schläge pro Minute, ein PR-Intervall > 0,24 s, einen systolischen Blutdruck < 100 mmHg und/oder eine schwere Herzinsuffizienz haben, kontraindiziert. Weitere Kontraindikationen sind Azidose, bronchiale Hyperreagibilität (z. B. bei Asthma bronchiale), schwere periphere Durchblutungsstörungen, unbehandeltes Phäochromozytom, schweres Asthma bronchiale sowie Auftreten von Bronchospasmen in der Vorgeschichte.

10.6 Fallschilderung 10

Patient: Weiblich, 75 Jahre

Medikation: Quetiapin ret. 150 mg/d, Mirtazapin 20 mg/d, Pregabalin 75 mg/d, Oxazepam 30 mg/d, Glimepirid, 2 mg/d, Metformin 750 mg/d

Diagnose: Rezidivierende depressive Störung, soziale Phobie, generalisierte Angsterkrankung, Diabetes mellitus Typ 2

Fragestellung: Patientin erhält seit längerem wegen ihrer rezidivierenden Störung Quetiapin als Stimmungsstabilisierer. Zusätzliche antidepressive Therapie mit Mirtazapin abends sowie Pregabalin als Anxiolytikum. Angstattacken treten sporadisch auf, in letzter Zeit gehäuft wieder am späten Nachmittag; gegen Abend deutliche Unruhe und nachfolgend Schlafstörungen. Deshalb wurde seit zwei Wochen Oxazepam 30 mg abends (18.00 Uhr) verordnet. Unruhe wurde seitdem nicht besser, im Gegenteil, verstärkte Ruhelosigkeit gegen Abend, deutliche Einschlafstörungen und immer wieder nächtliches Aufstehen. Wegen des deutlichen Leidensdrucks der Patientin ist eine Überprüfung der Medikation notwendig. Frage nach dem weiteren Vorgehen.

Diskussion: Als mögliche Ursache für die verstärkte Unruhe war als erstes ein evtl. verursachtes „Restless-Legs-Syndrom" (RLS) durch Mirtazapin auszuschließen. Da die Nachfrage keine Hinweise auf entsprechende Symptome erbrachte, ist doch eher von einer paradoxen Reaktion auf das Benzodiazepin Oxazepam auszugehen. Hierfür spricht auch, dass die Medikation bisher gut vertragen wurde und Oxazepam erst vor kurzem neu angesetzt wurde. Pregabalin ist in der gegebenen Dosierung von 75 mg bei der Indikation Angsterkrankung sicherlich unterdosiert. Seine deutlich sedierenden Effekte könnten bei einer Höherdosierung evtl. ebenfalls genutzt werden.

Klinisches Vorgehen: Oxazepam wurde abgesetzt. Bei der vorliegenden kurzen Einnahmedauer war dies problemlos möglich. Eine Umstellung auf Melperon 25–50 mg wurde vorgenommen; die Unruhe und Getriebenheit besserten sich darunter deutlich. Längerfristig wurde eine Aufdosierung von Pregabalin, Zieldosis 150–200 mg/d, empfohlen. Cave: Gewichtszunahme.

10.7 Schwangerschaft und Stillzeit

Die Datenlage zur Teratogenität von Benzodiazepinen ist nicht eindeutig. Es gibt Untersuchungen, die von Hinweisen auf ein erhöhtes Risiko für Mund-Kiefer-Gaumenspalten berichten. Die absoluten Zahlen sind zwar gering (0,7 %), das relative Risiko liegt allerdings zehnfach über dem der Allgemeinbevölkerung. Neuere Daten sprechen von einer

Entwarnung bei möglichen Fehlbildungen. Trotzdem sollte aus Sicherheitsgründen von einer Einnahme von Benzodiazepinen im ersten Trimenon dringend abgeraten werden. Danach ist eine kurzfristige Therapie, allerdings nur bei zwingender Indikation, vertretbar. Problematisch ist die Gabe von Benzodiazepinen in kurzem Abstand vor dem Geburtstermin. Hier kann es beim Neugeborenen zum sog. „Floppy-Infant-Syndrom" kommen, das durch Symptome wie Lethargie, Sedierung und Trinkschwäche charakterisiert ist. Besonders langwirksame Benzodiazepine mit aktiven Metaboliten sind als kritisch anzusehen, da sie im Fetus kumulieren und postnatal zu Entzugssymptomen führen können.

Empfehlung

Raten Sie von einer Einnahme von Benzodiazepinen im ersten Trimenon ab. Im späteren Verlauf der Schwangerschaft können in zwingenden Fällen Substanzen mit möglichst kurzer Halbwertszeit eingesetzt werden. Ab zwei Wochen vor dem erwarteten Geburtstermin sollten keine Benzodiazepine mehr eingenommen werden.

Besteht wegen massiver Ängste auch im ersten Trimenon die dringende Notwendigkeit einer medikamentösen anxiolytischen Behandlung, dann sind in diesem Fall Antidepressiva, vor allem Citalopram oder Sertralin, die Mittel der Wahl.

Für Buspiron, Hydroxyzin und Lavendelextrakt liegen keine Erfahrungen in der Schwangerschaft vor. Von einer Einnahme ist deshalb abzuraten.

Für Opipramol liegen keine klinischen Daten über exponierte Schwangere vor. Tierexperimentelle Studien lassen nicht auf direkte oder indirekte schädliche Auswirkungen auf die embryonale Entwicklung oder die Fertilität schließen. Bei der Anwendung in der Schwangerschaft ist Vorsicht geboten. Opipramol soll während der Schwangerschaft, insbesondere im ersten Trimenon, nur bei zwingender Indikation verordnet werden.

Für Pregabalin wurde in tierexperimentellen Untersuchungen Reproduktionstoxizität nachgewiesen. Die Substanz darf in der Schwangerschaft nicht eingenommen werden.

Alle als Anxiolytika eingesetzten Substanzen gehen mehr oder weniger in die Muttermilch über. Benzodiazepine weisen dort zwar nur relativ geringe Konzentrationen auf, trotzdem wird, vor allem bei regelmäßiger Einnahme, vom **Stillen** abgeraten. Unter den übrigen anxiolytischen Substanzen sollte nicht gestillt werden.

10.8 Interaktionen

Benzodiazepine

Benzodiazepine besitzen ein relativ geringes Interaktionsrisiko. Bei den wenigen klinisch relevanten Interaktionen handelt es sich in erster Linie um pharmakodynamische Wechselwirkungen. Pharmakokinetische Interaktionen betreffen überwiegend nur sog. Triazolobenzodiazepine (Alprazolam, Triazolam), deren Plasmaspiegel evtl. durch Inhibition des CYP3A4-Isoenzyms ansteigen kann. Die klinische Relevanz dieser Interaktion ist allerdings fraglich.

In ◘ Tab. 10.6 werden klinisch relevante Wechselwirkungen von Benzodiazepinen und Empfehlungen zum klinischen Vorgehen aufgeführt.

Tab. 10.6 Wichtige Interaktionen von Benzodiazepinen mit Empfehlungen zum klinischen Vorgehen

Wechselwirkung mit	Klinische Effekte	Empfehlungen
Clozapin	Blutdruckabfall, Schwindel bis hin zu Bewusstlosigkeit, Kollaps und Atem- bzw. Herzstillstand möglich	Benzodiazepine, insbesondere als sog. „Bedarfsmedikation" nur vorsichtig einsetzen. Ist eine Benzodiazepintherapie bei bereits bestehender Clozapintherapie geplant, sollte eine Benzodiazepin-Testdosis am Vormittag gegeben werden. Erstmalige Benzodiazepingabe nie am Abend! Bei bestehender Clozapintherapie keine Benzodiazepine parenteral verabreichen. Bei vorbestehender Benzodiazepintherapie sollte die initiale Clozapindosis 12,5 mg nicht überschreiten.
Muskelrelaxanzien	Muskelrelaxierende Wirkung verstärkt, Sturzgefahr	Kombination meiden
Olanzapin	Sedierung, kardiorespiratorische Depression	Keine gemeinsame Gabe von Olanzapin i. m. und parenteralen Benzodiazepinen (zeitlicher Abstand sollte mindestens 1 h betragen)
Zentral dämpfende Pharmaka und Alkohol (Antidepressiva, Antihistaminika, Barbiturate, Hypnotika, Neuroleptika)	Verstärkte Sedierung/ZNS-Dämpfung, eingeschränkte Reaktionsfähigkeit und Fahrtüchtigkeit	Kombination meiden bzw. Dosis anpassen. Kein Alkohol!

Buspiron

Buspiron darf nicht mit MAO-Hemmern kombiniert werden. Die Substanz besitzt serotonerge Wirkeigenschaften und sollte deshalb nicht mit SSRI oder anderen serotonergen Arzneimitteln kombiniert werden. Es existieren Einzelfallberichte über ein zentrales Serotoninsyndrom in dieser Kombination.

Als Substrat von CYP3A4 kann der Buspiron-Plasmaspiegel durch CYP3A4-Inhibitoren wie z. B. Azol-Antimykotika oder Makrolid-Antibiotika angehoben, durch Induktoren dieses Isoenzyms wie Carbamazepin gesenkt werden.

Hydroxyzin

Vorsicht bei Kombination mit anderen QT-Zeit-verlängernden Substanzen. Die gemeinsame Gabe mit anderen anticholinerg wirkenden Arzneimitteln kann zu verstärkten anticholinergen Effekten führen. Vorsicht bei Kombination mit anderen zentral dämpfenden Pharmaka wegen potenziell verstärkter Benommenheit und Schläfrigkeit.

Opipramol

Die Substanz darf nicht gemeinsam mit MAO-Hemmern gegeben werden. Es muss ein Abstand von mindestens 14 Tagen bei Umsetzen auf MAO-Hemmer oder umgekehrt auf Opipramol eingehalten werden.

Vorsicht bei Kombination mit Anticholinergika, QT-Zeit-verlängernden Substanzen und generell mit anderen zentral dämpfenden Pharmaka.

Opipramol wird vor allem über CYP 2D6 verstoffwechselt. Inhibitoren dieses Isoenzyms wie z. B. Paroxetin, Fluoxetin, Duloxetin oder Bupropion können zu deutlich erhöhten Plasmaspiegeln und vermehrten Nebenwirkungen von Opipramol führen.

Phytopharmaka (Lavendelöl)

Für Lavendelöl sind keine klinisch relevanten Wechselwirkungen bekannt.

Pregabalin

Pregabalin wird praktisch nicht metabolisiert, sondern unverändert über die Nieren ausgeschieden. Pharmakokinetische Wechselwirkungen, insbesondere über das CYP-Enzymsystem, sind deshalb nicht zu erwarten.

Vorsicht bei Kombination mit Arzneimitteln, die die QT-Zeit verlängern, und bei Kombination mit anderen zentral dämpfenden Pharmaka wegen potenziell verstärkter Benommenheit und Schläfrigkeit.

10.9 Fallschilderung 11

Patient: Männlich, 34 Jahre

Diagnose: Chronische Schizophrenie, soziale Phobie, eher ängstlich strukturiert

Medikation: Clozapin 400 mg/d, Aripiprazol 10 mg/d, Pregabalin 150 mg/d, jetzt aktuell Lorazepam 1 mg/d geplant.

Fragestellung: Patient seit Jahren eigentlich stabil auf Clozapin eingestellt, unter der früheren höheren Clozapindosis von 600 mg deutliche Nebenwirkungen wie u. a. massiver Speichelfluss. Beim letzten stationären Aufenthalt wurde die Clozapindosis deshalb langsam auf 400 mg reduziert und Aripiprazol aufdosiert. Die neue Therapie war, was die psychotischen Symptome und den Speichelfluss betrifft, erfolgreich. Jetzt aber in den letzten Tagen zunehmend hypochondrische Ängste in Bezug auf körperliche Symptome. Patient steigert sich insbesondere gegen Abend in große Ängste hinein und ist deutlich unruhig und getrieben. Aus diesem Grund wurde als vorübergehende sedierende und anxiolytische Therapie Lorazepam 1 mg abends angesetzt.

Aktuell Anruf der Stationsschwester, dass sie in einer Fortbildung gelernt hätte, dass Clozapin und Lorazepam nicht kombiniert werden dürften. Die Kombination sei gefährlich und es hätte bereits Todesfälle darunter gegeben. Wie ist richtig vorzugehen? Ist ein anderes Benzodiazepin sicherer?

Diskussion: Es gibt Einzelfallberichte über das Auftreten schwerwiegender Komplikationen wie Blutdruckabfall, Bewusstlosigkeit, Herz- und/oder Atemstillstand unter der Kombination von Clozapin und Benzodiazepinen. Die Zwischenfälle traten überwiegend in den ersten Stunden bzw. Tagen einer derartigen Behandlung auf. Unterschiede zwischen den einzelnen Benzodiazepinen scheinen nicht zu bestehen. Andererseits ist die Kombination von Clozapin mit Benzodiazepinen klinisch etabliert und wird häufig als unterstützende Therapie einer antipsychotischen Behandlung zur Anxiolyse und bei Unruhe- und Erregungszuständen sowie bei Schlafstörungen eingesetzt. Die Fachgesellschaft DGPPN empfiehlt Benzodiazepine initial nicht abends oder als Bedarf zur Nacht anzusetzen. Vielmehr sollte erst eine Testdosis des Benzodiazepins am Vormittag oder zu Zeiten, an denen gesichert ist, dass das Klinikpersonal bei evtl. Zwischenfällen schnell zur Stelle ist, gegeben werden.

Klinisches Vorgehen: Hinweis, dass die Kombination klinisch durchaus bewährt ist und Zwischenfälle nur sehr selten auftraten, insbesondere dann, wenn eine erstmalige abendliche Benzodiazepingabe ohne weitere Überwachung des Patienten stattfand. Unterschiede zwischen einzelnen Benzodiazepinen sind nicht relevant.

Empfehlung: Lorazepam beim ersten Mal vormittags verabreichen. Sollte dies gut vertragen werden, kann auch, zur Sicherheit nach zwei bis drei Tagen morgendlicher Medikation, auf die abendliche Gabe umgesetzt werden.

10.10 Tipps und Empfehlungen zur Therapie mit Benzodiazepinen und anderen Tranquilizern in der Hausarztpraxis

Benzodiazepine sind schnell und zuverlässig wirkende Medikamente. Ihr Nebenwirkungs-und Interaktionsrisiko ist relativ gering und überschaubar; ihre therapeutische Breite groß. Trotzdem sind sie in der Regel nur bei einer kurzfristigen Therapie Mittel der ersten Wahl; längerfristig sollten sie nur restriktiv zum Einsatz kommen. Größtes Problem dieser Gruppe ist ihr Abhängigkeitsrisiko, welches bei längerfristigem Einsatz praktisch immer vorhanden ist.

■ **MERKE** Die Gesamtdauer der Verordnung von Benzodiazepinen sollte in der Regel einen Zeitraum von maximal sechs Wochen nicht überschreiten.

Benzodiazepine sollten möglichst niedrig dosiert gegeben werden. Zu bevorzugen sind Substanzen mit kurzer bis mittellanger Halbwertszeit und ohne aktive Metaboliten. Besonders zurückhaltend sollte diese Gruppe im Alter zum Einsatz kommen.

■ **MERKE** Bei Patienten mit Demenz sollten Benzodiazepine möglichst gar nicht angesetzt werden. Die negativen Effekte auf die Kognition, die Sturzgefahr und mögliche paradoxe Reaktionen sind gerade bei dieser Gruppe von Patienten ein besonders hohes Risiko.

Die Beendigung einer Therapie mit Benzodiazepinen unterliegt speziellen Regelungen. Sie sollte stets langsam über Wochen bis Monate erfolgen (▸ Kap. 10.5.1).

Vom Alkoholgenuss unter Benzodiazepintherapie ist dringend abzuraten. Die Fahr- und Alltagstüchtigkeit ist in dieser Kombination deutlich verschlechtert.

Die anderen als Tranquilizer eingesetzten Substanzen sind, mit Ausnahme von Pregabalin, im Vergleich zu Benzodiazepinen bei kurzfristiger Therapie nur zweite Wahl; sie kommen in der Regel nur dann zum Einsatz, wenn Benzodiazepine nicht vertragen werden oder riskant bzw. kontraindiziert sind (z. B. bei Suchtanamnese bzw. bei längerfristiger Therapie).

- **MERKE** Pregabalin besitzt gute anxiolytische Wirkungen, hat aber selbst ein Abhängigkeitspotenzial.

Literatur

Angst J, Gamma A, Baldwin DS, Ajdacic-Gross V, Rössler W. The generalized anxiety spectrum: prevalence, onset, course and outcome. European Archives of Psychiatry and Clinical Neurosciences 259: 37–45, 2009

Bach M, Conca A, Frey R et al. Angststörungen, Medikamentöse Therapie. Konsensus-Statement – State of the art 2009. Clinicum Neuropsy, Sonderausgabe, 2009

Bandelow B, Wiltink J, Alpers GW et al. Deutsche S3-Leitlinie Behandlung von Angststörungen, 2014

Bandelow B, Reitt M, Röver C, Michaelis S, Görlich Y, Wedekind D. Efficacy of treatment for anxiety disorder: a meta-analysis. International Clinical Psychopharmacology 30: 183–192, 2015

Bandelow B, Michaelis S. Epidemiology of anxiety disorders in the 21st century. Dialogues in Clinical Neuroscience 17: 327–335, 2015

DEGAM Praxisempfehlung: Hausärztliche Versorgung von Patientinnen und Patienten mit Angst. Deutsche Gesellschaft für Allgemeinmedizin und Familienmedizin e. V. (DEGAM), Berlin, 2016

Foa EB, McLean CP. The efficacy of exposure therapy for anxiety-related disorders and its underlying mechanisms: The case of OCD and PTSD. Annual Review of Clinical Psychology 12: 1–28, 2016

Jacobi F, Höfler M, Strehle J et al. Psychische Störungen in der Allgemeinbevölkerung. Nervenarzt 85: 77–87, 2014

Keck M, Ropohl A, Rufer M et al. Die Behandlung der Angsterkrankungen. Teil 1: Panikstörung, Agoraphobie, generalisierte Angststörung, soziale Phobie, spezifische Phobien. Schweiz Med Forum 11: 558–566, 2011

Locke AB, Kirst N, Shultz CG. Diagnosis and management of generalized anxiety disorder and panic disorder in adults. American Family Physician 91: 617–624, 2015

Lotzin A, Maurer JL, Köllner V. Diagnostik von Traumafolgestörungen: Was ändert sich mit der ICD-11? PiD – Psychotherapie im Dialog 20, 32–36, 2019

Plag J, Schumacher S, Ströhle A. Generalisierte Angststörung. Nervenarzt 85: 1185–1194, 2014

Schlafstörungen

D

11 Epidemiologie, Ätiologie, Diagnose

Schlafstörungen gehören zu den häufigsten Beschwerden, die beim Hausarzt beklagt werden. Viele Menschen nehmen regelmäßig Hypnotika ein und bei einem Teil dieser besteht eine Arzneimittelabhängigkeit. Stuck et al. (2013) sprechen von bis zu zwei Millionen Hypnotika-Abhängigen in Deutschland. Menschen in höherem Alter und Frauen sind davon häufiger betroffen.

Epidemiologie: Nach der S3-Behandlungsleitlinie „Nicht erholsamer Schlaf/Schlafstörungen" leiden etwa 10 % der Allgemeinbevölkerung in westlichen Industrienationen an Schlafstörungen und bis zu einem Drittel der Bevölkerung an einer primären Insomnie. Bei 10–15 % bestehen Tagesbeeinträchtigungen.

Die Insomnie, definiert als ungenügende Dauer oder Qualität des Schlafes, ist die häufigste Störung; sie kommt bei Frauen häufiger vor. Die Angaben zur Häufigkeit variieren je nach Literatur; Werte bis zu 20 % in Allgemeinarztpraxen sind zu finden.

Ein- und Durschlafstörungen treten bei Schizophrenien und Manien sehr häufig – in bis zu 90 % der Fälle – auf. Bei der unipolaren Depression findet sich in vielen Fällen verfrühtes Aufwachen, z. B. um vier Uhr morgens. Diese Patienten sind dann blockiert; quälendes Grübeln, negative Gedanken über sich, die Umwelt oder die eigene Zukunft können einen ausgeprägten Leidensdruck erzeugen.

■ **MERKE** Schlafstörungen gehören zu den am häufigsten beklagten Symptomen in der Hausarztpraxis. Frauen und Patienten in höherem Lebensalter sind öfter betroffen als Männer. In der klinisch-psychiatrischen Praxis finden sich Schlafstörungen fast immer im Zusammenhang mit psychischen Erkrankungen.

Ätiologie: Die Ursachen der Schlafstörungen sind vielfältig. Es wird zwischen **primären** und **sekundären Insomnien** unterschieden: Primäre Insomnien sind Schlafstörungen ohne Vorliegen einer anderen Erkrankung, bei sekundären Insomnien ist die Schlafstörung ein Symptom einer zugrunde liegenden psychischen oder somatischen Erkrankung. Für primäre Insomnien gilt: Bei jüngeren Patienten spielen situative oder soziale Faktoren wie beispielsweise Ärger, Ängste und Zukunftssorgen eine Rolle.

Ursachen von Schlafstörungen können auch das Restless-Legs-Syndrom (RLS) und das Schlaf-Apnoe-Syndrom sein. Das RLS ist eine neurologische Erkrankung. Es handelt sich um meist unwillkürliche nächtlich auftretende Bewegungen der Beine, seltener der Arme. Es bestehen schwere Ein- und Durchschlafstörungen. Beim Schlaf-Apnoe-Syndrom kommt es nachts immer wieder zum Aussetzen der Atmung, welches aufgrund des partiellen Sauerstoff-Defizits zu Beeinträchtigungen am folgenden Tag in Form von ausgeprägter Tagesmüdigkeit oder Konzentrationsstörungen führen kann. Nützliche Hinweise dazu gibt es in der S3-Behandlungsleitlinie „Nicht erholsamer Schlaf/Schlafstörungen" bzw. in der Referenzliste dieses Kapitels.

Bei älteren Patienten finden sich gehäuft organische Ursachen oder auch das Restless-Legs-Syndrom. Ein sehr relevantes Thema im Zusammenhang mit Schlafstörungen ist die Schlafhygiene (▸ Kap. 12.1).

In den letzten beiden Jahrzehnten hat sich das Internet weltweit durchgesetzt. Permanente Erreichbarkeit und soziale Medien auf immer leistungsfähigeren Geräten, z. B. Smart-Phones, können zu einer Beeinträchtigung der Tagesstruktur führen. Ruhiges und konzentriertes Arbeiten, Pausen und Ruhephasen weichen der manchmal permanenten Zuwendung zu dieser Technologie. Dass damit u. a. Schlafstörungen einhergehen können, ist naheliegend.

Genetische, kognitive, biologische und Umweltfaktoren sind bei der Insomnie bedeutsam. Genetisch besteht eine Heredität von bis zu 50 %, kognitiv fällt das nächtliche Grübeln ins Gewicht, bei den biologischen Faktoren spielt die langdauernde, autonome und zentralnervöse Übererregbarkeit eine Rolle. Das weibliche Geschlecht und zunehmendes Alter werden als Risikofaktoren für Insomnie gesehen. Neben ungünstiger Schlafhygiene können psychosoziale Umstände eine derartige Störung fördern.

Für **sekundäre Insomnien** kommen u. a. somatische, psychiatrische, pharmakogene oder auch toxische Ursachen in Frage. ▫ Tab. 11.1 gibt einen Überblick.

■ **MERKE** Schlafstörungen weisen vielfältige Ursachen auf. Bei den primären Insomnien sind berufliche und private Belastungen häufig.

Diagnose: Die ICD-10 unterscheidet zwischen Schlafstörungen, bei denen emotionale Ursachen einen primären Faktor darstellen (z. B. nichtorganische Insomnie, F51.0) von Schlafstörungen organischen Ursprungs (G47).

Es werden zwei Gruppen von sogenannten nichtorganischen Schlafstörungen (▫ Tab. 11.2) definiert:

- **Dyssomnien:** Störung des Schlafs durch primär psychogene Zustandsbilder. Betroffen sind die Dauer, die Qualität oder der Zeitpunkt des Schlafs aufgrund emotionaler Ursachen. Dazu gehören die Insomnie, die Hypersomnie und Störungen des Schlaf-Wach-Rhythmus.
  - Bei der nichtorganischen **Insomnie** (F51.0) besteht eine ungenügende Dauer oder Qualität des Schlafs. Dies verursacht einen Leidensdruck und wirkt sich auf die alltäglichen Aktivitäten aus. Die Schlafstörungen treten über die Dauer von mindestens einem Monat mindestens dreimal pro Woche auf. Wichtig: Die ICD-10 weist

Tab. 11.1 Sekundäre Schlafstörungen und mögliche Ursachen

Art der Ursache	Ursache
Somatisch	Endokrinologisch: Hyperthyreose, Phäochromozytom, Cushing-Syndrom, kardiovaskulär: arterielle Hypertonie/Hypotonie, Herzrhythmusstörungen, metabolisch: Adipositas, Diabetes mellitus, nephrologisch: Niereninsuffizienz, neurologisch/zerebrovaskulär: Restless-Legs-Syndrom, Multiple Sklerose, Morbus Parkinson, Schlaganfall, pneumologisch: Asthma, COPD, Schlafapnoe-Syndrom, rheumatologisch: Arthritis, Schmerzerkrankungen
Psychiatrisch	Demenz, Suchtleiden, Psychosen, Affektive Störungen, Angststörungen/Reaktive Störungen (z. B. PTBS), Essstörungen, Persönlichkeitsstörungen
Pharmakogen	Anticholinergika (z. B. Biperiden), SSRI (z. B. Citalopram), SNRI (z. B. Venlafaxin), Antidementiva (z. B. Rivastigmin), Antipsychotika (z. B. Aripiprazol), Psychoanaleptika (z. B. Methylphenidat), Antiparkinsonmittel (z. B. L-Dopa), Antiasthmatika (z. B. Theophyllin), Antibiotika (z. B. Gyrasehemmer, Makrolide), Antihypertensiva (Beta-Blocker), Diuretika, Glukokortikoide, Schilddrüsenhormone, Sympathomimetika (z. B. Pseudoephedrin)
Illegale Drogen	Amphetamine, Kokain, GHB
Genussmittel	Koffein, Nicotin, Alkohol
Toxine	Quecksilber

darauf hin, dass eine vorübergehende Schlaflosigkeit zum täglichen Leben gehört. Deshalb soll in solchen Situationen keine entsprechende Diagnose gestellt werden.

- Bei der nichtorganischen **Hypersomnie** (F51.1) handelt es sich um eine exzessive Schläfrigkeit während des Tages und um Schlafanfälle, die nicht durch ungenügende Schlafdauer zu erklären sind. Dieses Störungsbild kommt meistens zusammen mit anderen psychischen Störungen wie bipolare Störung oder Depression vor. Unterschied zur Narkolepsie nach ICD-10: Bei dieser Erkrankung sind meist zusätzliche Symptome wie Kataplexie (plötzliches Versagen des Muskeltonus durch Affekterlebnisse wie Schreck, Freude o. ä.), Schlaflähmung und Halluzinationen beim Einschlafen vorhanden.
- Bei der nichtorganischen **Störung des Schlaf-Wach-Rhythmus** (F51.2) ist das individuelle Schlaf-Wach-Muster nicht synchron mit dem in einer Gesellschaft üblichen Muster. Auf eine detaillierte Beschreibung wird verzichtet.

- **Parasomnien:** Es handelt sich um abnorme Episoden während des Schlafs wie Schlafwandeln, Pavor nocturnus und Albträume. Bei Kindern besteht ein Bezug zur kindlichen Entwicklung, bei Erwachsenen überwiegen psychogene Faktoren.
  - **Schlafwandeln** oder Somnambulismus (F51.3) wird in der ICD-10 als Zustand mit veränderter Bewusstseinslage definiert. Die diagnostischen Übergänge zum Pavor nocturnus sind fließend. Diese Störung kommt oftmals in einer Familie gehäuft vor. Sie findet sich wie der Pavor nocturnus zuerst im Kindesalter; Entwicklungsfaktoren wird eine ursächliche Rolle zugeschrieben.

- Der **Pavor nocturnus** (F51.4) zeichnet sich durch nächtliche Episoden von Furcht und Panik mit heftigem Schreien, Bewegung und starker autonomer Erregung aus. Es besteht deshalb ein Verletzungsrisiko. Bemühungen anderer, das Störungsbild zu beeinflussen, sind meist ohne Ergebnis. Desorientiertheit und repetitive Bewegungen folgen solchen Anstrengungen.
- **Albträume** oder Angstträume (F51.5) sind durch ein Traumerleben voller Angst und Furcht definiert, mit detaillierter Erinnerung an den Trauminhalt. In der Kindheit sind solche Träume nach ICD-10 mit einer spezifischen Phase der emotionalen Entwicklung vergesellschaftet und benötigen keine weiteren Abklärungen. Diverse Medikamente können zu Albträumen führen: u. a. Betablocker, Antipsychotika, trizyklische Antidepressiva und Benzodiazepine. Abruptes Absetzen von Psychopharmaka kann durch Veränderung des Schlafmusters Albträume provozieren.

Das DSM-5 definiert im Kapitel „Schlaf-Wachstörungen" eine Reihe zusätzlicher Zustandsbilder, auf die hier nicht näher eingegangen wird.

MERKE Schlafstörungen sollten behandelt werden, wenn sie mindestens einen Monat andauern und zu einem subjektiven Leiden des Patienten führen. Eine Ausnahme bildet die akut auftretende Insomnie, welche eine sofortige Intervention notwendig macht. Einige Schlafstörungen treten im Kindesalter auf und haben eine entwicklungsbedingte Pathogenese. Vorübergehende Schlaflosigkeit ist normal und hat keinen Störungscharakter. Cave: Übertriebene Erwartungen an einen gesunden Schlaf sollten korrigiert werden.

11.1 Symptome und Behandlungsziele

Um die Art und Dauer, die Symptome und die bisherige Therapie der Schlafstörung zu bestimmen, können folgende Fragen an den Patienten (mod. nach Laubscher) hilfreich sein:

- Wer ist betroffen?
- Seit wann haben Sie die Schlafbeschwerden?
- Wie äußert sich die Schlafstörung?
- Wie viele Stunden schlafen Sie?
- Könnten äußere Umstände (Schichtarbeit, Prüfung, Lärm, ...) Ihre Schlafschwierigkeiten verursachen?
- Haben Sie Grunderkrankungen?
- Nehmen Sie weitere Arzneimittel ein?
- Was haben Sie bereits gegen Ihre Schlafstörungen unternommen?

Die Diagnostik der Schlafstörungen sollte folgende spezifischen Punkte beachten, welche auf mögliche Symptome hinweisen können:

- Anamnese, inkl. Medikamenten-, Alkohol- und Drogenanamnese, Ernährungsgewohnheiten (Koffein in Form von Kaffee, Energy Drinks, usw.),
- körperliche Untersuchung,
- psychopathologischer Befund,

- Einschlafzeit, -dauer,
- Schlafdauer,
- Anzahl/Dauer der Unterbrechungen des Schlafs,
- verfrühtes Aufwachen,
- Erholsamkeit des Schlafs,
- Tagesschläfrigkeit,
- Tagesstruktur,
- Dauer der beklagten Beschwerden.

Tab. 11.2 Symptome nichtorganischer Schlafstörungen (ICD-10 Codes in Klammer)

Schlafstörung	Symptome
Nichtorganische Insomnie (F51.0)	Einschlafstörungen, Durchschlafstörungen oder eine schlechte Schlafqualität. Vorwiegende Beschäftigung mit der Schlafstörung.
Nichtorganische Hypersomnie (51.1)	Deutlich vermehrte Schlafneigung oder Schlafanfälle während des Tages. Kein neurologisches oder internistisches Zustandsbild, welches der exzessiven Schläfrigkeit zu Grunde liegt.
Schlafwandeln (F51.3)	Verlassen des Bettes und Umhergehen, meist im ersten Drittel des Nachtschlafs. Starrer Gesichtsausdruck, schwer aufzuwecken und wenig reagibel. Nach dem Erwachen keine Erinnerung an die Episode.
Pavor Nocturnus (F51.4)	Mehrmalige Episoden von Erwachen aus dem Schlaf. Typisch der panikartige Schrei, heftige Angst, vegetative Übererregbarkeit. Kurze Episoden über Minuten im ersten Drittel des Nachtschlafs.
Albträume (F51.5)	Aufwachen aus dem Nachtschlaf oder nach kurzem Schlafen mit lebhafter und detailreicher Erinnerung an heftige Angstträume, meist mit bedrohlichem Inhalt. Deutlicher Leidensdruck durch das Traumerlebnis und die daraus resultierende Schlafstörung.

Neben der Anamnese können Fragebogenverfahren und diverse technische Verfahren (Schlaflabor) Schlafstörungen präziser erfassen. Der Hausarzt wird bei fortschreitendem Beschwerdebild eine Überweisung an ein Schlaflabor vornehmen. Ein klinischer Algorithmus zur Diagnostik und Therapie von Schlafstörungen findet sich in der S3-Behandlungsleitlinie (siehe Referenzen).

Tab. 11.2 gibt einen Überblick über typische Symptome nichtorganischer Schlafstörungen.

Daneben ist es wichtig, somatische Beschwerden abzufragen: Nach der S3-Behandlungsleitlinie „Nicht erholsamer Schlaf/Schlafstörungen“ gehören dazu (u. a. im Zusammenhang mit Schlafapnoe): Adipositas, arterielle Hypertonie, vorwiegend nächtlich auftretende Herz-Rhythmusstörungen, Libido- und Potenzstörungen.

MERKE Symptome der Schlafstörungen betreffen Dauer, Qualität und den Zeitpunkt des Schlafs, aber auch abnorme Episoden während des Schlafs. Eine ausreichende Schlafdauer und -qualität sind für Insomnien wichtige Behandlungsziele.

11.2 Verläufe

Nach Stuck et al. (2013) verlaufen Insomnien häufig chronisch und weisen ein erhöhtes Risiko einer Depression auf. Die idiopathische Hypersomnie verläuft ebenfalls meist chronisch; sie beginnt üblicherweise vor dem 25. Lebensjahr. Allerdings kann sich eine Insomnie auch akut manifestieren, ausgelöst durch einen spezifischen Stressfaktor (private und berufliche Konflikte usw.).

Schlafwandeln kann unterschiedliche Verlaufsformen aufweisen; Folgen können Depressionen, sozialer Rückzug und Störungen des Tagesrhythmus sein.

Bei sekundären Insomnien ist es naheliegend, dass die Grunderkrankung, z. B. Depression, für den Verlauf der Schlafstörung verantwortlich ist.

11.3 Komorbiditäten

Bei Schlafstörungen sollte das gleichzeitige Auftreten komorbider psychischer Störungen wie Depression, Schizophrenie, Angststörungen, Substanzabhängigkeit, Demenz usw. beachtet werden. Auch somatische Leiden wie Diabetes mellitus, koronare Herzerkrankung, Asthma bronchiale, Arthritis und Schmerzerkrankungen usw. spielen eine wichtige Rolle.

11.4 Psychosoziale Aspekte

Im Rahmen einer Schlafstörung kann quantitativ und qualitativ ungenügender Schlaf zu vermehrtem Stresserleben führen. Tagesmüdigkeit, kognitive Einbußen und verminderte Frustrationstoleranz/Reizbarkeit können im psychiatrischen Kontext in krisenhafte Zuspitzungen wie Streit, Konflikte und Suizidalität münden. Somatisch sind Schlafstörungen mit Gewichtszunahme, arterieller Hypertonie u. v. m. assoziiert, welche ihrerseits psychosoziale Konsequenzen haben können (z. B. Stigmatisierung von Übergewichtigen).

■ **MERKE** Schlafstörungen führen häufig zu einer deutlich verminderten kognitiven Leistungsfähigkeit und emotionalen Instabilität der Patienten. Dadurch kann es zu vermehrtem Stresserleben und reduzierter Belastbarkeit kommen.

11.5 Sicht der Patienten und Angehörigen

Patienten und deren Angehörige berichten in der Hausarztpraxis häufig von beruflichen Belastungen, Lärm, Smog, und von Schwierigkeiten im privaten Umfeld als mögliche Ursachen für die Schlafstörungen. In der psychiatrischen Praxis sprechen Patienten z. B. über andauernde Durchschlafstörungen, typisch bei psychotischer Exazerbation. Depressive Patienten können zwar oft einschlafen, finden aber über längere Zeit keine Abhilfe gegen verfrühtes Erwachen mit quälender Grübelneigung.

11.6 Fallschilderung 12

Ein 42-jähriger Patient, seit 14 Jahren verheiratet, zwei Kinder im Alter von sieben und zwölf Jahren, kommt nach einem heftigen Streit mit der Ehefrau zur stationären psychiatrischen Aufnahme in die Klinik. U. a. berichtet er über Schlafstörungen, die seit ungefähr drei Monaten vorhanden seien mit Ein- und Durchschlafstörungen, Schlafdauer ca. zwei bis drei Stunden pro Nacht. Der fehlende Schlaf habe ihn fast in den Wahnsinn getrieben. Der Alkoholkonsum betrage 1,5–2 Liter Bier alle zwei Tage, manchmal auch mehr. Aktuell null Promille Atemalkohol. Offenbar wolle sich die Frau trennen. Neben dem Alkoholkonsum komme es zu ständigen Streitigkeiten, der Patient habe Mühe, sich zu konzentrieren, sie rede zu schnell, er sei impulsiv. Heute Morgen habe er Anstalten gemacht, sich in suizidaler Absicht von einer Brücke zu werfen. Die herbeigerufene Polizei habe das Schlimmste verhindern können.

Nach eingehendem Aufnahmegespräch ergibt sich eine Bereitschaft des Patienten, sich auf eine Therapie einzulassen und im Verlauf auch mit der Frau unter Supervision zu sprechen. Er sieht ein, dass der Alkoholkonsum ein Faktor seiner Schlafstörungen sein könnte. Der Patient wird nach dem Suizidversuch engmaschig überwacht, es wird eine umfassende Diagnostik eingeleitet und kurzfristig ein niederpotentes Antipsychotikum (Pipamperon) zur Beruhigung verordnet. Weil sich Symptome einer Depression im weiteren Verlauf ergeben, bekommt er zusätzlich ein Antidepressivum, welches schlafanstoßend wirkt (Mirtazapin).

Nach drei Tagen hat sich der Patient etwas erholt, die Schlafdauer hat sich auf ca. sieben Stunden pro Nacht gebessert. Die Stimmung zeigt ebenfalls eine Besserungstendenz, wenn auch von Normalität nicht die Rede sein kann. Es besteht keine akute Suizidalität mehr.

Empfehlung

Dieser Patient wies sehr wahrscheinlich eine sekundäre Insomnie als Folge eines übermäßigen Alkoholkonsums auf, zudem bestand eine mindestens mittelgradige Depression. Die sich (nicht nur) daraus ergebenden psychosozialen Folgen und die Suizidalität sind im klinisch psychiatrischen Alltag recht häufig. Die Krisenintervention mit stützenden und systemisch orientierten Gesprächen, Überwachung der Suizidalität und antidepressiver und sedierender Pharmakotherapie stabilisierte den Zustand des Patienten und führte zu einem verbesserten Schlaf.

12 Therapie der Schlafstörungen

12.1 Allgemeines

▸ Kap. 12 widmet sich vor allem der Insomnie. Eine primäre Insomnie sollte zuerst nicht-pharmakologisch angegangen werden. Das Einhalten oder Erlernen einer adäquaten **Schlafhygiene** steht hier im Vordergrund. Hierzu gehören (aus Rose und Friedland, 2015; Stuck et al., 2013):

- regelmäßiger Rhythmus von Zubettgehen und Aufstehen,
- Mittagschlaf vermeiden oder auf maximal 20 Minuten begrenzen,
- regelmäßiger Sport tagsüber,
- koffeinhaltige Getränke spätnachmittags oder abends vermeiden,
- Alkohol abends vermeiden,
- kein Nicotin vor dem Einschlafen,
- keine opulenten Mahlzeiten am Abend,
- Schlafzimmer gut gelüftet, ruhig, mit angenehmer Schlafatmosphäre,
- Einschlafrituale,
- nur bei Müdigkeit ins Bett gehen,
- keine elektronischen Medien vor dem Einschlafen,
- kein Fernseher im Schlafzimmer,
- bei nächtlichem Aufwachen nicht auf den Wecker oder die Uhr blicken,
- Grundhaltung: übertriebene Erwartungen an gesunden Schlaf zurücksetzen, der Schlaf kann nicht immer perfekt sein.

In vielen Fällen hilft es, verhaltensmedizinische Verfahren anzuwenden. Entspannungsverfahren wie die progressive Muskelrelaxation nach Jacobson, autogenes Training oder auch Yoga haben sich ebenfalls als wirksam erwiesen. Zudem kann durch Schlafrestriktion die Bett-Zeit reduziert werden. Es entsteht ein leichtes Schlafdefizit und damit ein erhöhter Schlafdruck.

Die medikamentöse Therapie der Schlafstörungen erfolgt erst in einem weiteren Schritt. Aus der Diagnostik, den Symptomen und Verläufen von Schlafstörungen folgt, dass Pharmaka erst nach gründlicher Abklärung verordnet werden sollten.

Bei sekundären Insomnien steht bei der Pharmakotherapie die Behandlung der Grunderkrankung im Vordergrund. Daneben können, bei entsprechendem Leidensdruck, auch Hypnotika eingesetzt werden.

■ **MERKE** Gemäß der S3-Behandlungsleitlinie „Nicht erholsamer Schlaf/Schlafstörungen" sollte die Therapie der Schlafstörungen an erster Stelle aus psychotherapeutischen Verfahren bestehen. Pharmakologische Therapien folgen an zweiter Stelle.

12.2 Pharmakotherapie

Eine Unterteilung der Pharmakotherapie der Schlafstörungen in Akut- und Notfalltherapie, Langzeittherapie, Rezidivprophylaxe und Therapieresistenz, wie sie in den anderen Kapiteln vorgenommen wurde, ist nicht zielführend.

Bei der Verabreichung von Schlafmitteln ist die 6-K-Regel zu beachten:

- klare Indikation,
- kleinstmögliche Dosis,
- kurze Verordnungsdauer,
- kein abruptes Absetzen,
- Kontraindikationen und Interaktionen beachten,
- Kombination mit nichtmedikamentösen Methoden.

Für Schlafmittel definieren Stuck et al. (2013) verschiedene Behandlungsstrategien, um das Abhängigkeitspotenzial zu reduzieren, zum Beispiel die Standardintervalltherapie mit maximaler Dauer von vier Wochen Gabe, vier Wochen ohne Schlafmittel und evtl. erneuter Behandlungsperiode. Eine weitere Strategie besteht aus der intermittierenden Gabe, z. B. zweimal pro Woche.

Wichtige Hypnotika sind die Benzodiazepine und die Benzodiazepin-Rezeptor-Agonisten, die sogenannten Z-Substanzen (englisch: Z-Drugs). Antidepressiva und Antipsychotika werden v. a. bei Schlafstörungen mit komorbiden psychischen Erkrankungen verschrieben. Die als Hypnotika eingesetzten Substanzen sind in ▸ Kap. 13 beschrieben.

12.2.1 Benzodiazepine

Benzodiazepine weisen eine große therapeutische Breite und eine gute hypnotische Potenz auf. Sie besitzen folgende Hauptwirkungen:

- anxiolytisch,
- sedierend,
- antikonvulsiv,
- muskelrelaxierend.

Im ▸ Kap. 9 (Angststörungen) wurde auf die Vor- und Nachteile der Benzodiazepine hingewiesen. In Deutschland sollen gemäß Studienlage eine bis zwei Millionen Menschen von Benzodiazepinen abhängig sein; Frauen sind dabei häufiger betroffen als Männer.

Nach heutigem Wissensstand sollten Benzodiazepine nicht für chronische Schlafstörungen eingesetzt werden. Die zahlreichen UAW, die Veränderung des physiologischen Schlafs, das Abhängigkeitspotenzial, Rebound-Phänomene während des Absetzens

Tab. 12.1 Z-Substanzen bei Schlafstörungen

Substanz	Dosis/Tag (mg)	Halbwertszeit (h)
Zolpidem	5–10	ca. 2
Zopiclon	3,75–7,5	ca. 5

Tab. 12.2 Antidepressiva bei Schlafstörungen

Substanz	Dosis/Tag (mg)	Halbwertszeit (h)
Amitriptylin[1]	5–75	10–28
Doxepin[1]	5–100	8–25
Mirtazapin	7,5–15	20–40
Trazodon	25–100	12
Trimipramin	5–100	ca. 24

[1] Anfangsdosis möglichst gering wählen

u. v. m. sprechen dagegen. Besondere Vorsicht ist bei älteren Patienten z. B. aufgrund der Gefahr von Delirien, paradoxen Reaktionen sowie erhöhtem Sturzrisiko geboten.

Man unterscheidet Benzodiazepine mit kurzer, mittellanger und langer Halbwertszeit. Solche mit kurzer oder mittellanger Halbwertszeit bewirken meist keine ausgeprägten Hangover-Effekte. Ein Beispiel für ein Benzodiazepin mit kurzer Halbwertszeit ist Triazolam (HWZ 2–4 h), mit mittellanger Halbwertszeit Lormetazepam (HWZ 8–14 h). Weitere Informationen siehe ▸Kap. 13.3.

■ **MERKE** Benzodiazepine sind in der Therapie der Schlafstörungen **nicht** Mittel der ersten Wahl.

12.2.2 Z-Substanzen

Die Z-Substanzen Zolpidem und Zopiclon können gegen Einschlafstörungen eingesetzt werden (◘ Tab. 12.1). Sie weisen kurze Halbwertszeiten auf und haben ein günstigeres Nebenwirkungsprofil als die Benzodiazepine mit weniger Hang-over-Effekten, weniger Rebound-Effekten und verbesserter Tagesbefindlichkeit. Offenbar ist das Abhängigkeitspotenzial geringer, wenn auch nicht vernachlässigbar.

12.2.3 Sedierende Antidepressiva

Sedierende Antidepressiva werden sehr häufig bei Insomnien im Zusammenhang mit unipolaren Depressionen eingesetzt (◘ Tab. 12.2), allerdings meist off Label. Auch bei chronischen Schlafstörungen und komorbiden Suchterkrankungen sind sie eine wichtige Therapieoption. Die Studienlage ist gemäß Behandlungsleitlinien spärlich. Die Dosierun-

Tab. 12.3 Sedierende Antipsychotika

Substanz	Dosis/Tag (mg)
Levomepromazin	5–50
Melperon	25–75
Perazin	10–100
Pipamperon	20–60
Promethazin	10–50

gen sind im Allgemeinen geringer als bei der Therapie einer unipolaren Depression. Das Verträglichkeitsprofil und die potenziell letalen UAW im Falle von Trizyklika wie Herzrhythmusstörungen bei Überdosierungen sind zu berücksichtigen. EKG-Kontrollen sind bei diesen Substanzen angezeigt. Cave: Antidepressiva können ein Restless-Legs-Syndrom begünstigen.

12.2.4 Sedierende Antipsychotika

Sedierende Antipsychotika werden teilweise bei Insomnien verabreicht (Tab. 12.3). Die Datenlage ist für einen Einsatz bei primären Insomnien spärlich. Besondere Beachtung verdient das Verträglichkeitsprofil. Neben klinischen Verlaufskontrollen sind regelmäßige EKG- und Laborkontrollen angezeigt. Cave: Die antidopaminerge Wirkung der Antipsychotika könnte ein Restless-Legs-Syndrom begünstigen; 5-HT_2-blockierende Eigenschaften sind beim Schlaf-Apnoe-Syndrom problematisch.

12.2.5 Sonstige Arzneimittel mit sedierender Wirkung

Pflanzliche Präparate wie Baldrian können initial versucht werden. Sie sind bei leichten Insomnien möglicherweise hilfreich, wirken u. U. schlaffördernd.

Antihistaminika (z. B. Diphenhydramin), Melatonin-Rezeptoragonisten und Alkoholderivate (z. B. Chloralhydrat) siehe ▸ Kap. 13.2.

12.3 Kombinationstherapien

Für schwerwiegende Schlafstörungen können Kombinationen von Z-Substanzen und sedierenden Antidepressiva oder niederpotenten Antipsychotika eingesetzt werden (▸ Kap. 13.8).

12.4 Adhärenz

Aus klinischer Erfahrung bereitet die Einnahme von Z-Substanzen meist keine Probleme. Viele Patienten lehnen jedoch Substanzen mit Abhängigkeitspotenzial ab. Ein Ausweichen auf Antidepressiva oder Antipsychotika ist eine wichtige Strategie. Alternativ können pflanzliche Präparate wie Baldrian versucht werden.

Wenn Patienten durch Schlafmittel zu stark sediert sind, kann dies auch die Adhärenz bei anderen gleichzeitig verabreichten Substanzen verschlechtern. Patienten mit bekannter Abhängigkeitserkrankung sollten keine Benzodiazepine oder Z-Substanzen verabreicht werden, weil sich sehr rasch ein Toleranzphänomen entwickeln kann und exzessive Dosierungen die Folge sind. Ein zu rasches Aufdosieren von beispielsweise Antidepressiva kann zu einer verminderten Adhärenz führen. Beispielsweise kann beim Trizyklikum Amitriptylin eine arterielle Hypotonie auftreten. Dies ist eine bekannte, aber u. U. sehr unangenehme UAW von Trizyklika.

■ **MERKE** Die Adhärenz bei Schlafmitteln kann durch die Angst, abhängig zu werden, ungenügend sein. Cave: Keine Benzodiazepine oder Z-Substanzen bei Patienten mit bekannter Abhängigkeitserkrankung.

12.5 Veränderung der Lebensqualität

Schlafstörungen können die Lebensqualität sehr nachhaltig beeinträchtigen. Dies manifestiert sich durch kognitive Einbußen (Konzentrationsfähigkeit, Merkfähigkeit usw.), verminderte Frustrationstoleranz, Impulsivität, schlechteres psychosoziales Funktionsniveau, erhöhte Risiken für somatische und psychiatrische Leiden wie beispielsweise Adipositas, arterielle Hypertonie, Depression und Angststörungen.

12.6 Behandlungsleitlinien

Im Folgenden sind Suchstrategien für Behandlungsleitlinien zu Schlafstörungen angegeben.

Deutschland
Internet-Suchbegriffe: S3-Leitlinie Nicht erholsamer Schlaf/Schlafstörungen, Deutsche Gesellschaft für Schlafforschung und Schlafmedizin.

Österreich
Internet-Suchbegriffe: Österreich, Biologische Psychiatrie, Konsensus, State of the Art, Schlafstörungen bei psychiatrischen Erkrankungen, oder Österreichische Gesellschaft für Schlafmedizin und Schlafforschung.

Schweiz
Internet-Suchbegriffe: Schweizerische Gesellschaft für Schlafstörungen.

13 Hypnotika

13.1 Definition

Unter dem Begriff Hypnotika werden Arzneimittel eingeordnet, die den Schlaf induzieren bzw. fördern. Sehr oft kann keine klare Abtrennung der Gruppe gemacht werden, da die Übergänge z. B. zwischen Sedativa oder Tranquilizern zu Hypnotika fließend sind. Substanzen aus diesen Gruppen können in niedrigen Dosierungen sedierend oder anxiolytisch, bei höheren Dosen jedoch hypnotisch wirken. Wichtig ist, dass Hypnotika nach heutigem Verständnis keine Narkotika sind, also auch in hohen Dosen nicht zu einer Narkose führen.

Ein „ideales" Hypnotikum wäre eine Substanz, die den physiologischen Schlaf nicht beeinträchtigt, keine Kumulation und/oder Toleranzentwicklung zeigt, keine Toxizität bei Überdosierung und kein Abhängigkeitspotenzial besitzt. Allerdings muss gesagt werden, dass es dieses „ideale" Hypnotikum bis heute nicht gibt. Alle auf dem Markt befindlichen Hypnotika beeinflussen mehr oder weniger einen oder mehrere der genannten Parameter.

13.2 Einteilung

Hypnotika lassen sich in zwei Gruppen einteilen:

- Hypnotika im engeren Sinne: Dies sind Substanzen, die überwiegend bzw. ausschließlich als Hypnotika zum Einsatz kommen. Oft haben sie auch als einzige zugelassene Indikation die Diagnose „Schlafstörungen".
- Andere Substanzen, die bei Schlafstörungen zum Einsatz kommen: Dazu zählen Substanzen, die vor allem bei Schlafstörungen im Zusammenhang mit anderen psychiatrischen Erkrankungen zum Einsatz kommen. Meist besitzen sie mehrere zugelassene Indikationen; nur teilweise jedoch auch für „Schlafstörungen". Relativ oft werden sie deshalb bei der Diagnose Schlafstörungen off Label eingesetzt. In diese Gruppe fallen auch Substanzen mit fehlender bzw. schwacher Evidenz einer Wirkung bei Schlafstörungen.

◘ Tab. 13.1 gibt eine Übersicht über die Hypnotikagruppen.

Tab. 13.1 Einteilung von Hypnotika

Gruppe bzw. Einzelsubstanz	Substanzen
Hypnotika im engeren Sinne	
Benzodiazepine	Brotizolam, Flunitrazepam, Flurazepam, Lormetazepam, Nitrazepam, Temazepam, Triazolam
Non-Benzodiazepine/Benzodiazepin-Rezeptoragonisten/Z-Substanzen	Zolpidem, Zopiclon
Chloralhydrat	–
Melatonin	–
Andere Substanzen, die bei Schlafstörungen zum Einsatz kommen	
Antidepressiva, sedierende	Doxepin, Mirtazapin, Trazodon, Trimipramin
Antihistaminika	Diphenhydramin, Doxylamin
Antipsychotika, sedierende	Chlorprothixen, Levomepromazin, Melperon, Pipamperon, Promethazin, Prothipendyl, Quetiapin
Clomethiazol	–
L-Tryptophan	–
Phytopharmaka	Baldrian, Hopfen, Melisse, Passionsblume

13.2.1 Hypnotika im engeren Sinne

Benzodiazepine

Benzodiazepine gehören wie die Z-Substanzen, zumindest für den kurzzeitigen Einsatz, zu den wichtigsten Hypnotika. Die Hypnotika vom Benzodiazepin-Typ unterscheiden sich in ihrer Wirkstärke (sehr stark wirksam sind beispielsweise Flunitrazepam und Triazolam) und in ihrer Pharmakokinetik (▸ Kap. 13.3.1). Substanzen mit hoher Rezeptoraffinität sind bereits in sehr niedrigen Dosierungen hypnotisch wirksam. Hierzu gehören Triazolam, Flunitrazepam und Lormetazepam. Hingegen müssen Substanzen wie Nitrazepam oder Temazepam wegen ihrer schwächeren Bindung an den Rezeptor höher dosiert werden, um gleiche Wirkungen zu erzielen. Die Wirkung im Kurzzeiteinsatz ist gut belegt. Für die Langzeiteinnahme fehlen valide Daten; hier käme auch das Abhängigkeitspotenzial besonders zum Tragen. Bei Benzodiazepin-Hypnotika gelten dieselben Vor- und Nachteile, die bereits im ▸ Kap. 10 (Tranquilizer) aufgeführt sind.

■ **MERKE** Vorsicht vor dem kontinuierlichen Einsatz von Benzodiazepin-Hypnotika über einen Zeitraum von mehr als vier Wochen. Ein vorübergehender Einsatz bei sporadisch auftretenden Schlafstörungen (z. B. vier- bis sechsmal pro Monat) ist vertretbar.

Z-Substanzen, Benzodiazepinrezeptoragonisten

Der Name „Z-Substanzen" wird verwendet, da die Vertreter dieser Gruppe, Zolpidem und Zopiclon, mit dem Buchstaben „Z" beginnen. Die Bezeichnung „Benzodiazepinrezeptoragonisten" bezieht sich darauf, dass sie sich strukturchemisch deutlich von den Benzodiazepinen unterscheiden, aber einen ähnlichen Wirkmechanismus wie diese besitzen (▸ Kap. 13.3). Sie wirken wie die Benzodiazepine verstärkend auf GABA und ihre Wirkung wird vom Benzodiazepinrezeptorantagonisten Flumazenil terminiert. Die Z-Substanzen besitzen als Alternative zu Benzodiazepinen einen hohen Stellenwert und haben diesen in der Verordnung bei weitem den ersten Rang abgelaufen. Die klinische Datenlage spricht aber auch dieser Gruppe ein Abhängigkeitspotenzial zu.

■ **SCHLAGLICHT** Die Z-Substanzen Zolpidem und Zopiclon sind heute die am meisten verordneten Hypnotika. Für beide Substanzen besteht ein Abhängigkeitsrisiko.

Chloralhydrat

Chloralhydrat ist ein Alkoholderivat und findet heute nur noch in wenigen Fällen als alternatives Hypnotikum Verwendung. Insbesondere in der Gerontopsychiatrie hat Chloralhydrat bei Patienten, die auf andere Hypnotika paradox reagieren, einen gewissen Stellenwert. Nachteilig sind der teilweise deutliche Körpergeruch und die enge therapeutische Breite bei Überdosierung.

■ **ANEKDOTE** Chloralhydrat ist das erste und älteste synthetische Psychopharmakon. 1832 synthetisierte Justus von Liebig Chloralhydrat, dessen psychische Effekte 1869 von dem Psychiater Otto Liebreich erstmals an Geisteskranken und an Delirium tremens Leidenden erprobt wurden. Später wurde erkannt, dass die Substanz weniger gegen Psychosen, dafür besser bei schweren Schlafstörungen wirkte. Seit 1869 wird es psychiatrisch verwendet und hat bis heute einen gewissen Stellenwert in der Behandlung von Schlafstörungen beibehalten.

Melatonin

Melatonin ist ein Hormon aus der Zirbeldrüse (Epiphyse) und Abbauprodukt von L-Tryptophan. Die physiologisch wichtigste, heute bekannte Wirkung von Melatonin scheint in der Regulation der Tag-Nacht-Rhythmik zu liegen. Daraus wird sein Einsatz als natürliches Schlafmittel abgeleitet und die Verwendung bei Symptomen, wie sie beispielsweise wegen der Zeitverschiebung nach einem Transkontinentalflug (Jet lag) auftreten, empfohlen. Die vorliegenden Daten weisen darauf hin, dass die Substanz v. a. bei niedrigem, endogenem Melatoninspiegel, wie er z. B. im Alter vorliegt, die Schlafqualität verbessert.

■ **MERKE** Melatonin in retardierter Form ist nur bei Insomnien von Patienten zugelassen, die älter als 55 Jahre sind. Die Substanz muss ein bis zwei Stunden vor dem Zubettgehen eingenommen werden.

Aktuell wurde mit der Substanz Tasimelteon ein spezifischer Melatonin-Rezeptoragonist in Deutschland zugelassen. Tasimelteon ist strukturchemisch Melatonin sehr ähnlich und bindet als dualer Melatonin-Rezeptoragonist an die beiden Melatoninrezeptoren MT_1 und MT_2. Zugelassen ist die Substanz ausschließlich bei der sogenannten „Non-24-Hour-Sleep-Wake-Disorder“. Diese tritt bei vollständig Blinden auf, da diese Ein- und Durchschlafstörungen infolge der fehlenden lichtgesteuerten Tag-Nacht-Rhythmik aufweisen. Tasimelteon soll dabei helfen, diesen gestörten Schlaf-Wach-Rhythmus wieder zu synchronisieren.

Ein weiterer neuer Melatoninagonist, bisher nur in den USA zugelassen, ist Ramelteon.

13.2.2 Andere Substanzen, die bei Schlafstörungen zum Einsatz kommen

Antidepressiva, sedierende

Einige Antidepressiva mit antihistaminergem und $5\text{-}HT_2$-antagonistischem Wirkprofil besitzen deutlich sedierende Eigenschaften und werden deshalb gerne als Schlafmittel eingesetzt. Wichtig ist, zu wissen, dass keine der verwendeten Substanzen eine Zulassung als Hypnotikum hat. Allerdings sind Schlafstörungen im Rahmen depressiver Erkrankungen im zugelassenen Indikationsbereich. Antidepressiva sind wegen ihres fehlenden Abhängigkeitspotenzials erste Wahl bei Patienten mit Suchtanamnese. Eingesetzt werden vor allem Doxepin, Mirtazapin, Trazodon und Trimipramin. Eine abendliche Einmalgabe bzw. ein abendlicher Dosisschwerpunkt sind sinnvoll. SSRI oder SNRI sind wegen ihrer meist fehlenden sedierenden Wirkung nicht geeignet. Ein weiteres wichtiges Einsatzgebiet für sedierende Antidepressiva sind Patienten, die längerfristig auf eine Psychotherapie nicht angesprochen haben, aber wegen des ausgeprägten Leidensdrucks eine medikamentöse Therapie benötigen. Für derartige Langzeittherapien sind sedierende Antidepressiva in niedriger Dosierung die erste Wahl.

Empfehlung

Bei einer zwingend notwendigen Langzeittherapie mit hypnotisch wirksamen Medikamenten ist der Einsatz von Benzodiazepinen nicht mehr zu vertreten. In diesem Fall sollten als erste Wahl sedierende Antidepressiva in niedriger Dosierung bzw. bei älteren Patienten die sedierenden Antipsychotika Melperon oder Pipamperon verwendet werden.

Antihistaminika

Diese nicht verschreibungspflichtigen Hypnotika wirken durch kompetitive Hemmung an zentralen H_1-Rezeptoren sedierend und hypnotisch. Zum Einsatz kommen vor allem die beiden Substanzen Diphenhydramin und Doxylamin, daneben noch vereinzelt auch Hydroxyzin. Die Kurzzeiteffekte bei Schlafstörungen sind gut belegt; allerdings stellen sich nach kurzfristiger Behandlung bereits Gewöhnungseffekte und Wirkverlust ein. Hangover-Effekte und die typischen anticholinergen Nebenwirkungen sind weitere Parameter, die Antihistaminika nicht zu den Hypnotika der ersten Wahl zählen lassen. Laut PRISCUS-Liste gehören sowohl Diphenhydramin als auch Doxylamin zu den potenziell inadäquaten Mitteln bei älteren Menschen.

Antipsychotika, sedierende

Ähnlich den Antidepressiva zeigen auch einige niederpotente Antipsychotika gute schlafinduzierende Wirkungen, die überwiegend mit ihrem antihistaminergem und $5\text{-}HT_2$-antagonistischem Wirkprofil zusammenhängen. Zum Einsatz kommen in erster Linie Melperon und Pipamperon, daneben auch Chlorprothixen, Levomepromazin, Promethazin sowie Prothipendyl. Von diesen Substanzen sind die beiden Erstgenannten explizit für Schlafstörungen, insbesondere bei geriatrischen Patienten, zugelassen. Wegen ihres ausgeprägten sedierenden Effekts bei gleichzeitig fehlendem Abhängigkeitspotenzial werden niederpotente Antipsychotika gerne bei Patienten mit Suchtanamnese, daneben auch bei psychomotorischen Erregungszuständen und Schlafstörungen im Rahmen von Psychosen und bei akuter Suizidalität eingesetzt. Zu beachten sind v. a. die anticholinergen und extrapyramidal-motorischen Nebenwirkungen! Quetiapin, ein Antipsychotikum der zweiten Generation, wird neuerdings (off Label!) niedrig dosiert (25–100 mg abends) auch zur Schlafförderung eingesetzt. Vorteil dieser Substanz ist neben dem nicht vorhandenen Suchtpotenzial die fehlende anticholinerge Wirkung.

- **MERKE** Viele niederpotente Antipsychotika besitzen ausgeprägte anticholinerge Eigenschaften und sind deshalb für Ältere potenziell riskante Medikamente. Dies gilt nicht für Melperon und Pipamperon!

Clomethiazol

Diese Substanz besitzt ein hohes Abhängigkeitspotenzial und kommt nur noch unter strenger Indikationsabwägung bei Schlafstörungen von geriatrischen Patienten in Frage. Andere Substanzen sollten davor erfolglos eingesetzt worden bzw. mit schweren Nebeneffekten wie paradoxen Reaktionen verbunden gewesen sein. Cave: Atemdepression!

L-Tryptophan

Der Einsatz von L-Tryptophan als Schlafmittel stützt sich auf die Vermutung, dass eine Steigerung der Serotoninkonzentration (L-Tryptophan ist ein Präkursor von Serotonin) im Gehirn die Schlafmechanismen verbessern könnte. Bisher konnte allerdings kein sicherer Wirkungsnachweis erbracht werden. Die hypnotische Wirkung ist als gering einzuschätzen.

Phytopharmaka

Pflanzliche Sedativa werden in der Selbstmedikation häufig eingesetzt. Am meisten werden Baldrianpräparate verwendet, daneben noch Hopfen, Lavendel, Melisse und Passionsblume. Am besten dokumentiert sind die Wirkungen von Baldrian. Es ist allerdings eher von sedierenden Effekten auszugehen; die schlaffördernden Wirkungen sind nur gering. Bei den übrigen genannten Phytopharmaka gibt es nur eine geringe Evidenz für eine isolierte schlaffördernde Wirkung. Die Substanzen werden überwiegend in Kombination mit Baldrian in den Handel gebracht. Bei Baldrian-Monopräparaten sollte eine tägliche Dosis von min. 450 mg Trockenextrakt eingenommen werden. Wichtig ist der Hinweis, dass die Wirkung nur verzögert – nach etwa ein bis zwei Wochen – eintritt.

Orexinantagonisten

Ein neues, in den USA zugelassenes Hypnotikum, ist Suvorexant. Diese Substanz greift in das sog. Orexinsystem ein. Orexine sind Neuropeptide, die eine wichtige Rolle bei der Schlaf-Wach-Regulation spielen. Im Gegensatz zu Histamin, das wach hält, aber den Appetit unterdrückt, beeinflusst Orexin Wachheit und Appetit. Orexinantagonisten besitzen sowohl schlaffördernde als auch appetithemmende Effekte.

Tab. 13.2 Pharmakodynamische Effekte von Hypnotika (mod. nach Herdegen 2016)

Angriffspunkt	Mechanismus	Wirkstoff(gruppen)
$GABA_A$-Rezeptor	Modulation/Verstärkung der Wirkung von GABA	Benzodiazepine, Z-Substanzen, Chloralhydrat
H_1-Rezeptor	Antagonismus	Antihistaminika, Antidepressiva (Amitriptylin, Doxepin, Mirtazapin, Trazodon), Antipsychotika
$5\text{-}HT_{2A}$-Rezeptor	Antagonismus	Antidepressiva (Trizyklika, Mirtazapin, Trazodon), Antipsychotika
D_2-Rezeptor	Antagonismus	Antipsychotika, Trizyklika (Trimipramin)
Melatonin-Rezeptor	Melatonin-Rezeptor-Agonismus	Melatonin

13.3 Pharmakologie

Die heute auf dem Markt befindlichen Hypnotika und anderen sedierenden Psychopharmaka entfalten ihre Wirkungen über verschiedene Mechanismen. Tab. 13.2 zeigt pharmakodynamische Effekte von Hypnotika.

Durch die pharmakodynamischen Effekte an verschiedenen Rezeptoren verändern Hypnotika in unterschiedlichem Ausmaß, je nach Substanz, das Schlafprofil (Tab. 13.3). Der normale Schlaf zeigt ein typisches Profil mit fünf Stadien, die in zyklischer Form während einer durchschnittlichen Schlafdauer von acht Stunden auftreten. Beim Einschlafen werden zuerst die vier Stadien des sog. orthodoxen Schlafes durchlaufen. Stadium 1 bedeutet dabei den Übergang vom Wachsein zum Schlafen und umfasst ca. 4–5 % der Schlafdauer. Das tiefere Schlafstadium 2 nimmt etwa 50 % der gesamten Schlafzeit ein; es ist im EEG durch das Auftreten sog. Spindelwellen und auffallend hoher Wellen, sog. K-Komplexe, gekennzeichnet. Die Tiefschlafstadien 3 und 4 werden als sog. „Slow-wave"-Schlaf bezeichnet, da sie im EEG durch langsame Deltawellen mit hoher Amplitude imponieren. Dieser „Delta-Schlaf" tritt zum größten Teil während der ersten Hälfte der Schlafperiode auf. Nach dem Stadium 4 durchläuft der Schläfer die Stadien in umgekehrter Reihenfolge. Dazwischen treten periodisch etwa alle 90–100 Minuten sog. REM-Phasen auf. Dieser REM-Schlaf ist durch schnelle Augenbewegungen (REM = rapid eye movement) und allgemeine Muskelerschlaffung charakterisiert. Des Weiteren sind Gehirnstoffwechsel, -durchblutung und Temperatur gegenüber den anderen Schlafstadien auffällig gesteigert. REM-Phasen umfassen etwa 20–25 % der Schlafdauer; während dieser Zeit treten die meisten Träume auf. Heute wissen wir, dass der Mensch auf REM-Schlaf-Entzug, also auf Traumentzug, u. a. mit Angstzuständen und Konzentrationsstörungen reagiert. Neben dem REM-Schlaf ist jedoch auch der orthodoxe Schlaf, insbesondere der Tiefschlaf, für einen erholsamen Schlaf wichtig. Mit zunehmendem Lebensalter kommt es zu einer Änderung des Schlafprofils. So nimmt die Schlaftiefe mit dem Alter ab, die Anzahl der orthodoxen Phasen und die Häufigkeit des Erwachens gegen Morgen jedoch zu.

Tab. 13.3 Beeinflussung wichtiger Schlafphasen unter Hypnotika

Substanz	Tiefschlaf	REM-Schlaf
Benzodiazepine	↓	±
Z-Substanzen	↓	±
Chloralhydrat	↑	–
Melatonin	–	–
Antidepressiva (Mirtazapin, Trazodon, Trimipramin)	±	–
Antidepressiva (Amitriptylin, Doxepin)	±	↓
Antihistaminika	↓	↓
Antipsychotika	±	–

– = kein Einfluss, ± = geringfügige Beeinflussung, ↓ = Verkürzung, ↑ = Verlängerung

Idealerweise sollte ein Schlafmittel das natürliche Schlafprofil nicht verändern. Hierbei darf allerdings nicht vergessen werden, dass bei einer Schlafstörung die Schlafphasen gegenüber einem Gesunden sowieso bereits verschoben sind. Auch Hypnotika greifen auf verschiedenartige Weise in dieses Schlafmuster ein und verändern es mehr oder weniger in Richtung eines nichtphysiologischen Schlafablaufs. Eine Ausnahme ist Melatonin: dieses hat keinen direkten Einfluss auf das Schlafprofil, sondern soll – dies wird allerdings kontrovers diskutiert – indirekt durch eine Normalisierung des Schlaf-Wach-Rhythmus den Schlaf verbessern.

Im Folgenden sollen die wichtigsten Wirkmechanismen der Hypnotika, die in der Übersicht bereits in Tab. 13.1 dargestellt werden, erläutert werden.

Benzodiazepine

Grundsätzlich gilt für Benzodiazepin-Hypnotika derselbe Wirkmechanismus wie für Benzodiazepin-Tranquilizer (▸Kap. 10.3), also die allosterische Modulation der durch GABA vermittelten Funktionen. Benzodiazepine verkürzen den Tiefschlaf und unterdrücken den REM-Schlaf in moderatem Umfang.

Z-Substanzen

Die Z-Substanzen haben einen den Benzodiazepinen sehr ähnlichen Angriffspunkt am $GABA_A$-Rezeptorkomplex. Sie führen dadurch zu einer Verstärkung dämpfender GABA-Effekte im ZNS. In experimentellen Untersuchungen zeigten sich sedierende Eigenschaften bereits bei Dosierungen, die niedriger waren als es für eine antikonvulsive, muskelrelaxierende oder anxiolytische Wirkung notwendig wäre. Als Agonisten am Benzodiazepinrezeptor können sie von Benzodiazepinen vom Rezeptor verdrängt werden; der Rezeptor-Antagonist Flumazenil kann durch Rezeptor-Blockade auch die Wirkung von Z-Substanzen aufheben. Sowohl Zopiclon als auch Zolpidem üben keinen signifikanten Einfluss auf den REM-Schlaf aus; beide führen zu einer Verkürzung der Tiefschlafphase.

Chloralhydrat

Das Alkoholderivat Chloralhydrat soll sowohl eine Verstärkung GABAerger Effekte im ZNS als auch eine Inhibition des NMDA-induzierten Calciumeinstroms in die Zelle bewirken. Die Substanz hat im Schlaflabor günstige Ergebnisse gezeigt. So bleibt der REM-Schlaf unverändert, das Tiefschlafstadium wird etwas verlängert.

Melatonin

Melatonin, einem Hormon aus der Epiphyse (Zirbeldrüse), kommt eine zentrale Funktion bei der Steuerung des zirkadianen Schlaf-Wach-Rhythmus zu. Es wirkt direkt agonistisch an den Melatoninrezeptoren, insbesondere an MT_1 und MT_2. Mittlerweile gibt es eine ganze Reihe experimenteller und klinischer Studien, die eine Beeinflussung des Schlafes bzw. des gestörten Schlafes durch exogen zugeführtes Melatonin am Menschen zeigen. Aufgrund des Wirkmechanismus ist keine akute hypnotische Wirkung vorhanden, sondern ein regulierender Einfluss auf den Schlaf-Wach-Rhythmus nach längerer Einnahme (ca. drei Wochen).

Melatonin soll die Einschlafzeit verkürzen und keine Auswirkungen auf die Schlafarchitektur und den REM-Schlaf induzieren.

Antidepressiva

Die schlafinduzierende Wirkung soll durch antagonistische Effekte an zentralen 5-HT_2- und H_1-Rezeptoren ausgelöst werden. Die Antidepressiva Mirtazapin, Trazodon und Trimipramin gehören zu den wenigen Substanzen, die keine Unterdrückung des REM-Schlafes bewirken. Die stark sedierenden trizyklischen Substanzen Amitriptylin und Doxepin hingegen verkürzen die REM-Phasen.

Antihistaminika (Diphenhydramin, Doxylamin)

Die sedierende Wirkung der Antihistaminika wird durch Blockade zentraler H_1-Rezeptoren verursacht. Sie verändern sowohl den REM-Schlaf als auch den orthodoxen Schlaf. Es muss mit Toleranzbildung und daraus resultierender Dosissteigerung gerechnet werden.

Antipsychotika

Ähnlich wie bei Antidepressiva wird die schlafinduzierende Wirkung der hauptsächlich eingesetzten Substanzen Melperon und Pipamperon, aber auch der übrigen trizyklischen Substanzen, durch antagonistische Effekte an zentralen 5-HT_2- und H_1-Rezeptoren vermittelt. Die Schlafphasenbeeinflussung soll gering sein, der REM-Schlaf nicht unterdrückt werden, allerdings gibt es dazu nur sehr wenige Daten.

Clomethiazol

Die hypnotische Wirkung dieser Substanz wird über eine Verstärkung des inhibitorischen Neurotransmitters GABA induziert. Daten zur Wirkung auf das Schlafprofil sind nicht verfügbar.

L-Tryptophan

Die Aminosäure L-Tryptophan ist eine Vorstufe (Präkursor) des Neurotransmitters Serotonin. Der Einsatz von L-Tryptophan als Hypnotikum geht von der Vermutung aus, dass durch eine Steigerung der Serotoninkonzentration im Gehirn Schlafmechanismen verbessert werden können. Die hypnotischen klinischen Effekte sind allerdings gering; es liegt keine gesicherte Evidenz einer Wirkung vor. Nachteilig ist die Wirklatenz von bis zu zwei Wochen.

Phytopharmaka

Das einzige pflanzliche Sedativum, für das relativ valide klinische Wirksamkeitsuntersuchungen vorliegen, ist Baldrian. Die Datenlage ist allerdings kontrovers. Valepotriate werden meist als wirksamkeitsbestimmende Inhaltsstoffe benannt. Baldrianextrakt soll GABAerg wirken und Adenosin-Rezeptoren im ZNS aktivieren. Adenosin wird als wichtiger endogener Schlaffaktor bewertet; die Substanz soll nach Bindung an ihren Rezeptor vor allem den Nicht-REM-Schlaf auslösen. Der Gruppe der Phytopharmaka ist keine spezifisch hypnotische, sondern eher eine sedierende, allenfalls „schlafinduzierende" Wirkung zuzuschreiben.

13.3.3 Pharmakokinetik

Für die Beurteilung und Unterscheidung der wichtigsten Hypnotika nach pharmakokinetischen Kennzahlen sind Daten zur Anflutzeit (Zeit bis zum Erreichen des maximalen Serumspiegels t_{max}), Halbwertszeit ($t_{1/2}$) und zum Vorhandensein aktiver, langwirkender Metaboliten hilfreich.

Die Halbwertszeit weist zwischen einzelnen Substanzen teilweise erhebliche Unterschiede auf. Dies ist bedeutsam für die Wirkdauer und damit den Einsatz bei Ein- oder Durchschlafstörungen. Ein Überhang am nächsten Morgen mit evtl. Tagesresteffekt sowie die Gefahr einer Kumulation des Arzneimittels werden ebenfalls primär durch die Halbwertszeit bestimmt. Hypnotika können zu einer Leistungsverminderung am nächsten Tag führen, die von den Patienten oft selbst nicht wahrgenommen wird, aber u. a. für die Verkehrstauglichkeit von Bedeutung sein kann. Generell werden als Vorteile von Substanzen mit kurzer Halbwertszeit und ohne relevante aktive Metaboliten die fehlende Kumulationsgefahr und die geringen Überhangeffekte bewertet. Bei Substanzen mit längerer Halbwertszeit kann der fehlende akute Rebound (Entzugssymptomatik wie z. B. Insomnie) als vorteilhaft angesehen werden. Dafür sind die Kumulationsgefahr und der mögliche Hangover am nächsten Morgen nachteilig. ◘ Tab. 13.4 zeigt charakteristische pharmakokinetische Kennzahlen von Hypnotika.

■ **MERKE** Bei der Auswahl von Hypnotika unter pharmakokinetischen Gesichtspunkten sollten Substanzen mit kurzer bis mittellanger Halbwertszeit (bis max. ca. 15 Stunden) und ohne relevante aktive Metaboliten bevorzugt werden.

13.3.4 Plasmaspiegelbestimmungen

Plasmaspiegelbestimmungen für Hypnotika aus der Gruppe der Benzodiazepine, aber auch für die sog. Z-Substanzen und Antihistaminika, werden nach dem neuen AGNP-Konsensus-Update 2017 nur mit dem niedrigsten Empfehlungsgrad 4, „möglicherweise nützlich" eingeordnet. Die klinischen Effekte treten in der Regel sehr schnell ein, sodass für die Behandlung in erster Linie die hypnotische Wirkung und nicht der Blutspiegel entscheidend ist. Es gibt allerdings einige Situationen, bei denen ein TDM durchaus angebracht sein kann. So u. a. bei Non-Response unter klinisch üblichen Dosierungen oder wegen Toleranz-Entwicklung bei vorhergehendem Abusus. Auch bei Entgiftungsbehandlungen kann TDM zur Adhärenzkontrolle eingesetzt werden.

Tab. 13.4 Pharmakokinetische Kennzahlen der wichtigsten Hypnotika

Substanz	t_{max} (h)	$t_{1/2}$ (h)	Aktiver Metabolit/$t_{1/2}$ (h)	Bevorzugte Verwendung
Brotizolam	0,8–1	3–8	Ja, aber nicht relevant	Ein- und Durchschlafstörungen
Chloralhydrat	ca. 0,5	4 Min	Ja (7–10 h)	Ein- und Durchschlafstörungen
Diphenhydramin	1	7–12	Ja, aber nicht relevant	Ein- und Durchschlafstörungen
Flunitrazepam	0,5–2	10–30	Ja (20–30 h)	Ein- und Durchschlafstörungen, BTM!
Flurazepam	1–3	2–3	Ja (50–100 h)	Ein- und Durchschlafstörungen
Lormetazepam	1–2	8–14	Ja, Lorazepam	Ein- und Durchschlafstörungen
Melatonin	3	3–4	Nein	Nicht als Ein- oder Durchschlafmittel; eher Schlafrhythmus regulierend
Nitrazepam	0,5–2	18–30	Ja, aber nicht relevant	Ein- und Durchschlafstörungen
Temazepam	1	5–13	Ja, aber nicht relevant	Ein- und Durchschlafstörungen
Triazolam	ca. 1	2–4	Ja, aber nicht relevant	Einschlafstörungen
Zolpidem	2	ca. 2	Nein	Einschlafstörungen
Zopiclon	1,5–2	ca. 5	Nein	Einschlafstörungen

13.4 Indikationen

Einzige Indikation für Hypnotika ist der Einsatz bei Schlafstörungen (Insomnien) mit klinisch relevantem Schweregrad. Hier ist ihre Domäne die Kurzzeitanwendung bei Einschlafstörungen oder bei zu frühem Erwachen. Bei chronischer Insomnie sollen Hypnotika generell vermieden werden. Keines der in Deutschland zugelassenen Hypnotika hat eine längere Zulassung als für maximal vier Wochen Therapie. Schlafstörungen im Rahmen psychischer Erkrankungen, wie u. a. bei Depressionen oder psychotischen Störungen, sollten in erster Linie mit entsprechenden spezifischen Medikamenten (Antidepressiva, Antipsychotika) mit sedierendem Wirkungsschwerpunkt behandelt werden.

Hypersomnien (Störungen mit exzessiver Schläfrigkeit) oder Narkolepsie werden ebenfalls zu den Schlafstörungen gerechnet. Sie sind kein Einsatzgebiet für Hypnotika!

■ **MERKE** Zur Kurzzeitanwendung bei Einschlafstörungen eignen sich Z-Substanzen als erste Wahl.
Zur Kurzzeitanwendung bei zu frühem Erwachen sollten eher Substanzen mit mittellanger Halbwertszeit wie Brotizolam, Lormetazepam oder Temazepam empfohlen werden.
Bei chronischen Schlafstörungen sollten Hypnotika nicht eingesetzt werden. Neben der Psychotherapie können, falls eine medikamentöse Behandlung zwingend notwendig ist, sedierende Antidepressiva oder Antipsychotika zum Einsatz kommen.

13.5 Nebenwirkungen und Kontraindikationen

13.5.1 Nebenwirkungen

Benzodiazepine

Alle Nebenwirkungen und Gegenanzeigen, die für Benzodiazepine mit Tranquilizer-Indikation aufgeführt wurden (▸ Kap. 10.5), gelten analog für Benzodiazepin-Hypnotika.

Z-Substanzen

Als Nebenwirkungen können unter Zopiclon gelegentlich Mundtrockenheit, bitterer bis metallischer Mundgeschmack, Benommenheit, Hangover, Schwindelgefühl, Amnesien und Kopfschmerzen auftreten.

Unter Zolpidem wurden gelegentlich bzw. häufig Schwindel, Kopfschmerzen, Diarrhö, Übelkeit und Amnesien beobachtet.

Cave: Die Anwendung von Benzodiazepinrezeptoragonisten kann, wie bei Benzodiazepinen, zur Entwicklung von physischer und psychischer Abhängigkeit und Missbrauch führen. Ausprägung und Häufigkeit scheinen aber geringer als unter Benzodiazepinen zu sein. Beim Absetzen, insbesondere bei plötzlichem Therapieabbruch, können Entzugssymptome und Rebound-Phänomene auftreten. Die Dauer einer Behandlung sollte, einschließlich einer schrittweisen Absetzphase, vier Wochen grundsätzlich nicht überschreiten. Patienten mit Suchtanamnese, insbesondere unter Benzodiazepinen, sollten Z-Substanzen nicht oder nur unter besonderer Kontrolle erhalten.

Chloralhydrat

Nebenwirkungen sind Blähungen, Übelkeit, Erbrechen, QT-Zeit-Verlängerungen und der typische Aldehydgeruch.

Chloralhydrat hat eine relativ geringe therapeutische Breite. Die therapeutische Dosis (0,25–1 g) und die toxische Dosis (bereits ab 5 g/d) liegen nicht weit auseinander.

Melatonin

Gelegentlich treten Reizbarkeit, Nervosität, Schlaflosigkeit, Albträume, Angst, Migräne, Hypertonie, Hyperhidrosis, Asthenie, Juckreiz, Hautausschläge, Gewichtszunahme, Bauchschmerzen, Dyspepsie und Mundtrockenheit sowie abnorme Leberfunktionswerte auf.

Antidepressiva

Trimipramin und die anderen trizyklischen Substanzen haben deutliche anticholinerge und kardiale Nebenwirkungen. Trazodon und Mirtazapin besitzen dagegen kaum anticholinerge Effekte. Antidepressiva weisen kein Abhängigkeitsrisiko auf. Die wichtigsten Nebenwirkungen der Einzelsubstanzen finden sich in ▸ Kap. 3.5.

Antihistaminika

Nebenwirkungen sind vor allem anticholinerger Natur wie u. a. Mundtrockenheit und Miktionsstörungen. Daneben auch Magen-Darm-Beschwerden, Durchfall und QT-Zeit-Verlängerungen. Cave: photosensibilisierende Eigenschaften. In höherer Dosierung kann es zu Schwindelgefühl, Sehstörungen und Halluzinationen kommen. Besonders bei alten Menschen ist auf die mögliche Provokation von Verwirrtheitszuständen und deliranten Symptomen zu achten.

Antipsychotika

Trizyklische Substanzen wie z. B. Chlorprothixen oder Levomepromazin besitzen ausgeprägte anticholinerge und kardiale Nebenwirkungen. Melperon und Pipamperon dagegen weisen kein klinisch relevantes anticholinerges Wirkprofil bzw. kardiale Nebeneffekte auf. Risiko beim Einsatz aller Antipsychotika sind EPMS und Spätdyskinesien; die Substanzen aus dieser Gruppe weisen kein klinisch relevantes Abhängigkeitsrisiko auf. Die wichtigsten Nebenwirkungen der Einzelsubstanzen finden sich in ▸ Kap. 7.5.

Clomethiazol

Sehr häufig treten starke Speichelsekretion und Zunahme der Bronchialsekretion auf. Weitere Nebenwirkungen sind Kopfschmerzen, Herzklopfen, Missempfindungen wie Taubheit oder Kribbelgefühl, Juckreiz, Hautausschläge, Magenschmerzen, Sodbrennen, Übelkeit, Erbrechen, Durchfall, Brennen in Hals und Nase, Schnupfengefühl und Hustenreiz.

■ **MERKE** Clomethiazol besitzt ein starkes Abhängigkeitspotenzial.

L-Tryptophan

Als Nebenwirkungen ohne Angabe einer Häufigkeit werden genannt: Schwindel, Kopfschmerzen, Sedierung und Lichtempfindlichkeit. Bei Hypertonie kann es zur Blutdrucksenkung kommen.

Pflanzliche Sedativa

Sie sind bei kurzfristiger Einnahme praktisch nebenwirkungsfrei. Beachtet werden muss allerdings der Alkoholgehalt bei vielen flüssigen pflanzlichen Arzneimitteln.

13.5.2 Kontraindikationen

Benzodiazepine

Siehe ▸ Kap. 10.5.

Z-Substanzen

Gegenanzeigen sind Myasthenia gravis, akutes Engwinkelglaukom, schwere Leber- oder Ateminsuffizienz und schweres Schlafapnoe-Syndrom.

Chloralhydrat

Gegenanzeigen sind schwere Herz-, Leber- und Nierenerkrankungen sowie Behandlung mit Antikoagulanzien vom Cumarin-Typ.

Melatonin

Es liegen keine spezifischen Kontraindikationen vor, außer der „üblichen" Unverträglichkeit gegenüber dem Wirkstoff.

Antidepressiva

Kontraindikationen der Antidepressiva finden sich in ▸ Kap. 3.5.11.

Antihistaminika

Gegenanzeigen sind akutes Asthma bronchiale, Prostata-Hyperplasie mit Restharnbildung, Engwinkelglaukom, Epilepsie, Phäochromozytom, Hypokaliämie, Hypomagnesiämie, Bradykardie, angeborenes Long-QT-Syndrom sowie andere klinisch signifikante kardiale Störungen (koronare Herzkrankheit, Erregungsleitungsstörungen, Arrhythmien).

Antipsychotika

Kontraindikationen finden sich im ▸ Kap. 7.5.10.

Clomethiazol

Clomethiazol darf nicht angewandt werden bei Schlafapnoe-Syndrom, Asthma bronchiale und allen zentral verursachten Atemstörungen.

L-Tryptophan

Kontraindikationen sind Leber- und Nierenerkrankungen, hepatische Enzephalopathie, Karzinoid-Syndrom (serotonerge Symptomatik bei Tumoren).

Pflanzliche Sedativa

Es liegen keine Kontraindikationen vor.

13.6 Fallschilderung 13

Patient: Weiblich, 45 Jahre

Medikation: Sertralin 100 mg/d, Zopiclon 7,5 mg zur Nacht

Diagnosen: Posttraumatische Belastungsstörung (PTBS), Schlafstörungen

Fragestellung: Die Patientin klagt über „komischen" Geschmack im Mund und dass überhaupt beim Essen „alles anders schmecken" würde. Auf Nachfrage kann sie die veränderte Geschmacksempfindung nicht präzisieren. Sie wüsste nicht, wie sie das beschreiben sollte. Sie will wissen, ob das von Medikamenten kommen kann und wie sie wieder normal das Essen genießen kann.

Diskussion: Geschmacksveränderungen in Richtung bitterer bis metallischer Geschmack sind unter Zopiclontherapie beschrieben. Eine Klärung, ob Zopiclon die Ursache ist, kann nur durch eine Umstellung des Hypnotikums erreicht werden. Unter Zolpidem ist ein derartiges verändertes Geschmacksempfinden nicht bekannt. Sertralin besitzt eine Zulassung bei der Therapie der posttraumatischen Belastungsstörung. Antidepressiva mit sedierender Wirkkomponente, die hier als Alternative zu Z-Substanzen in Frage kämen, besitzen allerdings keine Zulassung bei PTBS bzw. keine nachgewiesene Wirkung. Deshalb soll die antidepressive Therapie, auf die die Patientin auch gut anspricht, nicht verändert und eine Umstellung auf Zolpidem versucht werden.

Klinisches Vorgehen: Es erfolgte eine Umstellung von Zopiclon auf Zolpidem. Diese kann ohne Ausschleich- oder Karenzzeit direkt von einem Abend zum anderen vorgenommen werden. Neuere Studien aus Kanada und den USA empfehlen, bei Frauen die Dosis für unretardiertes Zolpidem auf 5 mg abzusenken, da bei einer Dosierung von 10 mg die Plasmaspiegel, und damit die Überhangeffekte, nach acht Stunden deutlich höher waren als bei Männern. Bei einer Dosierung von 5 mg Zolpidem verminderte sich der unangenehme Geschmack im Mund sukzessive und war nach ca. zwei Wochen ganz verschwunden.

13.7 Schwangerschaft und Stillzeit

Zur Anwendung von Benzodiazepinen als Hypnotika gelten analog die in ▸Kap. 10.7 genannten Ausführungen für Benzodiazepin-Tranquilizer.

Empfehlung

Raten Sie von einer Einnahme von Benzodiazepin-Hypnotika im ersten Trimenon grundsätzlich ab. Im späteren Verlauf der Schwangerschaft können in zwingenden Fällen Substanzen mit möglichst kurzer Halbwertszeit – kurzfristig und nicht als Dauermedikation – eingesetzt werden. Ab zwei Wochen vor dem erwarteten Geburtstermin sollten keine Benzodiazepine mehr eingenommen werden.

Für die Benzodiazepin-Rezeptoragonisten Zolpidem und Zopiclon gelten dieselben Empfehlungen wie für Benzodiazepin-Hypnotika: keine Gabe im ersten Trimenon, später in zwingend notwendigen Fällen allenfalls kurzfristiger Einsatz, perinatal wiederum keine Einnahme.

Für Chloralhydrat und Melatonin ist die Datenlage nur unzureichend. Eine Verwendung in der Schwangerschaft sollte nicht erfolgen.

Treten während einer Schwangerschaft im Kontext psychiatrischer Erkrankungen (Depressionen) nicht tolerable Schlafstörungen auf, kann in dringenden Fällen auf Antidepressiva, in erster Linie Amitriptylin (falls Citalopram oder Sertralin zu unruhig machen), zurückgegriffen werden.

Für Antihistaminika ist die Datenlage uneinheitlich. Diphenhydramin ist in der Schwangerschaft kontraindiziert, da in Studien Gaumenspalten aufgetreten waren. Bei Doxylamin gibt es keine Hinweise auf keimschädigende Effekte. Die Substanz kann, wenn es unbedingt gewünscht ist, in Ausnahmefällen in der Schwangerschaft gegeben werden, allerdings möglichst nicht in den ersten drei Monaten.

■ **MERKE** Bei den nicht verschreibungspflichtigen Hypnotika ist Doxylamin in der Schwangerschaft eine mögliche Option. Die Substanz kann, wenn es unbedingt gewünscht ist, in Ausnahmefällen gegeben werden, allerdings möglichst nicht in den ersten drei Monaten.

Clomethiazol und L-Tryptophan dürfen in der Schwangerschaft nicht genommen werden.

Für Baldrian liegen keine ausreichenden Unterlagen vor. Entsprechende Präparate werden deshalb in der Schwangerschaft nicht empfohlen.

Alle Hypnotika gehen in die Muttermilch über. Es wird deshalb vom **Stillen** unter Hypnotikatherapie abgeraten.

13.8 Interaktionen

Generell gilt für alle Hypnotika, dass sie bei Kombination mit anderen zentral dämpfenden Substanzen zu verstärkter Sedierung und ZNS-Dämpfung führen können. Besondere Vorsicht ist bei Alkohol geboten!

Benzodiazepine

Siehe ▸Kap. 10.8.

Z-Substanzen

Pharmakodynamisch kann es bei Kombination mit Muskelrelaxanzien zu einer verstärkten relaxierenden Wirkung kommen.

Zolpidem und Zopiclon sind Substrate des Cytochrom-P450–3A4-Isoenzyms. Bei gemeinsamer Gabe mit Inhibitoren (z. B. Erythromycin, Ketoconazol) bzw. Induktoren (z. B. Carbamazepin, Johanniskraut) kann der Plasmaspiegel von Zolpidem und Zopiclon ansteigen bzw. absinken. Die klinische Relevanz dieser pharmakokinetischen Interaktion ist umstritten.

Chloralhydrat

Vorsicht bei Patienten, die unter Antikoagulanzientherapie vom Cumarintyp (z. B. Phenprocoumon/Marcumar®) stehen. Chloralhydrat sollte hier nicht zur Anwendung kommen, da es initial zu einer Verstärkung und bei längerer Gabe möglicherweise zu einer Verminderung der antikoagulierenden Wirkung kommen kann.

Die gleichzeitige Anwendung von Arzneimitteln, die zu QT-Zeit-Verlängerungen im EKG führen, sollte, genauso wie die von Medikamenten, die Hypokaliämien auslösen können, vermieden werden.

Chloralhydrat darf nicht mit Disulfiram kombiniert werden, da es den Abbau zum aktiven Metaboliten Trichlorethanol hemmen würde.

Melatonin

Melatonin ist ein Substrat von CYP1A2. Potente Inhibitoren dieses Enzyms (z. B. Fluvoxamin, Ciprofloxazin) können den Melatoninspiegel deutlich anheben. So wurden unter begleitender Fluvoxamintherapie erhöhte Plasmaspiegel gemessen (bis zu 17-fach größere Fläche unter der Kurve (AUC) und zwölffach höhere C_{max}. Rauchen kann zu einer Senkung der Melatoninspiegel führen.

Vorsicht bei Patienten, die 5- oder 8-Methoxypsoralen erhalten. Dieses kann die Melatoninspiegel durch Hemmung der Metabolisierung erhöhen.

Antidepressiva

Interaktionen der Antidepressiva finden sich in ▸ Kap. 3.8.

Antihistaminika

Antihistaminika dürfen nicht gleichzeitig mit MAO-Hemmern gegeben werden. Vermutet werden hier verstärkte anticholinerge Effekte.

Bei Kombination mit Arzneimitteln, die gleichfalls anticholinerge Wirkeigenschaften besitzen (◘ Tab. 7.12), kann es zu deutlich verstärkten anticholinergen Effekten kommen.

Vorsicht bei der gleichzeitigen Anwendung von Arzneimitteln, die zu QT-Zeit-Verlängerungen im EKG führen (◘ Tab. 7.15), bzw. bei Medikamenten, die Hypokaliämien auslösen können.

Bei gleichzeitiger Gabe von Inhibitoren des CYP2D6-Enzyms (z. B. Fluoxetin, Paroxetin) können verstärkte Wirkungen und Nebenwirkungen des Antihistaminikums resultieren.

■ **MERKE** Bei Antihistaminika und Chloralhydrat ist bei Kombinationstherapien besondere Vorsicht in Bezug auf kardiale Effekte (insbesondere QT-Zeit-Verlängerungen) geboten.

Antipsychotika

Interaktionen finden sich im ▸ Kap. 7.8.

Clomethiazol

Die gemeinsame Gabe mit Alkohol und anderen zentral dämpfenden Stoffen sollte unbedingt vermieden werden. Cimetidin kann zu einem erhöhten, Carbamazepin zu einem erniedrigten Clomethiazolspiegel führen.

L-Tryptophan

Bei Kombination von Tryptophan mit anderen Arzneimitteln mit serotonergem Wirkungsschwerpunkt (◘ Tab. 3.16) besteht die Gefahr eines zentralen Serotoninsyndroms. Eine gemeinsame Gabe von Tryptophan mit diesen Medikamenten, insbesondere jedoch MAO-Hemmern, ist kontraindiziert.

Pflanzliche Sedativa

Es liegen keine klinisch relevanten Interaktionen vor.

13.9 Fallschilderung 14

Patient: Weiblich, 54 Jahre

Medikation: Valproinsäure 1200 mg/d, Sertralin 50 mg/d, Mirtazapin 20 mg/d, Pipamperon 120 mg/d (davor bereits Melperon 150 mg/d und Trimipramin 100 mg/d erfolglos eingesetzt)

Diagnosen: Epilepsie (fokale Anfälle mit komplexen Symptomen), Depression, Schlafstörungen

Fragestellung: Patientin klagt über anhaltende Schlafstörungen. Hierfür wurde bereits erfolglos Melperon bzw. Trimipramin eingesetzt. Auf Benzodiazepine bzw. Z-Substanzen wurde wegen Befürchtungen im Hinblick auf Abhängigkeit verzichtet. Aktuell Therapie mit Pipamperon bei unbefriedigender Wirkung. Als größtes Problem bei der Behandlung der Schlafstörung wird die mögliche Interaktion mit Valproat gesehen und eine damit zusammenhängende verminderte Wirkung. Bei fast allen Psychopharmaka steht zumindest als relative Kontraindikation „Epilepsie". Zusätzlich können Psychopharmaka generell die Krampfschwelle senken und gerade bei dieser Patientin ein Risiko darstellen. Welches Hypnotikum kann gegeben werden, ohne dass eine Senkung der Krampfschwelle bei der vorliegenden Medikation zu befürchten ist?

Diskussion: Antidepressiva und Antipsychotika können die Krampfschwelle senken. Insofern ist der Einsatz einer Substanz mit deutlich sedierenden Eigenschaften aus diesen beiden Gruppen bei der Patientin problematisch. Auch Pipamperon, das die Patientin aktuell erhält, beinhaltet dieses Risiko. Tatsächlich wäre hier ein Therapieversuch mit Benzodiazepinen angebracht. Hypnotika aus dieser Gruppe besitzen neben ihren hypnotischen Wirkungen auch antikonvulsive Eigenschaften. Für Z-Substanzen gilt dies für Dosierungen, die bei Schlafstörungen üblich sind, nicht. Für die Kombination von Valproinsäure mit Benzodiazepinen ist eine mögliche Interaktion mit Lorazepam beschrieben. Hierunter kam es durch eine Inhibition der Glucuronidierung von Lorazepam durch Valproat zu einem um ca. 20 % erhöhten Lorazepam-Spiegel. Die Empfehlung bei dieser Interaktion war, die Lorazepam-Dosis um ca. 50 % zu reduzieren.

Klinisches Vorgehen: Als Hypnotikum wurde der Einsatz von Temazepam in einer niedrigen Dosierung von 10 mg zur Nacht empfohlen. Für Temazepam ist eine entsprechende Interaktion mit Valproat nicht beschrieben. Da aber auch Temazepam über Glucuronidierung eliminiert wird, wäre theoretisch eine Interaktion möglich. Deshalb wurde die Dosisreduktion auf 10 mg, bzw. erst bei schlechtem Ansprechen eine Erhöhung auf 20 mg vorgeschlagen. Alternativ wäre auch eine Therapie mit dem Benzodiazepinderivat Clonazepam möglich. Diese Substanz ist speziell für die antikonvulsive Therapie zugelassen, besitzt allerdings, wie alle Benzodiazepine, auch sedierende Eigenschaften. Wegen des Risikos einer Abhängigkeitsentwicklung bei möglicherweise längerfristiger Therapie bei dieser Patientin wurde von einer kontinuierlichen Gabe abgeraten und eine vorübergehende Therapie mit intermittierender Einnahme von Temazepam zweimal pro Woche empfohlen.

13.10 Tipps und Empfehlungen zur Therapie mit Hypnotika in der Hausarztpraxis

Generell gilt für alle Hypnotika, mit Ausnahme von Melatonin und Phytopharmaka, dass bereits nach kurzfristiger kontinuierlicher Einnahme (ca. > 4 Wochen) das abrupte Absetzen zu einer ausgeprägten (Rebound-)Insomnie führen kann. Diese kann das Ausmaß der ursprünglichen Schlafstörung übersteigen. Gleichzeitig kommt es häufig zu einer Steigerung des REM-Schlafes (REM-Rebound), die mit vermehrter Traumtätigkeit bis hin zu Albträumen und verminderter Schlafqualität einhergeht.

■ **MERKE** Hypnotika, insbesondere Benzodiazepine, Z-Substanzen und Antihistaminika, sollten nach einem kontinuierlichen Gebrauch vom etwa vier Wochen immer langsam ausgeschlichen werden. Als Faustregel gilt: Dosisreduktion um ca. 50 % innerhalb von vier Wochen.

Empfehlung

Warnungen zu möglichen Folgen einer Hypnotika-Einnahme, wie Abhängigkeit, Rebound oder Entzugssymptome, gelten für eine kontinuierliche längerfristige Einnahme. Ein intermittierender Gebrauch (vier- bis sechsmal pro Monat) ist in der Regel in dieser Hinsicht unproblematisch.

Ein erster Therapieversuch bei Schlafstörungen kann – nachdem primär Empfehlungen für eine adäquate Schlafhygiene gegeben wurden (▸ Kap. 12.1) – mit Melatonin oder Phytopharmaka (bevorzugt höher dosierte Baldrian-Monopräparate ab ca. 450 mg Trockenextrakt) erfolgen. Sprechen die Schlafstörungen auf diese Therapie nicht an, können Z-Substanzen als nächste Therapieoption versucht werden. Langfristige chronische Insomnien sollten heute nicht mehr mit Hypnotika behandelt werden, sondern mit sedierenden Antidepressiva bzw. Antipsychotika in niedriger Dosierung.

■ **MERKE** Bei erfolgloser Anfangstherapie mit Melatonin bzw. Phytopharmaka sind Z-Substanzen bei medikamentöser Therapie die nächste Wahl. Bei Alterspatienten sollten Zolpidem und Zopiclon initial in reduzierter Dosis (5 mg bzw. 3,75 mg) verabreicht werden.

Bei älteren Patienten sollten beim Einsatz von Benzodiazepinen, Z-Substanzen und Antihistaminika immer mögliche Risiken wie Hangover oder Sturzgefahr im Auge behalten werden. Bei Patienten mit Demenz ist auf den Einsatz von Hypnotika grundsätzlich zu verzichten. In Ausnahmefällen können hier sedierende Antipsychotika wie Melperon oder Pipamperon verwendet werden.

Empfehlung

Weisen Sie auf die möglicherweise eingeschränkte Fahrtüchtigkeit am nächsten Tag nach abendlicher Einnahme von Hypnotika hin. Dies gilt vor allem dann, wenn der zeitliche Abstand nach der Einnahme bis zum Aufstehen weniger als acht Stunden beträgt. Vor dem gleichzeitigen Gebrauch von Alkohol sollte dringend gewarnt werden. Auch in kleinen Mengen kann dieser in Kombination mit Hypnotika narkose- oder rauschähnliche Zustände auslösen.

Literatur

Friedland K. Schlafstörungen, in: Angewandte Pharmakotherapie. Wissenschaftliche Verlagsgesellschaft Stuttgart, 2015

Griese N, Schulz M. Schlafstörungen. Spürsinn und Sensibilität zeigen. Pharm Ztg, 7/2009

Kasper S et al. Schlafstörungen bei psychiatrischen Erkrankungen. CliniCum neuropsy. Sonderausgabe Nov 2012

Laubscher S. Ich kann nicht schlafen. Dtsch Apoth Ztg, 156. Jg., 46–52, 2016

S3-Leitlinie Nicht erholsamer Schlaf/Schlafstörungen. Somnologie 13:4–160, 2009

Stuck et al. Praxis der Schlafmedizin. Springer Verlag, Heidelberg Berlin 2013

14 Anhang

Substanztabelle

Tab. 14.1 Substanztabelle der Psychopharmaka

Substanz	Psychopharmakagruppe	Dosis (mg) Erwachsene	Besonderheiten	Präparatebeispiele (Monopräparate)®
Agomelatin	Antidepressivum	25–50	Melatoninrezeptoragonist, Wirkungsschwerpunkt bei Depressionen mit Störungen des Schlaf-Wach-Rhythmus. Günstiges Nebenwirkungsprofil (geringe sexuelle UAW, kaum Gewichtszunahme), Cave: Kontrolle der Leberparameter.	D, A, CH: Valdoxan
Alprazolam	Tranquilizer	0,5–4	Benzodiazepin mit guten anxiolytischen Eigenschaften, auch bei Panikstörungen mit/ohne Agoraphobie geeignet. Cave: Abhängigkeit.	D: Alprazolam Ratiopharm A: Xanor CH: Xanax
Amisulprid	Antipsychotikum	50–800	Antipsychotikum mit selektiver Dopaminrezeptorenblockade. Auch bei Negativsymptomatik wirksam. Renale Verstoffwechselung, keine CYP-Interaktionen. Cave: QTc-Zeit-Verlängerung, Prolaktinerhöhung.	D, A, CH: Solian
Amitriptylin	Antidepressivum	25–150 (bis max. 225 stationär)	TZA, deutlich sedierend, auch bei chronischen Schmerzstörungen wirksam. Cave: anticholinerge UAW, Herzrhythmusstörungen, Intoxikationsrisiko bei Überdosierung.	D, A, CH: Saroten
Amitriptylinoxid	Antidepressivum	60–150 (bis max. 300 stationär)	Prodrug; wird zu Amitriptylin und Nortriptylin metabolisiert. Niedrigere Amitriptylin-Plasmaspiegel korrelieren mit verringerten UAW, aber auch abgeschwächter Wirksamkeit.	D: Amioxid neuraxpharm A, CH: –
Aripiprazol	Antipsychotikum	10–30	2. Generation; partieller D_2-Agonist. Günstiges metabolisches Profil; lange HWZ von ca. 75 Stunden. Kaum prolaktinerge UAW.	D, A, CH: Abilify

14

Tab. 14.1 Substanztabelle der Psychopharmaka

Substanz	Psychopharmaka-gruppe	Dosis (mg) Erwachsene	Besonderheiten	Präparatebeispiele (Monopräparate)®
Asenapin	Antipsychotikum	10–20	Zulassung nur für mäßige bis schwere manische Episoden im Rahmen einer Bipolar-I-Störung. Sublinguale Applikation, geringes Risiko für EPMS, Prolaktinerhöhung und Gewichtszunahme. Cave: Essen und Trinken innerhalb von 10 Minuten nach Einnahme vermeiden.	D, A, CH: Sycrest
Benperidol	Antipsychotikum	1–12	Hochpotenter D_2-Antagonist. Cave: höchste Inzidenz für EPMS, Prolaktinerhöhung.	D: Glianimon A, CH: –
Bromazepam	Tranquilizer	1,5–6	Benzodiazepin mit guter anxiolytischer Wirkung. Cave: Abhängigkeit.	D: Lexostad A, CH: Lexotanil
Bromperidol	Antipsychotikum	1–10	Hochpotentes Butyrophenon. Cave: häufig EPMS.	D: Impromen A, CH: –
Brotizolam	Hypnotikum	0,125–0,25	Benzodiazepin mit kurzer HWZ; geringe Kumulationsgefahr. Cave: Abhängigkeit.	D: Lendormin A: Lendorm CH: –
Bupropion	Antidepressivum	150–300	Deutlich aktivierender Noradrenalin-/Dopamin-Wiederaufnahmehemmer. Positive Wirkung auf Hypersomnie. Auch zur Raucherentwöhnung. Keine wesentliche Gewichtszunahme. Cave: dosisabhängige Krampfanfälle.	D: Elontril A, CH: Wellbutrin
Buspiron	Tranquilizer	15–60	Serotoninagonist ohne sedierende Eigenschaften. Kein Abhängigkeitspotenzial. Nachteilig sind Wirklatenz und geringere Wirksamkeit im Vergleich zu Benzodiazepinen.	D: Busp A, CH: –

Tab. 14.1 Substanztabelle der Psychopharmaka

Substanz	Psychopharmaka-gruppe	Dosis (mg) Erwachsene	Besonderheiten	Präparatebeispiele (Monopräparate)®
Carbamazepin	Stimmungs-stabilisierer	200–900	Antikonvulsivum; zur Rezidivprophylaxe bipolarer affektiver Störungen, zur Prophylaxe zerebraler Krampfanfälle (Alkoholentzugssyndrom, stationär). Stets langsam aufdosieren. Cave: Knochenmarksschädigung. Potenter CYP-Induktor, hohes Interaktionspotenzial.	D: Tegretal A, CH: Tegretol
Cariprazin	Antipsychotikum	1,5–6	2. Generation; partieller D_2-/D_3-Agonist; bessere Wirkung auf Negativsymptome. Sehr lange HWZ von ca. 1 Woche. Cave: Schwangerschaft.	D: Reagila A, CH: –
Chloralhydrat	Hypnotikum	250–1000	Ältestes Psychopharmakon. Wegen Abhängigkeitspotenzial, Wirkungsverlust und geringer therapeutischer Breite nur für den akuten kurzfristigen Einsatz.	D: Chloraldurat A: – CH: Nervifene
Chlordiazepoxid	Tranquilizer	25–62,5	Benzodiazepin. Wegen Kumulationsgefahr und Abhängigkeitsrisiko nicht empfehlenswert.	D: Librium A, CH: –
Chlorprothixen	Antipsychotikum	30–200 (bis max. 400 stationär)	Niederpotentes Thioxanthenderivat der 1. Generation, deutlich sedierende Wirkung, bei psychomotorischen Erregungszuständen. Cave: anticholinerge und adrenolytische UAW (Kreislauf).	D: Chlorprothixen neuraxpharm A, CH: Truxal
Citalopram	Antidepressivum	20–40	Nichtsedierendes Antidepressivum (SSRI), Leitsubstanz, stimmungsaufhellende Wirkung, auch bei Panikstörungen. Cave: QTc-Zeit-Verlängerung.	D: Cipramil A, CH: Seropram
Clobazam	Tranquilizer	20–30 (max. 80 bei Einsatz als Antikonvulsivum)	Benzodiazepin. Wird auch bei Epilepsie eingesetzt. Wegen Kumulationsgefahr und Abhängigkeitsrisiko nur Mittel der 2. Wahl.	D, A: Frisium CH: Urbanyl

Tab. 14.1 Substanztabelle der Psychopharmaka

Substanz	Psychopharmaka-gruppe	Dosis (mg) Erwachsene	Besonderheiten	Präparatebeispiele (Monopräparate)®
Clomethiazol	Hypnotikum	4–5 × 2 Kapseln/d, bis max. 24 Kps./d (bei Delir-therapie)	Reserve-Hypnotikum bei schweren, therapieresistenten Schlafstörungen. Gut wirksam bei Alkoholentzugs-Delir (nur im stationären Setting). Cave: hohes Abhängigkeitspotenzial, nicht bei obstruktiven Lungenerkrankungen.	D, CH: Distraneurin A: –
Clomipramin	Antidepressivum	25–225	TZA; potenter Serotonin-Wiederaufnahmehemmer. Breites Indikationsspektrum: Depression, Zwangserkrankungen, Schmerzzustände. Ausgeprägte anticholinerge Eigenschaften, Gewichtszunahme.	D, A, CH: Anafranil
Clozapin	Antipsychotikum	12,5 (=Start-/Testdosis) – 600 (bis max. 900 stationär)	Einsatz üblicherweise nur bei Non-Response bzw. Unverträglichkeit mindestens zweier anderer Substanzen. Bei therapieresistenter Schizophrenie; nach Meta-Analysen das wirksamste Antipsychotikum; auch bei Suizidalität und Aggression wirksam. Praktisch keine EPMS. Cave: Agranulozytoserisiko, Gewichtszunahme, Myokarditis, Krampfanfälle bei höheren Dosen. Blutbildkontrollen und Aufklärung des Patienten zwingend notwendig. TDM dringend empfohlen.	D, A, CH: Leponex
Diazepam	Tranquilizer	2–30	Standard-Benzodiazepin mit sehr langer HWZ. Cave: Kumulationsgefahr und Abhängigkeitspotenzial.	D: Diazepam Ratiopharm A: Gewacalm CH: Valium
Dikaliumclorazepat	Tranquilizer	10–50	Benzodiazepin mit sehr langer Halbwertszeit. Cave: Kumulationsgefahr und Abhängigkeitspotenzial.	D, CH: Tranxilium A: –

Tab. 14.1 Substanztabelle der Psychopharmaka

Substanz	Psychopharmaka-gruppe	Dosis (mg) Erwachsene	Besonderheiten	Präparatebeispiele (Monopräparate)®
Diphenhydramin	Hypnotikum	25–50	Antihistaminikum mit schlafanstoßender Wirkung. Freiverkäuflich. Cave: kardiale UAW, bei Überdosierung Intoxikationsrisiko. Abhängigkeitsentwicklungen wurden berichtet.	D: Betadorm D A: Calmaben CH: Benocten
Doxepin	Antidepressivum	25–150 (bis max. 300 stationär)	TZA mit deutlich sedierenden und anticholinergen Eigenschaften. Auch bei Unruhe, Angst, Schlafstörungen und leichten Entzugssyndromen. Gewichtszunahme.	D: Aponal A: – CH: Sinquan
Doxylamin	Hypnotikum	25–50 (in deutlich reduzierten Dosen auch bei Säuglingen, Kindern und Jugendlichen)	Antihistaminikum mit schlafanstoßender Wirkung. Freiverkäuflich. Cave: kardiale UAW, bei Überdosierung Intoxikationsrisiko. Abhängigkeitsentwicklungen wurden berichtet. Anwendung bei Säuglingen und Kleinkindern unter 1 Jahr sollte nur nach sorgfältiger ärztlicher Nutzen-Risiko-Abwägung erfolgen! Cave: in Überdosierung potenziell letal bei Säuglingen und Kleinkindern!	D: Gittalun A: – CH: Sanalepsi
Duloxetin	Antidepressivum	30–120	SNRI, nicht sedierend. Gut wirksam bei unipolaren Depressionen, zugelassen auch für Schmerzen bei diabetischer Neuropathie. Cave: Dosisanpassung bei Rauchern.	D, A, CH: Cymbalta
Escitalopram	Antidepressivum	5–20	SSRI, gute Wirksamkeit. S-Enatiomer des razemischen Moleküls Citalopram. Nicht sedierend. Cave: QTc-Zeit-Verlängerung.	D, A, CH: Cipralex

Tab. 14.1 Substanztabelle der Psychopharmaka

Substanz	Psychopharmaka-gruppe	Dosis (mg) Erwachsene	Besonderheiten	Präparatebeispiele (Monopräparate)®
Esketamin	Antidepressivum	56–84 (nasal)	S-Enatiomer des racemischen Ketamins. Zur ausschließlich nasalen Anwendung bei therapieresistenter Depression in Kombination mit einem SSRI oder SNRI. Wegen möglicher Übelkeit und Erbrechen sollte 2 Stunden vor Anwendung nichts gegessen und mind. 30 Minuten vorher nichts getrunken werden. Anwendung nur unter direkter Aufsicht von medizinischem Fachpersonal. Cave: Dissoziative Zustände, Schwindel, Übelkeit und Hypertonie. Ein Missbrauchspotenzial ist zu beachten.	D: - A: Spravato CH: -
Flunitrazepam	Hypnotikum	0,5–1 (bis max. 2)	Potentes Benzodiazepin mit langer HWZ. Cave: Hangover, Kumulation, hohes Abhängigkeitsrisiko. In D wegen hohem Missbrauchspotenzial nur als BTM.	D, A, CH: Rohypnol (in D als BTM!)
Fluoxetin	Antidepressivum	20–60	SSRI mit sehr langer Halbwertszeit. Neben Depressionen auch bei Zwangsstörungen und Bulimie zugelassen. Keine Gewichtszunahme. Cave: Interaktionen (wegen der langen HWZ problematisch).	D: Fluoxetin Hexal A, CH: Fluctine
Flupentixol	Antipsychotikum	2–10 (bis max. 30 stationär), Depot i. m. 10–60 (bis max. 100) alle 2–4 Wochen	Hochpotenter D_2-Antagonist mit Wirksamkeit bei produktiv psychotischen Symptomen für Akut- und Langzeitbehandlung. Auch als Depot. Cave: EPMS.	D, A, CH: Fluanxol
Fluphenazin	Antipsychotikum	12,5–100 Depot i. m. alle 2–4 Wochen	Hochpotenter D_2-Antagonist zur Behandlung von schizophrenen Psychosen. Cave: EPMS. Nur als Depotpräparat erhältlich.	D: Fluphenazin neuraxpharm D A, CH: –

Tab. 14.1 Substanztabelle der Psychopharmaka

Substanz	Psychopharmaka-gruppe	Dosis (mg) Erwachsene	Besonderheiten	Präparatebeispiele (Monopräparate)®
Flurazepam	Hypnotikum	13,7–27,4	Potentes Benzodiazepin mit langer HWZ. Cave: Hangover, Kumulation, Abhängigkeitspotenzial.	D, CH: Dalmadorm A: –
Fluspirilen	Antipsychotikum	2–8/Woche Tranquilizer-Dosierung: 1,5/Woche	Nur noch als Kurzzeit-Depot verfügbares Antipsychotikum. Cave: EPMS, QTc-Zeit-Verlängerung.	D: Imap A, CH: –
Fluvoxamin	Antidepressivum	50–200 (bis 300 stationär)	SSRI, bei unipolarer Depression und Zwangsstörungen. Geringe sexuelle Funktionsstörungen. Cave: Interaktion mit Clozapin.	D: Fevarin A, CH: Floxyfral
Haloperidol	Antipsychotikum	1–8 (bis max. 20 stationär; i. m. bzw. i. v. 5–10 initial; Depot 25–200/alle 3–4 Wochen i. m.)	Klassisches Antipsychotikum der 1. Generation. In der Notfallpsychiatrie weltweit eingesetzt, z. B. bei Delir. Auch als Depot. Cave: EPMS, QTc-Zeit-Verlängerung v. a. bei Hochdosistherapie und i. v. Gabe (i. v. Gabe nur unter kontinuierlichem kardialem Monitoring).	D, A, CH: Haldol
Hydroxyzin	Tranquilizer	25–75	Antihistaminikum mit deutlich anticholinergen und adrenolytischen Wirkungen. Cave: QTc-Zeit-Verlängerung. Substanz ist für die anxiolytische Therapie verzichtbar.	D, A, CH: Atarax
Hypericum (Johanniskraut)	Antidepressivum	900	Pflanzliches Antidepressivum, bei leichten bis mittelschweren Depressionen. Die Indikation „mittelschwere Depression" ist in D verschreibungspflichtig. Bei schweren Depressionen ohne Nachweis einer Wirkung. Gute Verträglichkeit. Cave: hohes Interaktionsrisiko; Photosensibilität.	D: Laif A, CH: Jarsin

Tab. 14.1 Substanztabelle der Psychopharmaka

Substanz	Psychopharmaka-gruppe	Dosis (mg) Erwachsene	Besonderheiten	Präparatebeispiele (Monopräparate)®
Imipramin	Antidepressivum	25–225	TZA mit deutlichen anticholinergen UAW. Gewichtszunahme häufig. Substanz ist für antidepressive Therapie verzichtbar. Indikationen sind auch Schmerztherapie, Enuresis und Pavor nocturnus.	D: Imipramin neuraxpharm A: – CH: Tofranil
Lamotrigin	Stimmungsstabilisierer	25–200 (Dosierung für bipolare Störungen), Initialdosis von 25 mg, Steigerung auf 50 mg nach 2 Wochen, weitere Steigerungen alle 1–2 Wochen bis zur Zieldosis ab Woche 6 von 100–200 mg	Wirksamkeit in der Rezidivprophylaxe bipolarer Depressionen, bei Borderline-Persönlichkeitsstörungen zur Reduktion der Impulsivität. Cave: Schwere dermatologische UAW, v. a. bei zu schneller Aufdosierung bzw. zu hoher Dosierung. Bei Kombination mit Valproat Startdosis 12,5 mg, sehr vorsichtig aufdosieren.	D, A, CH: Lamictal
Lavendelöl	Tranquilizer	80	Ein spezieller Extrakt (Silexan) besitzt Zulassung bei Unruhezuständen bei ängstlicher Verstimmung (keine klassische ICD-10-Angstdiagnose).	D, CH: Lasea A: –
Levomepromazin	Antipsychotikum	25–150 (bis max. 400 stationär)	Niederpotentes Phenothiazinderivat der 1. Generation mit deutlich sedierender Wirkung. Geeignet bei psychomotorischen Erregungszuständen. Cave: anticholinerge, adrenolytische und kardiovaskuläre (QTc-Zeit!) UAW.	D: Neurocil A, CH: Nozinan

Tab. 14.1 Substanztabelle der Psychopharmaka

Substanz	Psychopharmaka-gruppe	Dosis (mg) Erwachsene	Besonderheiten	Präparatebeispiele (Monopräparate)®
Lithium	Stimmungsstabilisierer	Dosierung nach Plasmaspiegel. Zielbereich in der Rezidivprophylaxe: 0,6–0,8 mmol/l, in der Akuttherapie 0,8–1,2 mmol/l	Standardsubstanz in der Rezidivprophylaxe bipolarer Störungen. In der Akutbehandlung manischer Phasen wirksam. Wird auch erfolgreich in der Augmentationsbehandlung gemeinsam mit Antipsychotika bzw. Antidepressiva eingesetzt. Nachgewiesene antisuizidale Wirkung. Cave: Enge therapeutische Breite, daher gute Adhärenz Voraussetzung für die Therapie. TDM notwendig. Cave: Lithiumintoxikation bei Überdosierung. Verdacht auf Nierenschädigung nach langjähriger Gabe.	D: Quilonum A: Quilonorm CH: Lithiofor
Lorazepam	Tranquilizer	0,25–2,5 (bis max. 4 stationär)	Potentes Benzodiazepin-Anxiolytikum, auch bei Stupor oder Mutismus wirksam. Wichtig für psychiatrische Notfall-und Akuttherapie. Cave: Abhängigkeitspotenzial.	D: Tavor A, CH: Temesta
Lormetazepam	Hypnotikum	0,5–2	Benzodiazepin mit mittellanger HWZ, ohne relevante Metaboliten; geringe Kumulationsgefahr. Cave: Abhängigkeit.	D, A, CH: Noctamid
Loxapin	Antipsychotikum	1–2 Inhalationen, entsprechen 9,1–18,2 mg	Inhalativ verabreichtes trizyklisches Antipsychotikum der 1. Generation. Einsatz in der Notfallpsychiatrie bei Agitation. Cave: Atemwegserkrankungen.	D, A: Adasuve CH: –
Lurasidon	Antipsychotikum	40–160	Antipsychotikum der 2. Generation. Nicht sedierend, ohne signifikante Gewichtszunahme, wenig metabolische UAW. Cave: EPMS. Einnahme stets zusammen mit einer Mahlzeit.	D, A: – CH: Latuda

Tab. 14.1 Substanztabelle der Psychopharmaka

Substanz	Psychopharmaka-gruppe	Dosis (mg) Erwachsene	Besonderheiten	Präparatebeispiele (Monopräparate)®
Maprotilin	Antidepressivum	50–150 (bis max. 225 stationär)	Tetrazyklisches sedierendes Antidepressivum. UAW ähnlich trizyklischen AD. Cave: Krampfanfälle.	D, A: Ludiomil CH: –
Medazepam	Tranquilizer	10–30 (bis max. 60 stationär)	Benzodiazepin, Prodrug. Lange HWZ, aktive Metaboliten. Cave: Kumulationsgefahr, Abhängigkeitsrisiko.	D: Rudotel A, CH: –
Melatonin	Hypnotikum	2	Substanz wirkt auf den Schlaf-Wach-Rhythmus, jedoch auch positiver, verzögerter Effekt auf den Schlaf. In D als Retard-Präparat erst ab einem Alter von 55 Jahren zugelassen. Kontinuierliche Gabe über 3 Wochen erforderlich. Aktuell in D ein weiteres Präparat (Slenyto) zugelassen für Kinder und Jugendliche von 2–18 Jahren (bei Autismus-Spektrum-Störungen und Smith-Magenis-Syndrom).	D, A, CH: Circadin
Melperon	Antipsychotikum	25–200 (bis max. 400 stationär)	Niederpotentes Antipsychotikum der 1. Generation. Wirksam bei psychomotorischen Erregungszuständen und zum Schlafanstoß. Geringeres EPMS-Risiko.	D: Melneurin A: Buronil CH: –
Mianserin	Antidepressivum	30–90	Tetrazyklische Substanz. Cave: Schädigung des weißen Blutbildes. Kontrollen zwingend vorgeschrieben. Verordnung nicht mehr empfohlen.	D: Mianserin neuraxpharm A, CH: Tolvon
Milnacipran	Antidepressivum	25–100	SNRI mit überwiegend renaler Elimination. Nur geringe pharmakokinetische Interaktionen. Praktisch keine anticholinergen UAW oder Gewichtszunahme.	D: Milnaneurax A: Ixel CH: –

Tab. 14.1 Substanztabelle der Psychopharmaka

Substanz	Psychopharmaka-gruppe	Dosis (mg) Erwachsene	Besonderheiten	Präparatebeispiele (Monopräparate)®
Mirtazapin	Antidepressivum	7,5–45	Häufig eingesetzte tetrazyklische Substanz. Von SSRI bzw. SNRI abweichender Wirkmechanismus. Deutlich sedierend. Cave: Gewichtszunahme, selten Knochenmarkssuppression.	D: Remergil A, CH: Remeron
Moclobemid	Antidepressivum	300–600	Reversibler, selektiver MAO-A-Hemmer. Wenig anticholinerge UAW. Einnahme nicht nach 16 Uhr. Cave: Serotoninsyndrom bei Kombination mit anderen proserotonergen Substanzen, v. a. SSRI/SNRI. Substanz ist nicht diätpflichtig. Bei Umstellung von/auf SSRI, SNRI usw. Latenzzeiten beachten.	D, A, CH: Aurorix
Nitrazepam	Hypnotikum	2,5–5 (–max. 10)	Benzodiazepin mit relativ langer HWZ. Cave: Abhängigkeit.	D: Mogadan A, CH: Mogadon
Nortriptylin	Antidepressivum	25–150 (max. bis 225)	TZA ohne sedierendes Wirkprofil. Geringere anticholinerge UAW, gut bei Altersdepression einsetzbar.	D: Nortriptylin Glenmark A, CH: -
Olanzapin	Antipsychotikum	5–20 (oral); auch als schnelllösliche Velotab-Form, Injektion und Depotinjektion verfügbar	Antipsychotikum der 2. Generation. Gut wirksam, aber deutliche metabolische UAW. Cave: Gewichtszunahme. Depot-Injektion: Nach Verabreichung muss eine Überwachung über 3 Stunden gewährleistet sein.	D, A: Zyprexa, Zypadhera (Depot) CH: Zyprexa
Opipramol	Tranquilizer	50–300	Trizyklische Substanz mit atypischem Wirkprofil.	D, A; CH: Insidon
Oxazepam	Tranquilizer	10–50	Benzodiazepin ohne aktive Metabolite. Relativ langsame Resorption. Cave: Abhängigkeit.	D: Adumbran A, CH: Anxiolit

Tab. 14.1 Substanztabelle der Psychopharmaka

Substanz	Psychopharmaka-gruppe	Dosis (mg) Erwachsene	Besonderheiten	Präparatebeispiele (Monopräparate)®
Paliperidon	Antipsychotikum	3–12 (oral), auch als 1-Monatsdepotinjektion und 3-Monats-depotinjektion	Antipsychotikum der 2. Generation. Paliperidon ist der Hauptmetabolit von Risperidon. Cave: Prolactinerhöhungen.	D, A: Invega, Xeplion (1-Monatsdepot), Trevicta (3-Monats-depot) CH: Invega, Xeplion
Paroxetin	Antidepressivum	10–50	SSRI. Breites Indikationsspektrum, im Vergleich zu anderen SSRI in Bezug auf UAW eher problematisch.	D: Paroxat A: Seroxat CH: Deroxat
Perazin	Antipsychotikum	50–600	Mittelpotentes Phenothiazin-Derivat der 1. Generation, gut sedierend. Geringes EPMS-Risiko.	D: Perazin neuraxpharm A, CH: –
Perphenazin	Antipsychotikum	8–24	Hochpotentes Phenothiazin-Derivat.	D: Perphenazin neuraxpharm A, CH: –
Pimozid	Antipsychotikum	2–16	Hochpotentes Antipsychotikum der 1. Generation. Keine abendliche Gabe. Cave: Kardiale Risiken (QTc-Verlängerung), deshalb seltener Einsatz.	D: Orap A, CH: –
Pipamperon	Antipsychotikum	60–360	Niederpotentes Antipsychotikum der 1. Generation. Gut sedierend, praktisch keine anticholinergen und EPMS-Nebenwirkungen. Besonders geeignet im höheren Lebensalter.	D, CH: Dipiperon A: –

Tab. 14.1 Substanztabelle der Psychopharmaka

Substanz	Psychopharmakagruppe	Dosis (mg) Erwachsene	Besonderheiten	Präparatebeispiele (Monopräparate)®
Prazepam	Tranquilizer	10–40	Benzodiazepin. Prodrug: wirksame Metabolite Nordazepam bzw. Oxazepam. Lange HWZ. Einsatz nicht mehr empfehlenswert.	D, CH: Demetrin A: –
Pregabalin	Tranquilizer	150–600	Ursprünglich als Antiepileptikum entwickelt. Gute anxiolytische Wirkung. Auch bei neuropathischen Schmerzen zugelassen. Cave: Abhängigkeitspotenzial.	D, A, CH: Lyrica
Promethazin	Antipsychotikum	25–200 (Erwachsenendosierung)	Phenothiazinderivat ohne nennenswerte antipsychotische Wirkung. Deutlich sedierend. Substanz wird als Sedativum und Antiallergikum eingesetzt.	D: Atosil A,CH: -
Prothipendyl	Antipsychotikum	40–320	Niederpotentes Antipsychotikum der 1. Generation. Schwach antipsychotisch, aber ausgeprägt sedierend. Daher eher Zusatzmedikation bei Schlafstörungen.	D, A: Dominal CH: –
Quetiapin	Antipsychotikum	300–800 (Schizophrenie, Manie), 150–300 (Depression)	Antipsychotikum der 2. Generation mit breitem Indikationsspektrum. Substanz besitzt auch Zulassung zur Behandlung manischer und depressiver Episoden im Rahmen bipolarer Erkrankungen sowie deren Rezidivprophylaxe. In D auch zur Zusatztherapie bei unipolaren Depressionen zugelassen.	D, A, CH: Seroquel
Reboxetin	Antidepressivum	4–8	Selektiver Noradrenalin-Wiederaufnahmehemmer. In D wegen negativer Nutzenbewertung durch das IQWiG-Institut nicht mehr verordnungsfähig zu Lasten der gesetzlichen Krankenversicherung.	D: Solvex A, CH: Edronax

Tab. 14.1 Substanztabelle der Psychopharmaka

Substanz	Psychopharmaka-gruppe	Dosis (mg) Erwachsene	Besonderheiten	Präparatebeispiele (Monopräparate)®
Risperidon	Antipsychotikum	2–6 (oral) oder als 14-Tage-Depot-injektion	Antipsychotikum der 2. Generation mit breitem Indikationsspektrum. Einziges zugelassenes Antipsychotikum bei Verhaltensstörungen im Rahmen einer Demenz. Häufig prolactinerge UAW, bei höheren Dosierungen > 6 mg auch EPMS.	D, A, CH: Risperdal, Risperdal Consta (14-Tage-Depot)
Sertindol	Antipsychotikum	4–20	Antipsychotikum der 2. Generation. In D nur als Reserveantipsychotikum zugelassen. Cave: Kardiale UAW; EKG-Kontrollen vorgeschrieben.	D, A; CH: Serdolect
Sertralin	Antidepressivum	50–200	SSRI mit breitem Indikationsspektrum. Relativ geringe UAW-Inzidenz, kardial gut verträglich.	D, CH: Zoloft A: Gladem
Sulpirid	Antipsychotikum	300–1000 (antipsychotische Dosierung), 100–300 (antidepressive Dosierung)	Substanz ist in niedriger Dosierung (Besetzung präsynaptischer Rezeptoren) antidepressiv, bei höheren Dosen (Besetzung postsynaptischer Rezeptoren) antipsychotisch wirksam. Hauptdosis morgens, nicht nach 16 Uhr. Cave: Prolactinerhöhung.	D, A; CH: Dogmatil
Temazepam	Hypnotikum	10–40	Benzodiazepin ohne klinisch relevante aktive Metaboliten. Erste Option, wenn ein Benzodiazepin-Hypnotikum indiziert ist. Cave: Abhängigkeit.	D: Remestan A: – CH: Normison
Thioridazin	Antipsychotikum	75–600	Niederpotentes Phenothiazin-Derivat. Cave: Kardiale UAW. Wegen der kardialen Risiken ist vom Einsatz der Substanz abzuraten.	D: Melleril A, CH: –

Tab. 14.1 Substanztabelle der Psychopharmaka

Substanz	Psychopharmaka-gruppe	Dosis (mg) Erwachsene	Besonderheiten	Präparatebeispiele (Monopräparate)®
Tianeptin	Antidepressivum	25–37,5	TZA mit abweichendem Wirkmechanismus. Kaum sedierend, keine anticholinergen UAW, geringe Rate sexueller UAW.	D: Tianeurax A: Stablon CH: –
Tranylcypromin	Antidepressivum	10–60	Irreversibler, nichtselektiver MAO-Hemmer. Substanz wird nur als Reserve-Antidepressivum empfohlen. Diätpflichtig! Letzte Einnahme nicht nach 16 Uhr. Cave: Interaktionsrisiko.	D: Jatrosom A, CH: –
Trazodon	Antidepressivum	150–600	Deutlich sedierender Wirkungsschwerpunkt. Eher bei Schlafstörungen im Rahmen depressiver Erkrankungen empfohlen.	D: Trazodon neuraxpharm A, CH: Trittico
Triazolam	Hypnotikum	0,125–0,25	Benzodiazepin mit sehr kurzer HWZ. Nur bei Einschlaf-, nicht bei Durchschlafstörungen empfohlen. Cave: Abhängigkeit.	D, A; CH: Halcion
Trimipramin	Antidepressivum	50–400	TZA mit deutlich sedierendem Wirkprofil. Vor allem bei Schlafstörungen im Rahmen depressiver Erkrankungen empfohlen.	D: Stangyl A: – CH: Surmontil
Tryptophan	Hypnotikum	500–2000	Aminosäure, Serotonin-Vorstufe. Nur geringe hypnotische Potenz. Cave: Interaktionspotenzial beachten.	D: Kalma A, CH: –
Valproinsäure	Stimmungs-stabilisierer	600–2500	Antikonvulsivum mit antimanischer Wirkung. Auch zur Rezidivprophylaxe zugelassen. Nur noch als Mittel der 2. Wahl nach Lithium empfohlen. Cave: teratogen, kein Einsatz in der Schwangerschaft! Patientinnenaufklärung zwingend vorgeschrieben.	D, CH: Orfiril A: Depakine

Tab. 14.1 Substanztabelle der Psychopharmaka

Substanz	Psychopharmaka-gruppe	Dosis (mg) Erwachsene	Besonderheiten	Präparatebeispiele (Monopräparate)®
Venlafaxin	Antidepressivum	75–375	SNRI mit breitem Indikationsspektrum, deutliche antidepressive Wirksamkeit. Keine nennenswerten anticholinergen, antihistaminergen und antiadrenergen UAW. Hypertonie (bei höheren Dosierungen) und sexuelle UAW relativ häufig. Cave: Interaktionen mit anderen serotonergen Substanzen.	D: Trevilor A: Efectin CH: Efexor
Vortioxetin	Antidepressivum	5–20	SSRI mit erweitertem Rezeptorprofil. Günstiges UAW-Profil. In D durch den G-BA kein Zusatznutzen anerkannt.	D: – A, CH: Brintellix
Ziprasidon	Antipsychotikum	80–160	Antipsychotikum der 2. Generation. Praktisch keine Gewichtszunahme. Cave: QT-Zeit-Verlängerung.	D, A: Zeldox CH: –
Zolpidem	Hypnotikum	5–10	Non-Benzodiazepin-Hypnotikum. Kurze HWZ; besonders bei Einschlafstörungen geeignet.	D, CH: Stilnox A: Ivadal
Zopiclon	Hypnotikum	3,75–7,5	Non-Benzodiazepin-Hypnotikum. Sowohl bei Einschlaf- als auch bei Durchschlafstörungen geeignet.	D: Ximovan A: Somnal CH: Imovane
Zuclopenthixol	Antipsychotikum	2–75 (oral) oder als Kurzzeitdepot (2–3 Tage) und Depot (2–3 Wochen)	Mittelpotentes Antipsychotikum der 1. Generation. Deutlich sedierend.	D: Ciatyl-Z A: Cisordinol CH: Clopixol

D = Deutschland, A = Österreich, CH = Schweiz

Sachregister

A

B

Die Autoren

Privat-Dozent Dr. med. Daniel Schüpbach

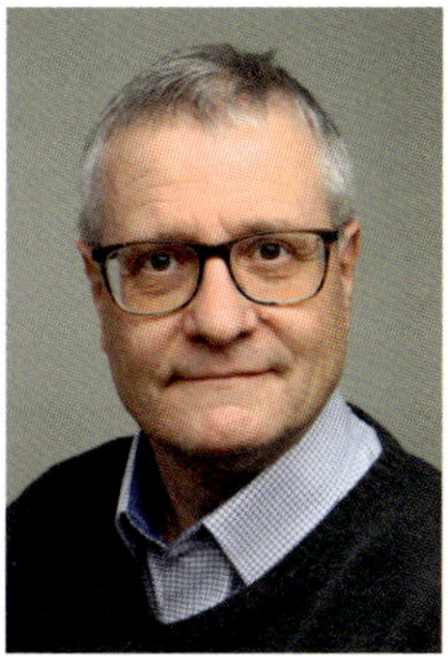

Privat-Dozent Dr. Daniel Schüpbach absolvierte nach Schulen in Bern und dem Studium der Humanmedizin an der Universität Bern seine Weiterbildung zum Facharzt für Psychiatrie und Psychotherapie an den Universitären Psychiatrischen Diensten Bern. Nach einem USA-Aufenthalt als Research Fellow am Western Psychiatric Institute and Clinic in Pittsburgh wurde er Oberarzt und schließlich Leitender Arzt an der Psychiatrischen Universitätsklinik Zürich, Zentrum für Akute Psychiatrische Erkrankungen. Er habilitierte sich an der Universität Zürich für das Fach Psychiatrie mit Arbeiten zu Verlaufsformen der Schizophrenien. Seit 2015 leitet er als Chefarzt die Klinik für Allgemeine Psychiatrie und Psychotherapie West des Klinikums am Weissenhof in Weinsberg bei Heilbronn, welches ein akademisches Lehrkrankenhaus der Universität Heidelberg ist. Die Schwerpunkte seiner Tätigkeit sind Akut- und Notfallpsychiatrie, Verlaufsformen der Schizophrenien und neurophysiologische Forschung.

Dr. rer. nat. Otto Dietmaier

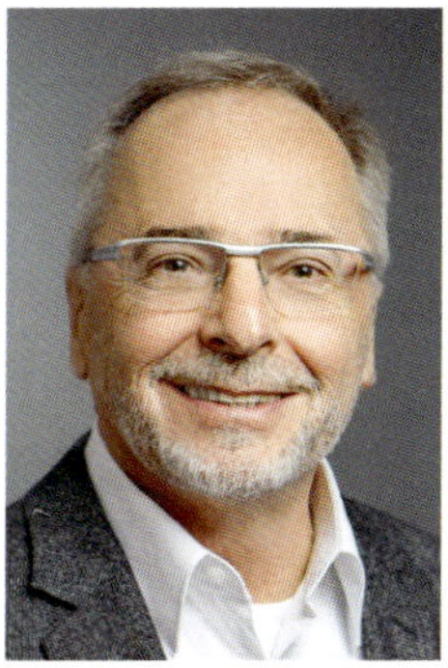

Dr. Otto Dietmaier studierte an den Universitäten Berlin, Tübingen und Innsbruck, danach war er in der pharmazeutischen Industrie medizinisch-wissenschaftlich tätig. Von 1983 bis 2019 war er leitender Apotheker im Klinikum am Weissenhof, Zentrum für Psychiatrie, in Weinsberg, zuletzt in der Funktion als Leitender Pharmaziedirektor. Er ist Fachapotheker für klinische Pharmazie, seine speziellen Arbeitsgebiete sind die Psychopharmakologie (Polypharmazie, Therapieumstellungen, Interaktionen) und das therapeutische Drugmonitoring (TDM) von Psychopharmaka. Zudem ist er Dozent an zwei Kliniken im Rahmen der Facharztweiterbildung, Teilgebiet „Psychopharmakologie" sowie an verschiedenen Weiterbildungseinrichtungen (u. a. Akademie Wiesloch, Akademie Südwest).

Dr. Dietmaier ist Autor bzw. Coautor diverser Fachbücher zum Themenkreis Psychopharmakologie (u. a. Dietmaier, Schmidt, Laux, Pflegewissen Psychopharmaka, Springer 2019; Dietmaier, Schüpbach, Psychopharmaka in der Apotheke, Deutscher Apotheker Verlag 2018; Laux, Dietmaier, Psychopharmaka – Ratgeber 10. Aufl., Springer 2018; Laux, Dietmaier, Praktische Psychopharmakotherapie, 7. Aufl., Elsevier, Urban & Fischer 2020).

Er ist Mitglied im wissenschaftlichen Beirat der Zeitschrift Psychopharmakotherapie, Wiss. Verlagsgesellschaft Stuttgart; Mitglied der TDM-Arbeitsgruppe der AGNP (Arbeitsgemeinschaft Neurologie-Psychiatrie) sowie Mitglied im Ausschuss „Psychiatrie" der ADKA (Bundesverband Deutscher Krankenhausapotheker).